TRAITÉ COMPLET

DE

L'ANATOMIE

DES ANIMAUX DOMESTIQUES.

ERRATA DE CETTE LIVRAISON.

Page 5, *ligne* 26, *au lieu de* : et avant le rameau basilaire,... — *Lisez* : et en avant le rameau basilaire,...

Page 10, *lignes* 13 *et* 14, *au lieu de* : la *surcilière* et le rameau *ethmoïdal* dans le trou orbitaire. — *Lisez* : le rameau *ethmoïdal* dans le trou orbitaire, et la *surcilière*.

Page 14, *ligne* 2, *au lieu de* : qui *monte* au bord antérieur,... — *Lisez* : qui *descend* au bord antérieur,...

Page 31, *lignes* 30 *et* 31, *au lieu de* : aux cordons, ni aux plexus nerveux ;... — *Lisez* : aux cordons ni aux plexus nerveux *du système sympathique* ;...

Page 32, *ligne* 3, *au lieu de* : On voit aussi quelques filets nerveux suivre le trajet... — *Lisez* : Mais on voit quelques filets nerveux du système cérébro-spinal suivre le trajet...

Page 32, *ligne* 4, *au lieu de* : vaines... — *Lisez* : veines...

Page 52, *ligne* 8, *au lieu de* : par le nerf cubital ;... — *Lisez* : par le nerf cubital ou huméral moyen ;

Page 52, *ligne* 14, *au lieu de* : des nerfs cubital et huméral postérieur ;... — *Lisez* : des nerfs huméral *moyen* et huméral postérieur ;...

Page 62, *ligne* 26, *au lieu de* : abendonnent... — *Lisez* : abandonnent...

Page 65, *ligne* 27, *au lieu de* : du nerf huméral antérieur. — *Lisez* : du nerf huméral postérieur.

Page 188, *ligne* 9, *au lieu de* : qui les dilimitent. — *Lisez* : qui les délimitent.

TRAITÉ COMPLET

DE

L'ANATOMIE

DES

ANIMAUX DOMESTIQUES.

CINQUIÈME LIVRAISON.

ANGÉIOLOGIE, 2ᵉ partie

ET

NÉVROLOGIE;

Par A. LAVOCAT,

PROFESSEUR D'ANATOMIE ET DE PHYSIOLOGIE A L'ÉCOLE NATIONALE
VÉTÉRINAIRE DE TOULOUSE,

Membre correspondant de la Société centrale de Médecine vétérinaire.

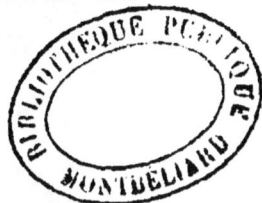

PARIS

LABÉ, ÉDITEUR, LIBRAIRE DE LA FACULTÉ DE MÉDECINE,
Place de l'Ecole-de-Médecine, 4.

OCTOBRE 1848.

PARIS. — TYPOGRAPHIE DE EUGENE ET VICTOR PENAUD FRÈRES,
Rue du Faubourg-Montmartre, 10.

ANGÉIOLOGIE.

DEUXIÈME PARTIE.

ÉTUDE COMPARATIVE

DES ARTÈRES

CHEZ LES ANIMAUX DOMESTIQUES

AUTRES QUE LES MONODACTYLES.

AORTE ANTÉRIEURE.

Didactyles.

Chaque tronc brachial, essentiellement disposé comme dans les solipèdes, fournit en haut et en avant une forte branche qui représente à la fois la *dorsale,* la *cervicale supérieure* et la *vertébrale.* Au niveau de l'articulation de la première côte, sous le muscle scalène, cette branche se bifurque : *Troncs brachiaux.*

1° La division *postérieure* se plonge dans les muscles du garrot, après avoir donné en arrière un gros rameau qui se glisse sous la tête des premières côtes, fournit la première et la deuxième *intercostales* et s'anastomose avec une branche analogue qui, née de l'aorte postérieure, donne la cinquième, la quatrième et la troisième *intercostales.* *Divisions thoraciques.*

2° La division *antérieure* constitue l'artère *vertébrale* ou *trachélo-occipitale.* Ce vaisseau présente chez le *Artère vertébrale.*

1

bœuf un grand calibre en harmonie avec la puissance de l'encolure. Après une marche et une distribution qui n'offrent rien de particulier, il sort du canal trachélien de la troisième vertèbre cervicale et se termine par différents rameaux, les uns extérieurs, musculaires, les autres profonds, rachidiens. Parmi les premiers, il en est un qui passe dans le trou trachélien de l'axis et va se diviser dans les muscles obliques de la tête; les seconds s'engagent dans le trou de conjugaison pratiqué entre la deuxième et la troisième vertèbres du cou. L'un de ces derniers, plus fort, se place sur le côté de la moelle épinière et s'anastomose avec une branche rétrograde de l'artère occipitale. Cette anastomose, moins large, il est vrai, que dans les solipèdes, entraîne des conséquences analogues à l'avantage de la circulation de la tête, par la communication des deux principaux courants artériels, la *vertébrale* et la *carotide primitive*.

Divisions terminales. Le *tronc carotidien* sera examiné plus loin.

Les *artères cervicale inférieure* et *thoracique externe* ne présentent pas de particularités différentielles.

La *thoracique interne* fournit à son extrémité terminale : en haut, outre l'*asternale,* une division musculaire pour la partie inférieure du diaphragme ; en bas et en arrière, deux branches *abdominales antérieures* dont une est satellite de la grosse veine sous-cutanée abdominale.

Les divisions des troncs brachiaux aux membres thoraciques seront étudiées à part, après celles des carotides à la tête.

CAROTIDE PRIMITIVE.

Le *tronc des carotides* est fourni, comme dans les solipèdes, par le tronc brachial droit. Il est court et se

bifurque avant de sortir du thorax. Chacune des deux
carotides primitives, accompagnée des nerfs sympathique et pneumo-gastrique ainsi que de la veine jugulaire interne, est séparée de la jugulaire externe dans ⟨Rapports.⟩
toute l'étendue de son trajet, par une couche musculeuse plus épaisse que dans le cheval ; cette couche est
constituée non plus par le *sous-scapulo-hyoïdien,* qui
manque chez les didactyles, mais par le *sterno-sous-*
occipital et, en haut, par le petit muscle *trachélo-hyoï-*
dien [1].

Après avoir fourni les divisions *laryngienne* et *thy-* ⟨Divisions.⟩
roïdienne, la carotide primitive, engagée sous les glandes parotide et maxillaire, se partage en trois principales branches : la *maxillaire externe,* la *carotide*
externe et l'*occipitale.*

La division correspondante à la *carotide interne* naît,
plus loin, de la maxillaire interne.

MAXILLAIRE EXTERNE.

La *maxillaire externe,* ou *glosso-faciale,* pourrait, à ⟨Disposition.⟩
la rigueur et pour conserver l'analogie, être considérée
comme la première division de la carotide externe ;
mais le mode d'origine des artères, d'ailleurs variable,
est peu important pour la physiologie comparée, surtout
quand le mode de distribution n'est pas changé.

Les divisions de ce vaisseau présentent la même dis- ⟨Divisions.⟩
position essentielle que dans les solipèdes. Seulement, il
n'y a pas anastomose entre les labiales supérieures et les
palatines, en raison de l'absence du rameau communi-
cant qui, dans les solipèdes, passe par le trou incisif.

---

[1] Le premier de ces deux muscles est particulier aux didactyles,
le second se rencontre aussi chez les tétradactyles réguliers.

Le tronc de la *glosso-faciale* est moins développé que dans les solipèdes et entouré d'un abondant tissu cellulaire, ce qui rend peu facile l'exploration du pouls sur ce vaisseau.

CAROTIDE EXTERNE.

La *carotide externe* ou *faciale* est, comme du reste chez les monodactyles, la véritable continuation de la carotide primitive. Elle présente aussi, dans son ensemble, une disposition analogue.

Divisions.

L'*auriculaire postérieure* se détache au niveau de l'angle postérieur de la grande branche hyoïdienne. Outre ses divisions conchiniennes, elle fournit l'artère *labyrinthique* qui passe, avec une forte division veineuse, dans un trou situé à la base de l'apophyse styloïde de l'occipital, et en dehors de la masse des cellules mastoïdiennes. La *maxillo-musculaire* manque. Elle est remplacée par la *sous-zygomatique* qui naît, plus bas que dans le cheval, vers le tiers supérieur du bord postérieur du maxillaire.

L'*auriculaire antérieure* se détache isolément, au même niveau, et fournit profondément une division *méningée moyenne,* ainsi que la branche *tympanique.*

Puis la carotide externe, par sa portion *temporale* proprement dite, s'enfonce en dedans de l'articulation temporo-maxillaire, et se termine par la *maxillaire interne* qui la continue.

MAXILLAIRE INTERNE.

Disposition.

La *maxillaire interne,* ou *gutturo-maxillaire,* s'infléchit librement à 2 ou 3 centimètres au-dessous du crâne et dans une direction oblique en haut et en avant.

Elle donne : d'abord la *dentaire inférieure,* des divisions *ptérygoïdiennes* et d'autres rameaux musculaires
répondant aux artères *temporales profondes,* puis la
buccale ou *alvéolaire.*

Vient ensuite un tronc commun pour l'*ophthalmique,*
la *surcilière* et la *méningée antérieure ;* cette dernière branche s'engage dans le trou sphénoïdal.

Presque aussitôt se détache la *cérébrale antérieure*
(carotide interne) qui pénètre dans le crâne par le grand
trou sphénoïdal. Avant d'entrer dans ce conduit, où elle
rencontre différents nerfs et une branche veineuse, la
cérébrale antérieure fournit en avant une seconde artère *ophthalmique,* d'où naissent les divisions *ciliaires
postérieures,* et le rameau nasal rentrant qui gagne
l'ethmoïde à la faveur du trou orbitaire.

Enfin la maxillaire interne s'enfonce dans l'hiatus
maxillaire, où elle se termine par les divisions dites :
staphyline, nasale, dentaire supérieure et *palatine.*

OCCIPITALE.

L'*occipitale* est constituée par un petit tronc court
qui se divise presque aussitôt en deux branches : 1° l'*antérieure* suit le sympathique jusqu'au trou déchiré, par
lequel elle pénètre dans le crâne et forme la *méningée
postérieure ;* 2° la branche *postérieure* accompagne le
nerf hypo-glosse et gagne le trou condylien pour donner
en arrière le rameau spinal et avant le rameau *basilaire,*
prolongé par la *cérébrale postérieure.* Cette même branche rétrograde, située sur le côté de la moelle épinière,
après avoir envoyé en dehors quelques divisions *musculaires* qui sortent par le trou supérieur de l'atlas, descend jusqu'à la partie inférieure de l'axis, où elle s'anastomose avec le rameau profond de la vertébrale.

ARTÈRES DES MEMBRES ANTÉRIEURS.

Les artères *scapulaires,* antérieure et postérieure, n'offrent rien de différentiel.

HUMÉRALE.

Divisions.

L'*humérale,* dont la disposition est essentiellement la même que dans les monodactyles, présente aussi de grandes analogies pour les divisions dites *musculaires antérieures* et *postérieures.*

Vers le milieu du bras, naît, en arrière, un rameau qui suit le nerf huméral postérieur, se contourne dans la fosse humérale avec le fléchisseur oblique de l'avant-bras, donne le rameau *médullaire* de l'humérus, et parvient au côté externe de l'articulation du coude. Là, cette branche musculaire, anastomotique avec des divisions de la radiale antérieure, fournit différents rameaux, les uns profonds pour les muscles radiaux antérieurs, les autres superficiels qui descendent au côté externe de l'avant-bras jusqu'au carpe.

L'artère *collatérale interne du coude* est prolongée, comme chez les solipèdes, par la *cubitale.* Celle-ci, après avoir donné des rameaux aux muscles radiaux postérieurs, s'anastomose profondément, au-dessus du carpe, avec un rameau que l'artère *interosseuse* de l'avant-bras détache en arrière, à la faveur de l'arcade radio-cubitale inférieure. De cette anastomose résulte l'artère *collatérale externe du carpe et du métacarpe,* qui descend en dehors de l'os sus-carpien, fournit divers rameaux superficiels, et se prolonge, dans l'épaisseur de l'appareil fibreux qui borde le métacarpe, jusqu'à la partie inférieure de ce rayon, où elle se réunit à la

*Artère colla-
térale externe
du carpe et du
métacarpe.*

branche collatérale des phalanges qui descend en dehors sur le doigt externe.

RADIALES.

L'artère *radiale antérieure* n'a rien de particulier.

La *radiale interne* présente aussi, dans ses dispositions essentielles, beaucoup d'analogie avec ce qu'on
observe chez les solipèdes.

Elle fournit d'abord, en arrière, pour les muscles ra- *Divisions.*
diaux postérieurs, un fort rameau ayant pour satellites
une veine et des divisions nerveuses. Puis elle donne
profondément l'artère *interosseuse,* qui passe par l'ar- A. interos-
cade radio-cubitale supérieure, et descend, avec une seuse.
branche veineuse, dans le sillon creusé du côté externe
entre les deux os de l'avant-bras ; recouvert par l'extenseur oblique du métacarpe, ce vaisseau parvient à l'arcade radio-cubitale inférieure, où il se divise en deux
branches : l'une, *antérieure,* descend sur le carpe et la
partie supérieure du métacarpe ; l'autre, *postérieure,*
plus forte, passe dans l'arcade osseuse, envoie un rameau anastomotique en arrière à la cubitale, un autre en
dedans à la branche superficielle de la radiale interne,
et se termine par des divisions profondes qui gagnent la
face postérieure du métacarpe, où elles s'anastomosent
avec des rameaux récurrents de la *métacarpienne principale.*

Vers le tiers supérieur de son trajet, la radiale interne
fournit une branche superficielle qui descend parallèlement au vaisseau principal, entre deux veines et sous
l'enveloppe aponévrotique de l'avant-bras. Cette division
passe dans l'arcade fibreuse dite *gaîne carpienne superficielle,* et se prolonge, avec la veine correspondante, au
côté interne du métacarpe, dont elle constitue l'artère

A. collatérale interne du métacarpe.

collatérale interne. Elle se termine vers la partie inférieure du métacarpe, en se réunissant à l'artère principale de cette région.

A. métacarpienne principale.

La radiale interne, après avoir franchi l'arcade carpienne profonde, est prolongée par l'artère *métacarpienne principale,* qui longe le bord interne des tendons fléchisseurs. A environ trois travers de doigt au-dessus de la jointure métacarpo-phalangienne, cette artère reçoit la collatérale interne, et fournit une branche profonde qui s'engage entre les digitations du ligament sésamoïdien supérieur, et se divise à l'articulation métacarpo-phalangienne, ainsi qu'à la face postérieure du métacarpe, où, après avoir donné la *médullaire* de l'os, elle s'anastomose avec des rameaux émanés de l'*interosseuse* de l'avant-bras.

Presqu'au même point, se détache une division phalangienne qui descend, avec la veine et le nerf correspondants, au côté interne ou superficiel du doigt interne;

A. collatérale du doigt interne.

c'est l'artère *propre* ou *collatérale du doigt interne.* Puis, le vaisseau se porte obliquement en arrière, en dehors et en bas, à la face postérieure des tendons fléchisseurs.

Au niveau de l'articulation métacarpo-phalangienne, il fournit en dehors une branche qui, après avoir reçu la division collatérale externe du métacarpe, prolongement de la cubitale, descend, entre le nerf et la veine satellites, au côté superficiel du doigt externe, et prend

A. collatérale du doigt externe.

le nom d'*artère propre* ou *collatérale du doigt externe.*

Enfin, après avoir donné ces deux divisions collatérales superficielles des phalanges, l'artère principale descend dans le plan médian, entre la bifurcation des tendons fléchisseurs, bordée de chaque côté d'une veine

A. commune postérieure des phalanges.

et d'un nerf; elle constitue l'artère *commune posté-*

rieure des phalanges, et parvient jusque dans l'espace interdigité, où elle se distribue à la face correspondante des deux doigts.

Tétradactyles réguliers.

Le tronc brachial, dans sa distribution intra-pectorale, ne présente pas de différences importantes.

La *carotide primitive,* accompagnée de la jugulaire interne et des cordons nerveux pneumo-gastrique et sympathique, est séparée de la jugulaire externe par une couche de graisse assez épaisse, que traversent le trachélo-hyoïdien, muscle analogue au sous-scapulo-hyoïdien des solipèdes, et le *sterno-mastoïdien,* qui représente le sterno-maxillaire des monodactyles et des ruminants.

En haut du cou, la carotide donne successivement deux artères *laryngées,* une inférieure et une supérieure.

Bientôt après, sous la parotide et à peu de distance de l'extrémité inférieure de l'apophyse styloïde de l'occipital, le vaisseau se partage en trois principales branches analogues à celles qu'on observe chez les solipèdes.

A. La *carotide externe* ou *faciale* passe à la face interne de l'apophyse occipitale dont elle croise la direction. Là, elle fournit : l'artère *linguale,* gros vaisseau d'où naissent des divisions *sous-linguales,* et, presqu'aussitôt, la *maxillaire externe* ou *glosso-faciale.*

Au devant de l'apophyse, la faciale, dirigée en haut et en dehors, décrit une courbe à convexité antérieure et donne successivement : quelques divisions *pharyngiennes,* la *maxillo-musculaire,* l'*auriculaire postérieure,* dont les rameaux conchiniens sont assez forts pour qu'on puisse y pratiquer avantageusement la saignée, et le tronc

Disposition. Rapports.

Divisions.

commun de la *sous-zygomatique* et de l'*auriculaire antérieure*. Enfin, elle est continuée par la *maxillaire interne*.

De même que chez les didactyles, il n'y a pas de trajet osseux sous-sphénoïdal pour cette artère. Ses divisions sont : d'abord un petit tronc qui fournit la *tympanique* et la *méningée moyenne;* puis la *dentaire inférieure* et la *temporale profonde*.

Au niveau de la partie inférieure de la crête sphéno-palatine, le vaisseau se divise en trois branches :

1° La supérieure est l'*ophthalmique*, qui fournit, outre ses divisions oculaires et lacrymales, la *méningée antérieure* dans le grand trou sphénoïdal, la *surcilière* et le rameau *ethmoïdal* dans le trou orbitaire.

2° L'inférieure est la *buccale*.

3° La branche mitóyenne s'enfonce dans l'hiatus sus-maxillaire, donne en haut un rameau orbitaire qui se divise principalement à la glande de Harder, et elle se termine par les divisions *dentaire supérieure, nasale, staphyline* et *palatine*.

Cette dernière, parvenue au niveau des ouvertures incisives, donne des divisions fines et multipliées dans le tissu du palais, qui acquiert ainsi une grande vascularité à sa partie antérieure. La communication anastomotique de ces ramuscules artériels avec ceux du nez constitue la partie vasculaire de l'*organe de Jacobson*. Cette disposition ne se rencontre pas exclusivement chez le porc, mais elle est plus marquée dans cet animal que chez les autres quadrupèdes domestiques.

Enfin, les deux artères palatines du porc s'anastomosent à plein canal, en arrière de l'arcade incisive supérieure, et de cette réunion résulte l'*artère du groin*, vaisseau impair et profond qui passe entre les deux pinces,

Artère du groin.

gagne ainsi la lèvre supérieure et se divise dans le tissu du groin.

B. La *carotide interne* ou *cérébrale antérieure* monte profondément sous l'apophyse styloïde de l'occipital; elle donne en arrière une branche qui gagne le trou condylien pour aller constituer la *cérébrale postérieure;* puis elle s'incurve en avant, sous le crâne, en dedans de la masse des cellules mastoïdiennes et parvient au cerveau par le trou déchiré antérieur.

A la face inférieure du cerveau, la carotide interne, avant de fournir ses divisions, forme un réseau composé d'une foule de petits tubes anastomotiques et pressés les uns contre les autres. Cette disposition, évidemment destinée à modérer l'abord du sang artériel dans la pulpe cérébrale, a reçu, chez l'homme, le nom de *réseau admirable.* On la rencontre aussi dans les *didactyles* et chez le *chat;* dans le *chien,* elle est peu marquée.

C. L'*occipitale* donne d'abord la *rétrograde,* qui gagne le trou de conjugaison situé entre l'axis et la troisième vertèbre du cou, pour s'unir dans le canal rachidien avec la vertébrale, à peu près comme chez les didactyles.

En avant, la branche principale de l'occipitale s'engage dans le trou inférieur de l'atlas, pénètre dans le canal rachidien, envoie quelques rameaux musculaires qui sortent par le trou supérieur de la vertèbre, et se termine par le tronc *spinal* anastomotique, en avant, avec la cérébrale postérieure, division de la carotide interne.

Artères des membres antérieurs.

L'artère *humérale* et ses divisions présentent une disposition analogue à ce qu'on observe chez les didactyles, y compris la branche *humérale postérieure,* satellite du nerf de ce nom. Mais la *collatérale du coude* ne va pas au-delà, et conséquemment la *cubitale* manque.

La *radiale antérieure* s'anastomose, comme chez les ruminants, avec le rameau *huméral postérieur* et avec l'*interosseuse*.

La *radiale interne*, accompagnée des veines et du nerf correspondants, donne d'abord en arrière une forte division pour les muscles radiaux postérieurs. Puis, elle fournit l'*interosseuse* de l'avant-bras, qui passe dans l'arcade radio-cubitale supérieure, pour descendre du côté externe, entre les deux os de la région.

Bientôt après, la radiale se partage en deux branches parallèles, dont la profonde est la plus forte :

1° La branche *superficielle* détache en avant un rameau superficiel pour la face antérieure de l'avant-bras, du carpe et du métacarpe, et un autre rameau profond, anastomotique avec une division de l'interosseuse, au niveau de l'arcade radio-cubitale inférieure.

A. collatérale interne du métacarpe.

Elle passe ensuite dans l'arcade carpienne superficielle et devient *collatérale interne du métacarpe*. Au-dessous du carpe, elle fournit une branche profonde qui descend en arrère des deux métacarpiens internes jusqu'aux doigts correrespondants, en donnant des divisions sur les faces antérieures et postérieures de ces parties, et principalement au doigt rudimentaire interne.

Plus bas, à la naissance des phalanges, la collatérale du métacarpe s'anastomose par un court rameau transversal avec l'artère principale ; puis elle envoie à la face antérieure des deux doigts internes une division, consti-

A. antérieure et postérieure des deux doigts internes.

tuant l'artère *antérieure des deux doigts internes ;* enfin, prenant le nom d'*artère postérieure des deux doigts internes,* elle descend profondément en arrière du doigt interne principal jusque dans l'espace interdigité.

2° La branche *profonde* de la radiale passe dans l'arcade carpienne proprement dite, avec le nerf correspondant, et, devenant *artère principale du métacarpe*, elle suit le bord interne des tendons fléchisseurs. A la partie inférieure de la région, après s'être anastomosée avec la collatérale interne, elle se place en arrière des tendons, comme chez les didactyles. Alors elle se divise en deux branches qui, distribuées aux deux doigts externes, sont dites l'une artère *antérieure*, l'autre artère *postérieure*, de ces mêmes doigts; cette dernière, plus considérable, parvient dans l'espace intergidité où elle s'anastomose avec la division postérieure des doigs internes.

A. principale du métacarpe.

A. antérieure et artère postérieure des deux doigts externes.

Tétradactyles irréguliers.

Les divisions pectorales des *troncs brachiaux* ne présentent pas de particularités importantes.

Les *carotides primitives*, qui naissent, à côté l'une de l'autre, du tronc brachial droit, sont, dans leur trajet cervical, analogues à ce qu'on remarque chez les autres animaux. Chacune d'elles est séparée de la jugulaire correspondante par une forte couche musculeuse, portion profonde de l'huméro-sterno-mastoïdien.

Disposition.

Après avoir fourni les branches *thyroïdienne* et *laryngienne*, elles donnent une division *maxillaire interne inférieure* qui se distribue au pharynx, à la langue, etc. Puis elles se partagent en trois branches : la *carotide externe*, la *carotide interne* et l'*occipitale*.

Divisions.

La *carotide externe* fournit aussitôt la *maxillaire externe inférieure* qui suit le côté de la face jusqu'à la lèvre inférieure où elle se termine. Plus haut naissent ensemble les *auriculaires*, des divisions pour le front, la *maxillaire externe supérieure* et la *maxillaire interne supérieure*.

La *maxillaire externe supérieure* se porte en avant

sur le front, s'anastomose avec l'inférieure par une branche qui monte au bord antérieur du masséter, et se termine en fournissant des divisions à la lèvre supérieure,
aux ailes du nez et sur le devant de la face.

. La *maxillaire interne supérieure,* terminaison de la
carotide externe, passe dans un conduit osseux sous-
sphénoïdal.

La *carotide interne* pénètre dans le crâne par un trou
particulier du sphénoïde.

La division crânienne de l'*occipitale* passe par le trou
condylien et s'unit à la branche terminale de la *vertébrale* qui, après avoir parcouru le canal trachélien de
l'axis, s'enfonce dans un trou de l'atlas, se place sur le
côté de la moelle épinière et arrive dans le crâne où elle
concourt à former la *cérébrale postérieure.*

Artères des membres antérieurs.

Dans le *chat,* l'*humérale* et le nerf satellite passent
dans le conduit *épicondylien,* situé à la partie inférieure
et interne de l'humérus[1].

La *radiale antérieure* des carnivores domestiques
fournit, outre ses divisions musculaires, un rameau superficiel qui descend avec un cordon nerveux au bord externe de la veine sous-cutanée antérieure de l'avant-bras.

---

[1] Ce conduit, nommé à tort *condyloïdien interne* dans les ouvrages
d'anatomie comparée, se rencontre dans beaucoup d'autres animaux, tels que certains singes, le lion, le tigre royal, le blaireau,
la taupe, les civettes, les kanguroos, l'écureuil, etc. Il manque dans
les chiens, l'ours, les hyènes, etc. L'existence de ce canal semble liée
aux usages multipliés des extrémités antérieures; aussi le rencontre-t-on chez des animaux grimpeurs, fouisseurs, etc. D'après
Everard Home, qui a découvert ce conduit dans le *lion,* il serait
principalement destiné à préserver l'artère brachiale de la pression
trop énergique des muscles contractés.

La *radiale interne,* en haut de l'avant-bras, donne
l'*interosseuse* qui descend profondément, du côté interne, entre le radius et le cubitus ; après avoir franchi
l'arcade carpienne, elle prend le nom d'*artère profonde* A. profonde
du métacarpe.
du métacarpe, s'enfonce sous les tendons fléchisseurs et
se divise en deux principales branches, dites *palmaires* A. palmaires
profondes.
profondes, qui donnent des rameaux musculaires à la
face postérieure du métacarpe ; et d'autres qui, passant
entre les métacarpiens, vont se distribuer à la face antérieure de la région.

A la naissance des doigts, ces mêmes branches *pal-*
maires s'anastomosent avec les divisions de l'artère principale.

Un peu après l'interosseuse, la radiale détache en arrière un fort rameau musculaire, puis elle descend avec
le nerf radial, passe dans la gaîne carpienne superficielle
et constitue l'*artère principale* ou *superficielle du mé-* A. superficielle du méta-
carpe.
tacarpe. Située à la face postérieure des tendons fléchisseurs, elle fournit en dedans un rameau pour le cinquième doigt, et se partage en trois branches *palmaires* A. palmaires
superficielles.
superficielles, dont la médiane, plus forte, répond à l'espace compris entre le deuxième et le troisième métacarpiens.

A l'origine des phalanges, ces trois artères se bifur-
quent et fournissent les *collatérales des doigts,* disposées A. collatérales des doigts.
de telle sorte que, des deux branches de chaque pal-
maire, l'une est collatérale interne d'un doigt et l'autre
collatérale externe du doigt voisin en dedans ; en outre,
ces deux divisions sont séparées l'une de l'autre par la
peau formant entre les doigts une duplicature ouverte en
dessus. Chaque collatérale a pour satellites un nerf et
une veine. Toutes parviennent jusqu'à la dernière phalange en fournissant des divisions supérieures et infé-

rieures et, parmi ces dernières, des rameaux pour les tubercules plantaires.

Ces dispositions, à peu près semblables à ce qu'on observe dans la main de l'homme, ont aussi une remarquable analogie avec la distribution des artères au doigt unique des solipèdes.

—

AORTE POSTÉRIEURE.

Les divisions thoraciques et abdominales de l'aorte postérieure, ne présentent pas de dispositions importantes à noter chez les *tétradactyles*.

Didactyles. Dans les *didactyles,* le mode de distribution de la **Tronc cœlia-** *cœliaque* a été indiqué à propos des viscères auxquels se **que.** rendent les branches de ce vaisseau [1]. Ce qui reste à examiner, avant d'arriver à l'étude comparative des artères des membres postérieurs, n'offre que peu d'intérêt et sera conséquemment très-restreint.

Artères mé- Les artères *mésentériques* sont moins développées **sentériques.** que chez les monodactyles, tandis que la *cœliaque* est plus considérable ; ces dispositions sont en harmonie avec le volume prédominant de la masse gastrique sur celui des intestins.

A l'entrée du bassin, au niveau de sa terminaison en artères *iliaques,* l'aorte postérieure détache de sa face **Tronc sous-** supérieure un tronc impair et médian qui suit la face in- **sacré.** férieure du sacrum et se prolonge jusqu'à l'extrémité de la queue en fournissant des divisions latérales. Cette artère, accompagnée d'une veine, représente donc les artères *sous-sacrées* et leurs divisions *coccygiennes*.

Divisions de *L'iliaque interne* se partage en deux gros troncs : **l'iliaque interne.** 1° L'un se dirige en arrière et suit la face interne du

[1] SPLANCHNOLOGIE, pages 138, 215 et 216.

ligament sacro-ischiatique ; parvenu au milieu de la longueur du bassin, il se bifurque : sa branche supérieure
constitue la *bulbeuse*, et l'inférieure fournit l'*obturatrice*,
l'*ischiatique* et des rameaux pour les viscères pelviens.

2° La seconde hanche de l'iliaque interne est un tronc
court donnant, en arrière l'*ombilicale*, et en avant la
grande testiculaire, (utéro-ovarienne chez la femelle.)

L'*iliaque externe*, après avoir fourni la *circonflexe* | Divisions de
de l'ilium, se partage, vers le milieu de la hauteur du | l'iliaque ex-
bassin, en deux branches : | terne.

1° La branche antérieure donne bientôt la *prépubienne*, puis s'enfonçant dans les muscles de la cuisse
elle représente assez bien l'*iliaco-fémorale* des solipèdes.

2° La branche postérieure, recouverte par le muscle
sous-lombo-tibial, est la continuation du tronc crural ;
parvenue au niveau du bord abdominal du pubis, elle se
plonge entre les muscles de la cuisse et prend le nom
d'artère *fémorale*.

ARTÈRES DES MEMBRES POSTÉRIEURS.

Didactyles.— L'artère *fémorale* est disposée comme
chez les solipèdes quant à son trajet et à ses divisions
musculaires.

Sa branche *saphène* ne se bifurque pas ; accompagnée | A. saphène.
en avant par le cordon nerveux correspondant et, en arrière par la veine satellite, elle se porte en arrière, jusqu'au
tarse, où elle s'anastomose avec la tibiale postérieure.

La *tibiale antérieure*, après avoir franchi la région | A. métatar-
tibiale, passe au devant du tarse et constitue la *métatar-* | sienne anté-
sienne antérieure. Ce vaisseau, dont la disposition est | rieure.
analogue à ce qui existe chez les monodactyles, se place
dans le sillon osseux creusé à la face antérieure du mé-

2

tatarse et descend ainsi, sous les tendons extenseurs, jusqu'aux phalanges. Comme chez les solipèdes, il a pour satellite un cordon nerveux fourni par le petit sciatique.

A la naissance des doigts, cette artère fournit de chaque côté une division pour la face antérieure des phalanges, et, sous le nom d'artère *commune antérieure des phalanges,* elle descend dans l'espace interdigité où elle se divise et s'anastomose avec l'artère *commune postérieure.*

A. commune antérieure des phalanges.

La *tibiale postérieure,* parvenue au tarse, passe dans une gaîne aponévrotique au bord interne du tendon fléchisseur superficiel des phalanges, et en arrière du nerf grand sciatique, pour constituer ensuite la *métatarsienne interne.*

A. métatarsienne interne.

En haut du tarse, naît une division assez forte qui, accompagnée de la branche correspondante du nerf grand sciatique, s'enfonce dans l'arcade tarsienne, passe obliquement entre les deux tendons fléchisseurs des phalanges et parvient ainsi à la partie supérieure et externe du métatarse; cette artère *collatérale externe du métatarse,* descend sur le côté des tendons fléchisseurs en avant du nerf correspondant; puis, sur le côté superficiel du doigt externe, où elle constitue l'artère *propre* ou *collatérale externe* de ce doigt.

A. collatérale externe du métatarse.

A. collatérale du doigt externe.

Vers la partie inférieure du tarse, la métatarsienne interne communique avec la métatarsienne antérieure, comme chez les solipèdes, au moyen d'un rameau qui passe entre les os cunéiformes et la pièce scaphoïdo-cuboïdienne.

Cette même *métatarsienne interne,* bordée en arrière par le nerf satellite, est située sur le côté des tendons fléchisseurs. A environ trois travers de doigt au-dessus de la naissance des doigts, elle fournit une branche qui descend au côté superficiel du doigt interne, dont elle est l'artère *propre* ou *collatérale interne*.

A. collatérale du doigt interne.

Au même niveau, la métatarsienne interne se contourne obliquement à la face postérieure des tendons fléchisseurs, entre lesquels elle descend jusque dans l'espace interdigité, sous le nom d'artère *commune postérieure des phalanges*.

A. commune postérieure des phalanges.

Tétradactyles réguliers. — Les divisions de la *fémorale* sont distribuées chez le porc à peu près comme dans les didactyles.

L'artère *saphène* s'anastomose avec la *tibiale postérieure* à la face interne du tarse.

A. saphène.

L'artère *métatarsienne interne*, qui résulte de cette anastomose, descend au côté interne des tendons fléchisseurs. En haut du métatarse, elle envoie une division au doigt rudimentaire interne. Plus bas, vers le milieu de la région, naît un autre rameau pour le doigt rudimentaire externe. En bas, elle occupe la face postérieure des tendons, et, sous le nom de *phalangienne commune postérieure*, elle descend et se divise entre les doigts rudimentaires et principaux.

A. métatarsienne interne.

A. phalangienne commune postérieure.

L'artère *métatarsienne antérieure*, qui fait suite à la tibiale antérieure, est située entre les deux métatarsiens principaux, sous les tendons extenseurs. Vers le milieu de son trajet, elle donne, de chaque côté, des divisions pour les doigts rudimentaires. En bas, elle devient artère *phalangienne commune antérieure*, fournit des rameaux pour la face antérieure des doigts principaux, et s'enfonce dans l'intervalle digité où elle se distribue après s'être anastomosée avec la phalangienne commune postérieure.

A. métatarsienne antérieure.

A. phalangienne commune antérieure.

Tétradactyles irréguliers.— L'artère *saphène*, assez forte, est désignée par quelques anatomistes sous

A. saphène.

le nom de *fémorale superficielle*. Elle a deux branches, l'une *antérieure*, l'autre *postérieure*.

1° La *branche antérieure* fournit différents rameaux superficiels pour la peau, les muscles tibiaux antérieurs, le tarse et la partie supérieure du métatarse. Toujours accompagnée de la veine et du nerf correspondants, elle passe à la face antérieure du tarse et du métatarse, d'où elle se distribue à la superficie des doigts.

2° La *branche postérieure* de la saphène tient lieu de tibiale postérieure. Satellite du nerf grand sciatique, elle descend en dedans et en avant de la corde calcanéenne jusqu'au tarse, où elle fournit des divisions au côté interne du pied et notamment au cinquième doigt. Au-dessous du tarse, elle détache un rameau qui s'enfonce sous les tendons fléchisseurs, à la face postérieure du métatarse, où il s'anastomose à plein canal avec l'artère principale du métatarse. Enfin elle se termine par des divisions qui s'épuisent à la surface plantaire du pied, et forment les *plantaires superficielles*.

A. plantaires superficielles.

La *tibiale antérieure*, après avoir franchi l'arcade péronéo-tibiale, donne la *péronière* et descend, sous les muscles, à la face antérieure du tibia, en s'inclinant progressivement vers le côté interne. Au niveau du tarse, elle fournit différentes divisions, dont les principales sont pour la face dorsale du métatarse et pour le cinquième doigt.

A. métatarsienne principale.

A environ trois centimètres au-dessous du tarse, cette artère devenue *métatarsienne principale* passe entre le troisième et le quatrième os métatarsiens, et parvient ainsi à la face postérieure de la région. Profondément située sous les tendons fléchisseurs des phalanges, elle reçoit l'anastomose de la saphène postérieure, et, après avoir envoyé un rameau au cinquième doigt, elle se partage en trois branches qui descendent, comme dans le membre antérieur : l'*externe* entre le premier et le deuxième métatarsiens ; la *mitoyenne* entre le deuxième et le troisième, et l'*interne* entre le troisième et le quatrième de ces os. De même aussi que dans les membres thoraciques, chacune de ces trois branches *plantaires profondes* se bifurque à l'origine des phalanges pour former les *collatérales des doigts,* séparées l'une de l'autre par une dépression interdigitée de la peau. Enfin on constate encore ici une grande analogie de ces dispositions avec celles des mêmes artères au pied du cheval et surtout avec leur distribution au pied de l'homme.

A. plantaires profondes.

A. collatérales des doigts

DES VEINES.

—

CONSIDÉRATIONS GÉNÉRALES.

—

DÉFINITION.

Les *veines* sont les vaisseaux que parcourt le sang dans sa marche centripète des capillaires au cœur.

DIVISION.

Aux deux systèmes artériels correspondent directement deux systèmes veineux : l'un *pulmonaire*, à sang rouge, l'autre *général*, à sang noir, constitué par les *veines caves* antérieure et postérieure.

En outre, deux appareils veineux peuvent être considérés comme appendices de la veine cave postérieure : l'un est celui de la *veine porte*, qui représente un arbre complet, et l'autre, particulier à la vie fœtale, est celui de la *veine ombilicale*.

FORME D'ENSEMBLE.

Par sa configuration générale, chacun des deux principaux systèmes veineux représente un arbre dont les racines répondent aux capillaires et dont le tronc aboutit au cœur; il résulte de cette disposition que chacun de ces appareils vasculaires a la forme générale d'un cône dont le sommet répond au cœur : il en résulte aussi, pour

chacun d'eux, une capacité progressivement décroissante, dont la conséquence physiologique doit être une
vitesse croissante dans le cours du sang de la circonférence au centre.

FORME PARTICULIÈRE.

Les veines sont loin d'offrir une forme aussi régulièrement cylindrique que les artères. Plus minces et moins
résistantes, leurs parois se laissent facilement dilater par
l'afflux du sang, et, dans l'état de vacuité, elles s'affaissent sur elles-mêmes.

En outre, les veines présentent fréquemment, de distance en distance, des rétrécissements dans les points
correspondants à ces replis intérieurs qui forment les valvules.

En général, les vaisseaux veineux conservent à peu
près le même diamètre entre leur point d'origine et celui
où ils s'embranchent avec d'autres divisions; et ils offrent la forme de cylindres successivement croissants à
mesure que, de la périphérie au centre, ils deviennent
moins nombreux.

NOMBRE.

S'il est rare de voir une seule veine pour deux artères,
ou une artère sans veine satellite, on rencontre souvent
une veine répondant à une artère, souvent aussi deux
veines pour une artère; en outre, dans certaines régions,
comme aux membres, il y a un plan de veines supplémentaires, sous-cutanées.

VOLUME. — CAPACITÉ.

En conséquence, on peut établir que le nombre des
veines est plus considérable que celui des artères.

Chez l'animal adulte, le diamètre de chaque veine

étant généralement supérieur à celui de l'artère correspondante, il est évident, surtout si l'on tient compte de
la différence numérique, que la capacité totale du système veineux est supérieure à celle du système artériel ;
ce qui était indispensable, en raison de la vitesse diffé
rente du sang dans les veines et dans les artères, vitesse
moindre dans les premiers de ces vaisseaux, ne rece-
vant pas directement, comme les seconds, l'impulsion
du cœur.

Ces remarques différentielles, relatives à la généralité
des veines et des artères, ne s'appliquent pas également
bien au système pulmonaire, dans lequel il y a presque
égalité de capacité et aussi de vitesse pour les deux
ordres de vaisseaux.

ORIGINE.

Les vaisseaux veineux naissent dans tous les points
du corps par d'innombrables radicules extrêmement
fines, qui font suite aux dernières artérioles réduites à
l'état capillaire. En général, ils forment, à leur origine,
un réseau anastomotique à mailles plus larges que celles
des réseaux capillaires dont ils procèdent. De là partent
des vascules qui se réunissent pour former des canaux
moins nombreux, mais d'un plus grand calibre.

Dans certains organes susceptibles d'une grande tur-
gescence sanguine, on remarque qu'aux derniers ramuscules artériels, très-fins, succèdent des racines veineuses
dilatées qui s'ouvrent fréquemment les unes dans les
autres, et représentent ainsi une masse de cellules veineuses. Ce tissu, à larges aréoles, est soutenu par des
lamelles élastiques ; tel est le caractère essentiel de ces
tissus appelés *érectiles,* qu'on rencontre dans l'organisation du pénis, de la rate, etc.

Cette disposition, légèrement modifiée, existe dans quelques autres parties exposées aussi, lors de certaines conditions physiologiques, à un afflux de sang considérable ; et, suivant que les racines veineuses sont plus ou moins développées, il en résulte ce qu'on nomme des *sinus* ou des *plexus* veineux. C'est ce qu'on observe, par exemple, sous la pituitaire, dans les parois de l'utérus, etc. Enfin, on voit aussi, dans les os, des racines veineuses ayant un grand calibre et de nombreuses communications anastomotiques, à peu près comme dans les tissus érectiles.

TRAJET.

Situation. — Connexions.

Les veines sont plus rapprochées de la surface du corps que les artères ; c'est ce qu'on observe, même dans les parties profondes.

En plusieurs régions du corps, le système veineux se dispose sur deux plans, l'un *profond*, l'autre *superficiel*.

Les *veines profondes*, généralement satellites des artères correspondantes, affectent les mêmes rapports que ces vaisseaux avec les muscles, les cordons nerveux, les gaines fibreuses, etc.

Les connexions des veines avec les artères sont intéressantes au point de vue chirurgical ; elles ont aussi pour conséquence physiologique les secousses répétées que les battements artériels impriment au sang des veines contiguës, ce qui doit favoriser la progression de ce fluide.

Dans certaines régions exceptionnelles, et pour des raisons physiologiques particulières, on voit des veines profondes ne pas être satellites de leurs artères correspondantes : telles sont la veine *ophthalmique,* la *maxil-*

laire interne, etc. D'autres veines n'ont pas d'artères correspondantes ; par exemple : l'*azygos*, les *sus-hépatiques,* quelques veines des-os, etc.

Les *veines superficielles* ou *sous-cutanées* se rencontrent dans les régions où la circulation est peu facile, aux membres, par exemple, où le sang marche contre l'action de la pesanteur. Mais ces vaisseaux ne sont pas isolés, ils correspondent à un trajet artériel profond, ainsi qu'à des veines satellites, avec lesquelles ils ont souvent de larges communications anastomotiques. Les veines superficielles représentent donc des voies collatérales ou supplémentaires, destinées à prévenir le ralentissement de la circulation veineuse.

Aux membres, le plan superficiel réside presque exclusivement à la face interne des rayons, pour plus de protection.

Direction.

Les vaisseaux veineux d'un certain diamètre sont généralement plus rectilignes ou moins flexueux que les artères, disposition qui vient encore favoriser le cours centripète du sang.

Anastomoses.

Une autre disposition favorable à la circulation veineuse est établie par les *anastomoses* des veines, bien plus nombreuses et plus larges que celles des artères ; la multiplicité de ces communications donne à l'appareil veineux la forme générale d'un grand réseau à larges mailles. C'est ainsi que les veines peuvent se suppléer, non-seulement d'une branche à l'autre dans un même plan, mais aussi du plan profond au plan superficiel.

Les anastomoses sont, en général, plus nombreuses

dans les parties où le cours du sang est le moins favo-
risé; elles sont plus fréquentes à l'origine du système,
entre les veines d'un petit calibre; il en existe même
entre les plus gros troncs. Ainsi, les veines caves communiquent entre elles par tout le système veineux rachidien, et, en outre, dans plusieurs animaux, au moyen de
la veine azygos.

Le mode de communication des veines est très varié
dans les divers points du système: souvent un vaisseau
veineux détache latéralement nne branche qui s'écarte,
réunit quelques divisions et revient, un peu plus loin,
s'ouvrir dans le vaisseau dont elle procède; ou bien ce
sont deux divisions qui, nées d'un même tronc, marchent
presque parallèlement et se réunissent, après un court
trajet, pour former un seul canal; on voit aussi fréquemment deux veines à peu après parallèles communiquer
par une branche anastomotique qui se porte de l'une à
l'autre.

Quoi qu'il en soit, tous ces divers genres de communication peuvent être assimilés aux modes d'anastomose
connus: par *arcade,* par *convergence,* par branche
transverse, oblique, latérale, terminale, etc,

Accroissement progressif.

Contrairement aux artères qui, du centre à la périphérie, se divisent, se multiplient et s'atténuent, les veines
se composent, en quelque sorte, de la circonférence au
centre: elles s'abouchent successivement les unes dans
les autres, et augmentent progressivement de calibre à
mesure que leur nombre se restreint. Mais elles déro-
gent fréquemment à la loi générale d'après laquelle tout
vaisseau résultant de la réunion de deux autres doit offrir un diamètre inférieur à la somme des composants, et

supérieur au diamètre de chacun d'eux ; en effet, il arrive assez souvent qu'une veine présente un calibre égal ou même inférieur à celui de chacune des deux veines qui concourent à la former.

Ce genre d'irrégularité ne se fait pas remarquer dans les veines pulmonaires.

TERMINAISON.

La différence qu'on observe, sous le rapport numérique, entre les veines et les artères pendant leur trajet, existe aussi dans la partie centrale de l'appareil circulatoire : ainsi, pour un seul tronc artériel, chacun des deux systèmes veineux correspondants se termine au cœur, à droite par deux principaux troncs, et à gauche par plusieurs branches dont le nombre varie de quatre à huit.

ANOMALIES.

Les anomalies concernant le calibre, le nombre, la position, le mode d'anastomose, etc., sont plus fréquentes dans les veines que dans les artères. Ces dispositions irrégulières, ne changeant rien au but final, sont peu importantes au point de vue physiologique, mais leur connaissance peut être de quelque intérêt sous le rapport chirurgical.

PROPRIÉTÉS PHYSIQUES.

Généralement formées de parois minces, les veines sont blanchâtres et demi-transparentes.

Lorsqu'elles sont vides, elles ne restent pas béantes comme les artères : elles s'affaissent sur elles-mêmes, à moins que leurs parois ne soient adhérentes à la substance des organes, comme les veines sus hépatiques.

Très extensibles en tous sens, elles sont moins élas-

tiques que les artères, mais elles se déchirent moins facilement par la distension transversale, et ne reviennent
pas exactement à leur calibre primitif, condition défavorable à la progression du sang qui les parcourt.

Elles résistent plus que les artères à l'action des ligatures.

Enfin, les veines sont très perméables en tous sens, et
cela d'autant plus qu'elles sont moins volumineuses et à
parois plus minces.

STRUCTURE.

Indépendamment de la gaîne de tissu celluleux qui
entoure les veines, favorise leur ampliation et leur permet une certaine mobilité, les parois de ces vaisseaux
sont constituées par trois tuniques superposées, plus
minces et moins faciles à reconnaître que dans les artères.

Tunique externe.

Cette membrane est mince et condensée ; intimement
unie et presque confondue avec la tunique mitoyenne,
elle envoie dans son épaisseur des prolongements qui
parviennent jusqu'à l'interne.

De nature dartoïque comme celle des artères, elle possède les mêmes propriétés physiques et vitales.

Tunique mitoyenne.

La deuxième membrane, généralement mince, serrée
et grisâtre, est analogue à celle des artères et, comme
elle, constituée par du tissu fibreux jaune disposé sur
deux plans : les fibres les plus apparentes sont longitudinales et forment le plan profond ; les faisceaux du plan
superficiel sont circulaires et très peu marqués : cette

particularité de la structure explique, pour les veines, le degré d'élasticité et de résistance plus grand en long qu'en travers.

Plus distincte dans les gros troncs, cette tunique offre aussi plus d'épaisseur dans les veines où le cours du sang est peu facile, telles que les sous-cutanées, celles de la région digitée, etc.

Certaines veines à parois très minces sont réduites à leur tunique interne ; alors la membrane moyenne semble remplacée par le tissu des organes : ainsi les veines des os sont entourées et soutenues par du tissu osseux ; celles des sinus cérébraux, par la dure-mère ; celles des tissus érectiles, par les lamelles élastiques et fibreuses des cellules ; celles de l'utérus, par le tissu propre du viscère, etc.

Tunique interne.

De même nature que celle des artères, cette membrane est plus fine, plus extensible et moins facile à déchirer. Sa texture est filamenteuse.

Valvules.

La tunique interne forme un grand nombre de replis paraboliques, appelés *valvules,* dont le bord libre est toujours dirigé vers le cœur.

On ne rencontre pas des valvules dans toutes les veines, et celles qui en sont pourvues, le sont très-inégalement. En général, les replis valvuleux sont d'autant plus nombreux et plus rapprochés que le cours du sang veineux rencontre plus d'obstacles, par exemple, dans les veines des membres, où le sang marche contre son propre poids, etc.

Les gros troncs veineux sont généralement dépourvus de valvules : c'est ce qu'on voit dans le tronc des veines caves, de la veine porte. Elles manquent aussi dans les petites veines dont le calibre est au-dessous de deux millimètres, et conséquemment dans les radicules. Enfin certaines veines, telles que celles du foie, du poumon, en sont dénuées dans la plupart des animaux.

Les replis valvuleux abondent, au contraire, dans les veines d'un moyen calibre, comme la brachiale, la crurale, la jugulaire, et ils présentent des dispositions très-variées :

Généralement disposées par paires successives et en sens diamétralement opposé, les valvules sont quelquefois au nombre de trois au même niveau, comme dans la jugulaire, et rarement au nombre de quatre. Dans les petites veines, elles sont uniques et plus rapprochées les unes des autres que dans les vaisseaux d'un plus grand calibre.

Enfin, il y a presque constamment une valvule au point de jonction ou d'abouchement des veines entre elles : c'est ce qu'on observe même dans le système de la veine porte.

Tous ces replis valvuleux, qui s'opposent plus ou moins complètement à la marche rétrograde du sang veineux, représentent autant de soupapes qui s'abaissent pour soutenir les colonnes liquides et favoriser leur progression centripète.

Vaisseaux et Nerfs.

Les vaisseaux de nutrition des parois veineuses, *vasa vasorum,* sont moins nombreux et plus fins que ceux des artères.

Il en est de même des divisions *nerveuses.* En outre, on remarque, contrairement aux artères, qu'en général, les veines ne servent pas de support aux cordons, ni aux plexus nerveux ; l'exception, que présente à cet égard la veine porte, est une conséquence de la disposition particulière à ce vaisseau distribué dans le foie à la manière des artères.

On voit aussi quelques filets nerveux suivre le trajet de certaines vaines superficielles, telles que la jugulaire, la saphène, etc.

PROPRIÉTÉS VITALES.

Les propriétés vitales les plus importantes des veines sont l'*irritabilité* et la *contractilité*; ces facultés, très-manifestes dans les petits vaisseaux, sont encore bien marquées dans ceux d'un grand calibre.

La *sensibilité* des veines est normalement très-obscure, mais elle se développe sous l'influence de l'état inflammatoire, ou la *phlébite;* en même temps, le tissu de ces vaisseaux devient beaucoup moins résistant, il se rupture facilement par une faible traction, et même une ligature médiocrement serrée suffit pour le couper.

DIFFÉRENCES RELATIVES A L'AGE.

La capacité du système veineux, d'abord peu différente de celle des artères, la surpasse chez l'adulte, et bien plus encore dans la vieillesse, surtout dans la partie abdominale. Ce genre de modification est la conséquence de l'extensibilité des veines dans le sens transversal et de la dilatation progressive de ces vaisseaux, à mesure que, l'animal avançant en âge, la circulation centripète devient plus difficile et plus lente. Aussi, les *varices,* ou dilatations des veines, sont-elles bien plus fréquentes que les rétrécissements chez les vieux animaux.

L'ossification sénile est aussi très-rare.

DIFFÉRENCES RELATIVES A L'ESPÈCE D'ANIMAL.

Parmi les animaux domestiques, les *ruminants* et surtout ceux de l'espèce *bovine* se font remarquer par la prédominance de leur système veineux, eu égard au nombre et au calibre des vaisseaux de cet ordre.

Chez le *porc*, l'appareil veineux présente aussi un grand développement, moindre que chez les ruminants, et à peu près comme dans les solipèdes.

Enfin, le système veineux est peu développé chez les *tétradactyles irréguliers*.

FONCTIONS.

Les fluides que le système veineux charrie des capillaires au cœur, n'étant pas, comme le sang artériel, favorisés dans leur marche par l'influence directe d'un agent d'impulsion; sont animés d'un mouvement moins rapide; ils ont, en outre, à lutter souvent contre les lois de la pesanteur ; mais pour prévenir les arrêts de la circulation veineuse, cet appareil réunit certaines conditions favorables; dont les principales sont : la fréquence des anastomoses, la présence des valvules, le rétrécissement progressif du diamètre total, etc. C'est ainsi que, sans être uniforme et sans présenter de saccades, le cours du sang veineux est continu et aussi régularisé que possible.

NOMENCLATURE.

La *nomenclature* applicable aux vaisseaux veineux est essentiellement la même que celle des artères ; en conséquence, pour les principes de cette nomenclature, de même que pour les *procédés de préparation*, renvoyons-nous à la première partie de l'Angéiologie, où ces différents points sont traités [1].

APPLICATIONS CHIRURGICALES.

Les blessures des veines se guérissent plus facilement

[1] Angéiologie (première partie), pages 77 et suivantes.

que celles des artères, en raison de l'absence des pulsations.

Dans les cas de piqûre ou de simple incision, la cicatrisation est produite par une matière plastique exsudée entre les lèvres de la blessure.

Dans le cas de section transversale et complète, un caillot obturateur se forme et s'étend dans le vaisseau jusqu'à la première division collatérale.

Il en est à peu près de même lorsque les veines sont liées. En outre, on remarque que ces vaisseaux soutiennent mieux les ligatures que les artères : leur membrane mitoyenne résiste davantage par suite de la direction longitudinale de ses fibres principales ; et l'interne, plus extensible et plus résistante, ne se rupture, de même que la précédente, que secondairement, sous l'effort répété de la colonne sanguine. La déchirure lente de ces membranes produit des filaments flottants qui favorisent la formation du caillot obturateur.

Les mêmes phénomènes se passent dans le cas de torsion, ou lorsque les vaisseaux veineux sont rupturés par une forte traction dans le sens longitudinal ; c'est toujours la membrane externe qui se déchire la dernière.

Dans tous les cas, la cicatrice extérieure est effectuée par la gaîne celluleuse ; à l'intérieur, la membrane interne résorbe peu à peu le caillot, l'adhésion s'établit entre les différents points de cette tunique, et le vaisseau oblitéré est converti en un cordon fibreux qui disparaît lentement par le travail de la résorption.

DES VEINES EN PARTICULIER.

—

La description des veines exige bien moins de détails que celle des artères. Pour la plupart des veines profondes, ayant exactement le même trajet que les vaisseaux artériels correspondants, une simple indication doit suffire. Quant aux veines des viscères, leur disposition est étudiée dans la SPLANCHNOLOGIE, au sujet de la structure de chaque organe.

Ce qu'il faut examiner ici, ce sont certaines veines et quelques particularités importantes au point de vue physiologique, dont il n'est pas question dans les autres parties de ce *Traité* ou qui s'y trouvent indiquées d'une manière insuffisante; ce sont les gros troncs veineux, et surtout les veines superficielles, sur lesquelles on pratique habituellement la saignée.

L'ordre à suivre dans cette étude sera celui-ci : 1° le système des *veines pulmonaires*; 2° les *veines du cœur*; 3° le système des *veines caves*; 4° celui de la *veine porte*.

Quant à la *veine ombilicale,* elle est étudiée, avec le cordon ombilical, dans l'OVOLOGIE.

—

SYSTÈME DES VEINES PULMONAIRES.

Les *veines pulmonaires* s'étendent des capillaires du poumon à l'oreillette gauche du cœur, où elles versent le sang qui vient d'être rougi au contact de l'air. **Disposition.**

Ces vaisseaux, en nombre variable, correspondent aux divisions de l'artère pulmonaire. Ils naissent au sein des **Origine.**

poumons par des radicules qui émergent de la périphérie de chaque lobule et se rassemblent de proche en proche pour constituer des canaux dirigés vers la racine du poumon.

Rapports.
Dans le viscère, les veines ne sont pas toutes satellites des divisions artérielles et bronchiques : il en est beaucoup qui suivent une marche indépendante; les autres se placent sur les canaux bronchiques, tandis que les artères sont en dessous.

A la racine des poumons, ces vaisseaux deviennent inférieurs aux artères qui les séparent ainsi des bronches. Enfin, dans leur trajet très-court jusqu'à l'oreillette gauche, les veines pulmonaires droites et gauches répondent en bas au péricarde et en haut à chaque tronc artériel correspondant.

Nombre.
Généralement disposées par paires, les veines pulmonaires sont, à leur terminaison, en nombre variable de quatre à huit, chez les différents mammifères domestiques.

Terminaison.
Leur embouchure dans l'oreillette est circonscrite par un petit anneau de fibres musculaires qui, se contractant en même temps que toute la cavité, resserre l'orifice de chaque veine et borne le reflux du sang dans ces vaisseaux.

Forme.
Dans l'appareil pulmonaire, chaque division veineuse a la forme d'un cône allongé dont le sommet est tourné vers le poumon : si l'on admet, avec M. Bourgery, que cette disposition est favorable au cours du sang vers le cœur gauche, il est plus évident encore que l'appareil pulmonaire, artériel et veineux, représente dans son ensemble deux cônes appuyés base à base ; que le point de contact de ces deux cônes, constitué par les capillaires, est le lieu où l'appareil vasculaire fonctionnel présente

la plus grande capacité totale, et, par conséquent, celui
où le sang qui traverse le poumon doit avoir le moins de
vitesse : ralentissement nécessaire pour que les phénomènes de l'hématose soient aussi complets que possible.

Les veines pulmonaires se distinguent des autres veines
sous plusieurs rapports ; ainsi, leur capacité totale est
peu différente de celle des artères pulmonaires ; disposition qui est en harmonie avec la marche rapide du sang
dans la petite circulation, et avec la vitesse presque égale
de ce fluide dans les deux ordres de vaisseaux.

Caractères particuliers. Capacité.

En outre les veines pulmonaires, contrairement à celles
du corps, offrent une distribution généralement régulière.

Régularité.

Sous un autre point de vue, ces vaisseaux, à parois
minces, mais élastiques et résistantes, sont considérés
par la plupart des anatomistes comme dépourvus de valvules ; cependant, chez l'homme et dans les animaux, on
voit à l'angle de réunion des branches une languette flottante faisant office de repli valvulaire.

Replis inté-rieurs.

Enfin les veines pulmonaires se font remarquer entre
toutes par la couleur et la nature du sang qu'elles char-
rient ; aussi les a-t-on longtemps désignées par les noms
de *veines à sang rouge, veines artérieuses,* etc.

Nature du sang.

DES VEINES DU COEUR.

Satellites des divisions artérielles coronaires et ventriculaires, les veines du cœur suivent les sillons de ce viscère et forment deux grands cercles anastomotiques :
l'un vertical ou *ventriculaire,* l'autre horizontal ou *coronaire.*

De distance en distance, ces vaisseaux reçoivent des
branches veineuses qui sont toutes *ventriculaires,* pour

le cercle inférieur, et qui sont, pour le cercle supérieur, les unes *ascendantes* ou *ventriculaires*, les autres *descendantes* ou *auriculaires*.

Ainsi constituée, la *grande veine coronaire* s'élève vers la partie postérieure et inférieure de l'oreillette droite, où elle se dégorge près et en avant de l'orifice de la veine cave postérieure.

SYSTÈME DES VEINES CAVES.

Les *veines caves,* au nombre de deux, l'une *antérieure,* l'autre *postérieure,* correspondent aux deux troncs fournis par l'aorte primitive et connus sous les noms d'*aorte antérieure* et d'*aorte postérieure*. Mais le tronc de chaque veine cave est distinct de l'autre et s'ouvre isolément dans l'oreillette du cœur droit.

VEINE CAVE ANTÉRIEURE.

Destination.

La *veine cave antérieure* est le tronc commun des veines de la tête, du cou, des membres antérieurs et des parois thoraciques.

Étendue.
Calibre.

Longue de 15 à 16 centimètres et d'un diamètre d'environ 3 centimètres, cette veine s'étend horizontalement depuis l'entrée du thorax jusqu'à l'oreillette droite où elle se termine.

Rapports.

Comprise entre les deux lames du médiastin antérieur, elle est située au-dessous et un peu à droite de l'aorte antérieure et du tronc brachio-céphalique ; elle est longée de chaque côté par les cordons nerveux qui se rendent au plexus cardiaque, et à droite elle répond directement au nerf diaphragmatique de ce côté.

Plus en arrière, vers sa terminaison, elle est entourée

par le feuillet séreux du péricarde, et répond en bas à l'appendice de l'oreillette droite, en haut à l'aorte, ainsi qu'à l'artère pulmonaire.

A sa terminaison, la veine cave antérieure s'incurve légèrement en bas, et s'ouvre presque perpendiculairement à la partie supérieure ou centrale de l'oreillette droite par un large orifice circulaire, situé en regard de l'ouverture auriculo-ventriculaire, et entouré de fibres charnues disposées en anneau. *Terminaison.*

L'absence de valvules à l'embouchure de ce gros vaisseau, ainsi que dans sa longueur, explique comment, dans certaines conditions où la circulation centrale est gênée, le sang peut refluer et déterminer les phénomènes connus sous le nom de *pouls veineux.*

Les principales veines qui s'ouvrent directement dans la veine cave antérieure, sont, en procédant d'avant en arrière, les *jugulaires,* les deux *troncs brachiaux,* les *vertébrales* et les *sous-dorsales.* *Veines affluentes.*

DES VEINES JUGULAIRES [1].

Les *jugulaires* sont deux grosses veines superficielles situées le long du cou, l'une à droite, l'autre à gauche. *Situation. Direction. Etendue.*

Logées dans cette dépression longitudinale qui, de chaque côté de l'encolure, est nommée *gouttière de la jugulaire,* elles s'étendent depuis le niveau du larynx jusqu'à l'entrée de la poitrine.

Chaque jugulaire, ayant pour racines toutes les veines de la tête, correspond à la carotide primitive ; aussi voit-on ce vaisseau être double chez l'homme et les mammifères domestiques autres que les solipèdes, qui tous possèdent une jugulaire interne, satellite de la carotide.

Deux principaux troncs veineux se réunissent au ni- *Origine.*

[1] *Jugulum,* gorge.

veau de l'extrémité inférieure de la parotide pour con-. stituer la jugulaire ; ces deux veines sont la *faciale* et la *maxillaire externe* ou *glosso-faciale,* dont les affluents seront examinés plus loin.

Trajet.

Dans son trajet, la jugulaire, recouverte par le muscle sous-cutané du cou, est comprise entre les muscles hu-méro-sterno-mastoïdien et sterno-maxillaire. Sa face

Rapports.

superficielle, en rapport avec différents rameaux ner-veux presque tous rachidiens, est parcourue, suivant sa longueur, par un filet nommé *trachélien* et fourni par le nerf facial.

Par sa face profonde, elle répond à la carotide en haut et en bas du cou ; elle en est séparée, dans la région moyenne, par le sous-scapulo-hyoïdien, bande muscu-laire peu épaisse qui passe entre les deux vaisseaux, en croisant leur direction obliquement de bas en haut et d'arrière en avant. Il résulte de cette disposition que la partie moyenne du cou est le lieu où la saignée à la jugu-laire peut être pratiquée avec le plus de sécurité.

A la partie inférieure de l'encolure, la jugulaire se place au-devant de la carotide, dont elle n'est séparée que par du tissu celluleux ; plus bas, elle se dirige vers le plan médian et se trouve en rapport avec les gan-glions lymphatiques prépectoraux.

Terminaison.

Enfin, les deux jugulaires, rapprochées l'une de l'autre, se réunissent, à l'entrée de la poitrine, en for-mant un tronc court qui s'ouvre dans la veine cave anté-

Golfe des ju-gulaires.

rieure. Ce tronc, nommé *golfe des jugulaires,* est situé dans le plan médian, sous le tronc carotidien qui le sépare de la trachée ; au-dessous est un espace celluleux limité inférieurement par les sterno-hyoïdien et thyroïdien, et où se trouvent des divisions vasculaires et nerveuses prépectorales, ainsi que des ganglions lymphatiques.

Veines affluentes. — Dans leur trajet, les jugulaires reçoivent différentes veines peu considérables : tout à fait en haut, se dégorgent la *thyroïdienne* et la *laryngienne,* souvent réunies en une seule branche ; à diverses hauteurs, ce sont des divisions *trachéales, œsophagiennes* et *musculaires,* variables de nombre et de calibre ; en bas, près du golfe, vient se dégorger la *sous-cutanée du bras* ou veine *céphalique,* qui sera examinée avec les veines du membre antérieur.

Calibre. — Le diamètre normal de la jugulaire, sen- siblement croissant de haut en bas, peut varier de 15 ou 16 millimètres à 2 centimètres ; mais il n'est pas rare de rencontrer ce vaisseau beaucoup plus étroit, au moins d'un côté.

Valvules. — De distance en distance, la jugulaire est garnie de valvules assez régulièrement disposées et toujours triples ; lorsqu'elles sont déployées, leur bord libre, demi-circulaire, n'intercepte pas complétement la cavité du vaisseau, de telle sorte que le sang peut refluer en partie vers la tête, par exemple dans le *pouls veineux.*

RACINES DE LA JUGULAIRE.

Les veines qui constituent l'origine de la jugulaire ou les *racines* de ce tronc, sont, comme il a été indiqué plus haut, la *faciale* et la *glosso-faciale.*

VEINE FACIALE.

Principale racine de la jugulaire, la *faciale* est une grosse veine qui correspond à la fois aux artères carotide externe, carotide interne et occipitale.

Située dans l'épaisseur de la parotide, elle s'étend depuis la partie supérieure de cette glande jusqu'à son

extrémité inférieure, où, après s'être réunie à la glosso-
faciale, elle est prolongée par la jugulaire.

Branches d'origine. Ses principales branches d'origine sont : la veine
maxillaire interne ou *gutturo-maxillaire,* la *temporale superficielle* et *l'occipitale.*

Veines af-
fluentes. En outre, elle reçoit, dans son trajet : en haut les veines
auriculaires postérieures superficielles et profondes ;
vers le milieu la *maxillo-musculaire;* plus bas des divisions qui sortent de la portion sous-parotidienne de la
glande maxillaire ; enfin différents rameaux *musculaires,* et de nombreuses veinules *parotidiennes.* Tous ces
petits vaisseaux, peu importants d'ailleurs, sont satellites
des divisions artérielles portant les mêmes dénominations.

VEINE MAXILLAIRE INTERNE.

Situation. La *maxillaire interne* ou *gutturo-maxillaire,* veine
d'un grand calibre, est située profondément sous la base
Direction.
Etendue.
Rapports. du crâne, au-dessous de l'artère du même nom qu'elle
ne rejoint qu'en arrière du canal sous-sphénoïdal. Oblique en arrière et en haut et légèrement flexueuse, elle
commence au niveau du palatin, croise les nerfs fournis
Terminaison. par la branche postérieure du trifacial, et se termine en
dedans et un peu au-dessous de l'articulation temporo-
maxillaire, en s'ouvrant dans le sommet de la veine faciale.
Racines et
veines affluen-
tes. Les veines qui concourent à former la maxillaire interne sont presque toutes satellites des divisions artérielles correspondantes ; telles sont d'avant en arrière :
le tronc des radicules formant le réseau des veines palatines, la *nasale,* la *dentaire supérieure,* la *buccale*
qui s'anastomose largement dans l'épaisseur de la joue
avec des branches de la maxillaire externe ; puis, la
sourcilière, l'*ophthalmique,* dont les divisions profondes

sont satellites des rameaux artériels, mais dont le tronc, gros comme un tuyau de plume ordinaire, marche isolément et traverse en arrière la gaîne fibreuse de l'œil ; ensuite différentes divisions *musculaires*, les *temporales profondes*, la *dentaire inférieure*, etc.

Enfin, la maxillaire interne reçoit près de sa terminaison, une forte branche *méningée* qui, provenant des sinus veineux encéphaliques, descend de la protubérance pariétale, suit le conduit pariéto-temporal, avec un rameau de l'artère auriculaire postérieure, et vient sortir par l'orifice inférieur de ce canal osseux, en arrière de l'apophyse sus-condylienne.

VEINE TEMPORALE SUPERFICIELLE.

La veine *temporale superficielle* correspond au tronc artériel du même nom et réunit les branches *auriculaire antérieure* et *sous-zygomatique ;* en outre, elle reçoit une grosse veine profonde, située sous l'apophyse zygomatique près des glandes molaires supérieures, recouverte par l'attache supérieure du masséter externe, et anastomotique en avant avec des divisions de la maxillaire externe.

VEINE OCCIPITALE.

La veine *occipitale,* située sous la parotide, se dégorge dans la faciale vers le milieu de sa longueur. Elle rassemble les divisions veineuses, satellites des rameaux artériels, telles que la *mastoïdienne,* l'*occipito-musculaire,* et l'*atloïdo-musculaire* qui communique avec la vertébrale et conséquemment avec le sinus veineux rachidien ; elle reçoit aussi la *cérébrale postérieure* ou *cérébro-spinale,* satellite de l'artère du même nom, et, plus bas, une veine qui émane des sinus basilaires de l'encéphale et sort par le trou condylien de l'occipital.

Situation.

Racines et veines affluentes.

Enfin, un peu plus bas, se jette dans l'occipitale une forte veine *cérébrale* qui procède des sinus inférieurs ou *caverneux* du cerveau et passe par l'hiatus occipito-temporal avec l'artère cérébrale antérieure qu'elle abandonne pour se porter en arrière.

VEINE MAXILLAIRE EXTERNE.

Disposition. La veine *maxillaire externe* ou *glosso-faciale*, moins considérable que la faciale, offre à peu près la même disposition que l'artère correspondante. Son trajet peut donc être divisé en deux sections, l'une *faciale*, l'autre *inter-maxillaire.*

Région faciale; rapports. Dans la portion *faciale*, au bord antérieur du masséter externe, la veine recouvre l'artère maxillaire externe et le canal de Sténon; quelquefois elle est plus profonde et située entre ces deux canaux.

Région inter-maxillaire; rapports. Dans la portion *inter-maxillaire*, la veine, située en bas et à la face interne du masséter interne, est au-dessous de l'artère et au-dessus du canal parotidien, mais sans les toucher, et la distance entre la veine et l'artère augmente d'avant en arrière.

Terminaison. A l'issue de la cavité intra-maxillaire, la glosso-faciale se dirige obliquement en arrière et en bas, croise le canal de Sténon, passe en dehors du tendon d'insertion du sterno-maxillaire, et se réunit à la faciale pour former la jugulaire.

Veines affluentes. Les branches veineuses qui affluent dans la maxillaire externe sont presque toutes satellites des ramifications artérielles.

1° Dans le trajet facial. Dans le trajet *facial*, ce sont : 1° des divisions qui viennent des ailes du nez, du chanfrein, du front et des paupières; ces dernières, anastomotiques avec la surcilière, se réunissent à l'angle nasal de l'œil pour constituer la veine dite *angulaire;* 2° plus bas et en avant, les deux veines *labiales* supérieure et inférieure ; 3° en arrière, divers rameaux *musculaires* qui émergent du masséter externe dans l'épaisseur duquel ils sont anastomosés avec les branches sous-zygomatique et maxillo-musculaire.

Dans son trajet *inter-maxillaire*, la glosso-faciale reçoit : la *sous-linguale,* la *linguale,* des rameaux *musculaires,* la *pharyngienne* et des divisions *laryngées antérieures;* on voit aussi des ramifications qui viennent des ganglions lymphatiques sous-linguaux et qui prennent un grand développement dans l'état morbide de ces organes, en cas de morve par exemple ; il n'est pas rare alors de rencontrer une grosse veine qui, sans avoir de branche artérielle correspondante, sort de ces ganglions et se verse dans la glosso-faciale.

2° Dans le trajet inter-maxillaire.

DIFFÉRENCES

DES VEINES JUGULAIRES.

Didactyles. — Chez ces animaux, on rencontre de chaque côté du cou deux jugulaires : l'une *externe* ou *superficielle,* analogue à celle des solipèdes, l'autre *interne* ou *profonde,* bien moins considérable et satellite de la carotide primitive.

Cette dernière veine, quelquefois très-peu développée, a pour origine principale, l'*occipitale;* elle reçoit aussi la veine *thyroïdienne,* des divisions *laryngées postérieures* et différents rameaux profonds *œsophagiens, musculaires,* etc. Elle se termine, en bas de l'encolure, en se réunissant à la jugulaire externe, non loin du golfe, qui est très-court.

gulaire interne.

Chez le *bœuf,* la jugulaire externe, à parois épaisses, est remarquable par son volume : son diamètre est d'en-

gulaire externe.

viron 3 centimètres, lorsqu'elle est gorgée de sang. Dans toute son étendue elle est séparée de la carotide par une couche musculeuse assez épaisse : ce qui, joint à son calibre, rend à peu près impossible toute lésion de l'artère dans l'opération de la saignée.

La jugulaire externe du *mouton* est moins superficielle : elle est séparée de la peau par une couche de graisse plus ou moins épaisse suivant l'état d'embonpoint.

Affluents des jugulaires. La *faciale*, très-grosse et disposée essentiellement comme chez les solipèdes, est formée par la réunion des branches veineuses analogues aux ramifications artérielles.

La *glosso-faciale*, plus considérable que chez les monodactyles, est, dans sa portion faciale, en connexion avec l'artère correspondante, le canal de Sténon et deux cordons nerveux du facial.

Dans cette même région elle est double, c'est-à-dire formée de deux branches, l'une superficielle, l'autre profonde, qui se réunissent inférieurement.

1° La branche *superficielle* naît du chanfrein, du front et de l'*angulaire ;* d'abord postérieure au canal parotidien, elle descend en avant et se place de manière à recouvrir l'artère et le conduit salivaire.

2° La branche *profonde* est située sous l'artère et un peu en avant. Elle reçoit les *labiales,* dont l'inférieure est plus développée que la supérieure.

L'*occipitale,* plus considérable que dans les solipèdes, rapporte aussi plus de sang des sinus veineux rachidiens et encéphaliques, en raison de ses communications plus larges avec la vertébrale et du plus grand nombre des grosses veines qui, provenant des parties latérales et postérieures de l'encéphale, débouchent par les trous

condyliens externes et internes pour se rendre directement ou indirectement dans ce vaisseau.

Tétradactyles réguliers. — La *jugulaire* est
double, comme chez les didactyles. L'*externe* est entourée d'une abondante couche graisseuse qui s'inter-
pose entre elle et la peau ; en outre, par sa face profonde, elle est séparée de la carotide, dans toute sa
longueur, par les muscles trachélo-hyoïdien et sterno-
mastoïdien.

La jugulaire externe a pour origine la *faciale* dont
les racines sont constituées par toutes les veines superficielles de la tête, c'est-à-dire par les *auriculaires,* les
parotidiennes, la *maxillo-musculaire* et la *maxillaire
externe* proprement dite ; du reste, la distribution de ces
veines est analogue au mode particulier de division de la
carotide externe.

La jugulaire interne, au contraire, a pour racines
toutes les veines profondes de la tête, aussi est-elle proportionnellement plus développée que dans les didactyles. Par sa branche antérieure, elle réunit les veines
maxillaire interne, linguale, pharyngiennes, etc. Sa
branche postérieure, constituée par l'*occipitale,* reçoit
les branches qui, venant des sinus encéphaliques, sortent par le trou condylien et par l'un des foramens latéraux de l'atlas, ainsi que celles qui émergent du sinus
rachidien par le trou de conjugaison pratiqué entre l'axis
et la troisième vertèbre du cou. Plus bas, elle rassemble
aussi les veines *laryngées, thyroïdiennes* et des rameaux *musculaires.*

Enfin, les jugulaires internes se réunissent aux externes en bas du cou, un peu avant l'embouchure de
celles-ci dans la veine cave.

Tétradactyles irréguliers. — Des deux jugulaires, l'*externe,* plus forte, est séparée de la carotide, dans toute sa longueur, par la branche profonde du muscle huméro-sterno-mastoïdien ; l'*interne* est accolée au bord antérieur de la carotide primitive.

Les racines de la jugulaire externe, disposées comme les divisions artérielles qui leur correspondent, sont au nombre de trois principales : 1° la *faciale* qui reçoit les *auriculaires,* les *parotidiennes,* les *maxillaires supérieures interne* et *externe ;* 2° la *maxillaire inférieure externe* venant des lèvres et de la joue, et anastomosée, sur le côté de la face, avec la branche maxillaire supérieure externe ; 3° en dedans, la veine *maxillaire inférieure interne,* qui, formée par les divisions *linguales, pharyngiennes,* etc., et anastomotique en avant avec celles de la lèvre inférieure, rampe sous la peau de l'espace intra-maxillaire où elle s'anastomose avec l'opposée par deux branches inversement curvilignes, disposées en X sur le plan médian.

La jugulaire interne a pour origine principale l'*occipitale,* constituée elle-même par des rameaux *musculaires* et par des veines qui procèdent des sinus rachidiens et encéphaliques. Plus bas, cette même jugulaire reçoit de fortes divisions *thyroïdiennes,* et des rameaux *laryngés, œsophagiens,* etc. Enfin, elle s'ouvre dans la jugulaire externe, à peu de distance du golfe commun, qui est très court.

DES TRONCS BRACHIAUX.

Définition.
Destination

On nomme *troncs brachiaux* deux gros vaisseaux veineux, l'un droit, l'autre gauche, qui correspondent aux troncs brachiaux de l'aorte antérieure ; ils reçoivent les veines de la partie inférieure du thorax, ainsi que celles des membres antérieurs, et s'ouvrent dans la veine cave antérieure, dont ils sont, avec les jugulaires, les principaux affluents.

Situés de chaque côté de l'entrée du thorax et longs de 6 à 7 centimètres, les deux troncs brachiaux se dirigent de dehors en dedans et un peu obliquement en haut et en avant.

Situation.
Etendue.
Direction.

Chacun d'eux, considéré comme continuité de la veine humérale, est compris entre la face interne de l'articulation scapulo-humérale et la première côte.

Rapports.

Dans ce trajet, le tronc brachial répond en haut au tronc artériel correspondant qui le sépare du muscle grand pectoral, ainsi qu'aux cordons nerveux du plexus brachial; il est recouvert en avant par la branche humérale du muscle huméro-sterno-mastoïdien, et par l'origine des sterno-hyoïdiens et thyroïdiens. Enfin, toujours inférieur au tronc artériel, et à quelques centimètres au-dessous de l'attache inférieure du scalène, le tronc brachial parvenu au bord antérieur de la première côte se termine dans la veine cave antérieure près du golfe des jugulaires et vers la partie inférieure de l'entrée de la poitrine.

Les veines qui s'ouvrent dans le tronc brachial sont presque toutes satellites des artères portant les mêmes dénominations; telles sont, en procédant de dedans en dehors :

Veines af-
fluentes.

La *thoracique interne* ou *sus-sternale*, dont la terminaison, voisine de l'embouchure du tronc brachial dans la veine cave, a lieu quelquefois dans la veine cave même; elle a, comme l'artère, deux branches postérieures, l'une *asternale*, l'autre *abdominale antérieure*, et des communications anastomotiques analogues; en conséquence, cette grosse veine rapporte le sang du cercle cartilagineux des côtes, de la moitié

4

antérieure des parois inférieures de l'abdomen, et en grande partie celui des parois thoraciques.

Viennent ensuite les veines *thoracique externe* et *cervicale inférieure,* qui parfois se versent dans les jugulaires ; puis les *scapulaires antérieure* et *postérieure ;* cette dernière est forte et réunit les branches *thoraco-musculaires,* satellites des divisions artérielles du même nom.

Enfin, le tronc brachial reçoit la *sous-cutanée thoracique* et l'*humérale :* ces deux vaisseaux sont à examiner, l'un comme veine superficielle assez considérable pour qu'on puisse y pratiquer la saignée, et l'autre comme tronc commun des veines du membre thoracique.

VEINE SOUS-CUTANÉE THORACIQUE.

Définition. La *sous-cutanée thoracique,* nommée aussi *veine de l'éperon,* correspond à la veine thoracique interne dont elle constitue le plan superficiel.

Situation. Direction. Située sur la partie latérale et inférieure du thorax, et dirigée un peu obliquement d'arrière en avant et de bas en haut, elle décrit une légère courbe à concavité supérieure.

Etendue. Calibre. Ce vaisseau, qui s'étend de la portion inférieure du cercle cartilagineux à l'origine du tronc brachial, est d'un calibre croissant jusqu'à sa terminaison, où son diamètre est d'environ 2 centimètres.

Rapports. Dans son trajet, la veine sous-cutanée thoracique, recouverte par le muscle sous-cutané du thorax et de l'abdomen, longe le bord supérieur du grand pectoral ; en avant, à 3 ou 4 travers de doigt au-dessus du coude, elle s'enfonce sous les muscles olécrâniens, répond en dedans au grand dentelé de l'épaule et se trouve comprise, vers sa termiuaison, entre le grand pectoral et le grand dorsal.

Elle est longée, à son bord supérieur, par un rameau artériel et par un cordon nerveux : l'artère est une division de la thoracique externe, et le nerf, situé au-dessus de l'artère, est une des branches thoraciques du plexus brachial.

L'origine de cette veine est formée par deux branches qui viennent, l'une de la partie latérale et postérieure du thorax, l'autre, plus forte, des parois inférieures de l'abdomen ; ces racines, anastomosées avec les divisions correspondantes asternale et abdominale antérieure de la veine thoracique interne, se réunissent vers la partie postérieure du sternum pour former la veine de l'éperon. *Origine.*

La branche abdominale prolonge en arrière ses ramifications, anastomotiques avec les divisions abdominales superficielles de la veine génitale externe, l'une des branches de la prépubienne.

Dans son trajet, la veine sous-cutanée thoracique reçoit des rameaux *musculaires* et *cutanés,* et, en avant des branches qui font partie des *thoraco-musculaires* proprement dites. *Trajet.*

Enfin, elle se termine en s'ouvrant tantôt dans la scapulaire postérieure, près de l'embouchure de cette veine, tantôt dans le tronc brachial même. *Terminaison.*

Chez les mammifères domestiques autres que les monodactyles, la veine sous-cutanée thoracique est peu développée ; mais, dans l'espèce bovine, une sorte de compensation est établie par le grand volume de la veine *sous-cutanée abdominale,* largement ouverte dans la thoracique interne. *Différences.*

VEINES DES MEMBRES ANTÉRIEURS.

VEINE HUMÉRALE.

nition.

La veine *humérale* ou *brachiale* est le tronc commun des veines profondes et superficielles du membre antérieur.

Situation. Rapports.

Satellite de l'artère du même nom, elle est, dans sa moitié inférieure, située en arrière de ce vaisseau et longée postérieurement par le nerf cubital; elle répond en dehors à l'os humérus et au muscle huméro-olécrâ-, nien interne dont elle croise la direction; en dedans elle est recouverte par une lame fibreuse commune aux vaisseaux et aux nerfs de cette région.

Plus haut, la veine humérale est en dedans de l'artère correspondante et des nerfs cubital et huméral postérieur; accompagnée de gros vaisseaux lymphatiques, elle est entourée par le tissu celluleux abondant qui se trouve entre le membre et les parois thoraciques.

Origine et affluents.

Formée par la veine *radiale interne* qu'elle prolonge, la brachiale reçoit, en arrière, la *cubitale* et les *musculaires postérieures du bras;* en avant, la *radiale antérieure,* la *basilique,* une branche de la radiale interne et les *musculaires antérieures du bras.*

Parvenue au niveau de l'extrémité supérieure de l'humérus, elle se termine, près de la veine scapulaire postérieure, en s'ouvrant dans le tronc brachial qui la continue.

A l'exception des *musculaires du bras,* les veines qui s'ouvrent dans l'humérale sont les veines profondes et superficielles de l'avant-bras.

VEINES PROFONDES DE L'AVANT-BRAS.

Les veines profondes de l'avant-bras ont de grandes connexions avec les veines superficielles qui leur correspondent, et cela par leur communauté d'origine, ainsi que par les fréquentes anastomoses qu'elles contractent dans leur trajet.

Satellites des artères dont elles portent le nom, ces veines sont la *radiale antérieure,* la *radiale interne* et la *cubitale.*

RADIALE ANTÉRIEURE.

La *radiale antérieure* naît par de nombreuses radicules de la face antérieure du carpe. Dans son trajet, elle est profondément située sous les muscles radiaux antérieurs, et réunit les rameaux veineux qui sortent de ces organes, ainsi que des divisions articulaires. Toujours satellite de l'artère correspondante, cette veine parvient au tiers inférieur de l'humérale où elle se termine.

Origine.

Trajet. Rapports.

Terminaison

RADIALE INTERNE.

La veine *radiale interne* est satellite de l'artère et du nerf correspondants, sous le muscle épicondylo-métacarpien.

Au niveau du carpe, elle continue l'une des veines métacarpiennes; à 3 ou 4 travers de doigt plus haut, elle a un fort rameau de communication avec la veine sous-cutanée interne de l'avant-bras. Puis elle se partage en deux branches parallèles, situées toutes deux en arrière de l'artère, et comprenant entre elles le nerf radial interne. Ces deux branches réunissent de nombreuses divisions *musculaires* venant des muscles radiaux postérieurs, en outre, la branche postérieure reçoit le gros rameau qui sort de l'arcade radio-cubitale.

Situation.

Origine Trajet.

Cette même branche postérieure se termine, à la face interne de l'articulation du coude, dans la veine humérale qui la prolonge. La branche antérieure croise en dehors la veine basilique et monte sous le coraco-radial jusque vers le milieu de l'humérus où elle s'ouvre dans l'humérale.

CUBITALE.

Situation.

Située peu profondément, avec le nerf et l'artère du même nom, à la face postérieure de l'avant-bras, entre les muscles fléchisseurs externe et oblique du métacarpe, la *cubitale* procède de la veine collatérale externe du

Origine. métacarpe. Elle réunit, dans son trajet, des rameaux *musculaires;* en haut, elle passe à la face interne de l'o-

Trajet. lécrâne, où elle est dite *collatérale interne du coude;* et, rassemblant des divisions *articulaires* postérieures

Terminaison. ainsi que d'autres ramuscules musculaires, elle monte sous la portion élargie du long scapulo-olécrânien jusque vers le milieu de l'humérale où elle se termine, près et au-dessous des musculaires postérieures du bras.

VEINES DU PIED.

Sous le titre de *veines du pied* sont comprises : 1° celles de la région digitée ; 2° celles du métacarpe et du carpe.

VEINES DE LA RÉGION DIGITÉE.

Origine.

Les radicules nombreuses qui émergent de toutes les parties contenues dans le sabot, et principalement du

Disposition réticulée. tissu réticulaire, se réunissent au niveau des cartilages de la troisième phalange, pour former en s'anastomosant un remarquable réseau, à mailles serrées, et dont la hauteur est de 2 à 3 centimètres. Ce réseau a deux plans, l'un à la face externe du cartilage, l'autre à la face interne : le plan externe, plus étendu, embrasse comme une demi-ceinture les parties antérieure et latérales de la région, tandis que l'interne ne se déploye qu'à la face correspondante du cartilage. En arrière, le cercle veineux est complété par une branche transversale, sorte d'arcade anastomotique qui rassemble les veinules des parties postérieures du pied et vient de chaque côté se réunir aux réseaux superficiel et profond, vers la partie postérieure du cartilage.

Ce double lacis veineux, communiquant sur le bord supérieur des cartilages, donne naissance, de chaque côté, à trois principales branches, l'une antérieure, l'autre postérieure, et la troisième mitoyenne : ces trois branches, qui abandonnent le cartilage vers le milieu de sa longueur et au niveau du trajet de l'artère latérale des phalanges, s'élèvent et se réunissent bientôt en une seule, nommée *veine latérale de la région digitée* ou *collatérale des phalanges.*

Veine latérale de la région digitée.

Les deux veines de la région digitée, l'une externe, l'autre interne, ont exactement la même disposition, et sont remarquables par l'épaisseur de leurs parois.

Chacune d'elles, accolée au bord antérieur de l'artère correspondante, est recouverte et croisée par des rameaux fournis par la branche antérieure du nerf de la région.

Trajet. Rapport.

Dans leur trajet, qui s'étend depuis l'extrémité inférieure de la première phalange jusqu'au-dessus des grands sésamoïdes, ces vaisseaux reçoivent des divisions *articulaires, tendineuses* et *cutanées ;* en outre, elles s'envoient des branches de communication, en avant et en arrière, d'où résultent des arcades anastomotiques, les unes superficielles, les autres profondes ; parmi ces anastomoses, les plus remarquables sont celles qu'on rencontre sous les tendons extenseurs et fléchisseurs, vers le milieu de la première phalange et au niveau du boulet.

Parvenue sur le côté de l'articulation métacarpo-phalangienne, chaque veine collatérale des phalanges, toujours en avant de l'artère correspondante et croisée par
la branche antérieure du nerf, reçoit une forte division
qui vient du fanon en passant sur l'artère ; puis elle s'enfonce, en avant de l'artère, entre le ligament sésamoïdien
supérieur et la corde des tendons fléchisseurs des pha-
Terminaison. langes. Dans cette nouvelle position, les deux veines convergent et se réunissent, à environ trois travers de doigt
au-dessus des sésamoïdes, par une branche courte et
**Arcade épisé-
samoïdienne.** forte ; cette anastomose, dite *arcade épisésamoïdienne,*
est située à la face postérieure du ligament suspenseur
du boulet, un peu au-dessus de l'arcade analogue formée
par l'artère principale du métacarpe.

Ainsi se terminent les veines de la région digitée, et
de leur réunion naissent les veines métacarpiennes.

VEINES DU MÉTACARPE ET DU CARPE.

Division. Les veines du métacarpe sont au nombre de deux :
l'une située en dehors, est nommée veine *collatérale externe du métacarpe ;* l'autre, en dedans, est dite *collatérale interne du métacarpe.*

**V. collatérale
externe du mé-
tacarpe.** A. L'*externe,* moins forte que l'interne, monte au côté
externe des tendons fléchisseurs des phalanges ; séparée
de la peau par une couche de tissu cellulaire condensé,
elle est longée en arrière par le nerf métacarpien externe
et par une petite branche artérielle.

**Trajet.
Rapports.
Anastomoses.** Dans ce trajet, elle reçoit de nombreux rameaux ten-
dineux et cutanés.

En haut du métacarpe, elle s'anastomose avec l'opposée par une grosse branche transverse profondément située entre l'os et le ligament suspenseur du boulet.

Au-dessous du carpe, elle est recouverte par la gaîne fibreuse de cette région, et, sans abandonner son nerf satellite, elle s'incline du côté interne, passe au-dessous de l'os sus-carpien, en arrière des tendons fléchisseurs des phalanges, et parvient ainsi à la face interne du carpe. Là, elle est située un peu en arrière, dans une gaîne fibreuse superficielle, qui lui est particulière ainsi qu'au nerf qui la borde en arrière.

En haut du carpe, comprise entre les tendons des fléchisseurs oblique et interne du métacarpe, elle s'anastomose en avant avec la veine opposée par une forte et courte division sur laquelle passe l'artère superficielle du carpe.

Enfin, presque au même niveau, elle se termine en se bifurquant : de ses deux branches, la postérieure passe sous le tendon de l'épicondylo-sus-carpien et va former la veine cubitale; la branche antérieure, plus considérable, s'enfonce sous le muscle épicondylo-métacarpien et constitue la veine radiale interne.

Terminaison.

B. La veine *collatérale interne du métacarpe* suit le côté interne des tendons fléchisseurs des phalanges et le bord antérieur de l'artère principale du métacarpe.

V. collatérale interne du métacarpe.

Après avoir, dans ce trajet, reçu des rameaux analogues à ceux de la collatérale interne, et contracté avec elle, en haut du métacarpe, l'anastomose profonde déjà indiquée, elle s'engage dans la gaîne carpienne superficielle, où elle se trouve au bord antérieur de l'artère superficielle du carpe.

Trajet.
Rapports.
Anastomoses.

En haut de ce trajet, elle s'anastomose encore, ainsi qu'il a été dit, avec la veine opposée, puis elle sort de la gaîne fibreuse, et se continue en formant la *sous-cutanee interne de l'avant-bras*.

Terminaison.

Les veines du métacarpe, à parois épaisses, sont sujettes à varier sous le rapport du nombre, du calibre, des anastomoses, etc.

VEINES SUPERFICIELLES DES MEMBRES ANTÉRIEURS.

Distribution. Ces veines sont au nombre de trois : deux à l'avant-bras et une au bras.

Les deux veines superficielles de l'avant-bras sont l'une *antérieure*, l'autre *extérieure*.

VEINE SUPERFICIELLE ANTÉRIEURE DE L'AVANT-BRAS.

Située à la face antérieure dn l'avant-bras, cette veine peu considérable représente le plan superficiel de la radiale antérieure. Elle naît par des radicules au-devant du carpe, monte à la surface de l'extenseur principal du métacarpe, reçoit des rameaux *musculaires* et *cutanés*, et se termine en haut de l'avant-bras, en dehors de la bride fibreuse du coraco-radial, en s'ouvrant dans la veine sous-cutanée du bras.

VEINE SUPERFICIELLE INTERNE DE L'AVANT-BRAS.

La veine *superficielle interne de l'avant-bras* est un vaisseau important qui forme le plan sous-cutané de la veine radiale interne.

Situation. Direction. Située à la face interne de l'avant-bras, dans une direction oblique en haut et en avant, elle réunit, dans ce trajet, des divisions *cutanées* et *musculaires*. Elle est accompagnée par un filet nerveux, analogue au nerf saphène, et fourni par la branche radiale antérieure.

Origine. A sa sortie de la gaîne carpienne superficielle, où elle fait la continuité de la collatérale interne du métacarpe, cette veine est en arrière du bord interne du radius, et au niveau du tendon de l'épicondylo-métacarpien. C'est

en ce point qu'elle a une forte branche de communication avec sa veine profonde, la radiale interne.

Un peu plus haut, elle se porte en avant et se place à
la face interne du radius, qu'elle croise très-obliquement
dans une étendue de 12 à 13 centimètres. En haut de
l'avant-bras, elle abandonne l'os, et répond à la face interne des muscles radiaux antérieurs. **Rapports.**

Enfin, parvenue au niveau de l'insertion du sterno-aponévrotique et en dedans de la corde tendineuse du coraco-
radial, elle se divise en deux branches terminales : l'une,
externe, est dite *céphalique* ou *sous-cutanée du bras;*
l'autre, interne, est nommée *basilique.* Cette dernière s'enfonce entre le sterno-aponévrotique et le coraco-radial,
pour gagner la face interne du bras et s'ouvrir dans la veine
humérale, près et au-dessous de la radiale antérieure. **Terminaison.** **V. basilique.**

VEINE SUPERFICIELLE DU BRAS.

La veine *superficielle du bras,* encore nommée *veine
de l'ars* ou *céphalique,* procède de la bifurcation de la
sous-cutanée interne de l'avant-bras, monte vers l'entrée
de la poitrine, en décrivant une courbe, à concavité interne, et reçoit, dans son trajet, des rameaux musculaires
et cutanés. **Synonymie.** **Origine. Définition.**

A son origine, elle croise en avant la naissance de la
bride fibreuse par laquelle le coraco-radial se fixe sur
l'extenseur du métacarpe, et là, elle reçoit la veine sous-
cutanée antérieure de l'avant-bras. Dirigée obliquement
en haut et en dehors, la céphalique répond ensuite à l'attache humérale des muscles radiaux antérieurs et au bord
externe du coraco-radial. **Rapports.**

Parvenue au point le plus excentrique de sa courbe, c'est-
à-dire vers le milieu du bras, elle s'infléchit en dedans et
en haut.

Dans cette nouvelle portion de son trajet, la veine de l'ars rampe dans un sillon marqué à l'extérieur, et formé entre le bord inférieur de la branche humérale de l'huméro-sterno-mastoïdien et le bord supérieur du sterno-huméral.

Terminaison. Plus haut, elle s'enfonce sous l'insertion des muscles sterno-maxillaire, sterno-hyoïdien et thyroïdien, et gagne ainsi l'extrémité inférieure de la jugulaire où elle se termine.

Considérations chirurgicales. La saignée que l'on pratique à la veine de l'ars n'est pas toujours facile à exécuter, au moins sur certains sujets; les principales causes de cette difficulté sont la mobilité de la peau qui recouvre la veine, le calibre du vaisseau qui est parfois peu développé, ou bien son affaissement, parce que le sang qui le parcourt est momentanément en quantité moindre; dans ce dernier cas, la compression est à peu près inefficace pour faire gonfler la veine, puisque le sang de la sous-cutanée interne de l'avant-bras peut facilement s'échapper par la basilique.

DIFFÉRENCES

DES VEINES DES MEMBRES ANTÉRIEURS.

Bidactyles. — Malgré leur nombre plus considérable, les veines du membre thoracique ont de grandes analogies avec celles des monodactyles, surtout dans les régions supérieures.

VEINES DE LA RÉGION DIGITÉE.

Nombre. Distribution. Elles sont au nombre de cinq : une *antérieure,* deux *postérieures* et deux *latérales.*

Origine. A. *Veine commune antérieure des phalanges.* —

Elle naît à la face antérieure de la troisième phalange de chacun des deux doigts. Ces deux branches d'origine, accompagnées chacune par un cordon nerveux, montent au-devant de la deuxième phalange, et se réunissent, à sa partie supérieure, en une seule veine anastomosée avec les *postérieures,* au moyen d'un gros rameau qui passe dans l'intervalle digité. Trajet.

Ensuite, la veine antérieure, bordée en dedans par le nerf satellite, et située dans le plan médian, au-devant des deux premières phalanges et des tendons extenseurs, monte jusqu'à la partie inférieure du métacarpe, où elle est prolongée par la veine antérieure de ce rayon. Terminaison.

B. C. *Veines communes postérieures des pha-* Origine. *langes.* — Nées de la face interne des doigts, dans l'intervalle digité, ces deux veines sortent dans le plan médian et en arrière des tendons fléchisseurs ; accolées Trajet. l'une à l'autre, elles recouvrent l'artère correspondante et sont recouvertes par les deux nerfs satellites. En arrière des jointures métacarpo-phalangiennes, elles s'écartent, comprennent l'artère entre elles deux, et sont bordées latéralement par les nerfs.

Au-dessus de ce point, ces vaisseaux changent de nom Terminaison. ou sont continués par les veines internes principales du métacarpe.

D. E. *Veines collatérales des phalanges.* — Ces Veines colla-
térales externe
et interne des
phalanges. deux veines, qui, avec les deux postérieures, correspondent exactement à celles des monodactyles, sont distinguées en *collatérale du doigt externe* et *collatérale du doigt interne.*

Chacune d'elles, située sur le côté superficiel de l'un Trajet. des doigts, est longée en arrière par l'artère et le nerf correspondants.

Anastomose.

En haut de son trajet, l'*interne* a une branche de communication avec la veine antérieure des phalanges. Enfin,

Terminaison.

au-dessus des articulations métacarpo-phalangiennes, les deux collatérales de la région digitée sont prolongées par celles du métacarpe.

VEINES DU MÉTACARPE ET DU CARPE.

Nombre.
Distribution.

Les veines du métacarpe, en même nombre que celles des phalanges, dont elles forment la continuité, sont réparties ainsi : une *antérieure*, deux *internes principales*, et deux *collatérales*, l'une *interne*, l'autre *externe*.

A. *Veine antérieure du métacarpe.* — Cette veine monte au devant du métacarpe et du carpe en s'inclinant un peu vers le côté interne. Elle passe ainsi sur le

Trajet.
Rapports.

nerf satellite dont elle croise très-obliquement la direction ; il en résulte que ce nerf, d'abord au côté interne du vaisseau, est ensuite à son bord externe, dans la section supérieure du métacarpe et au-delà.

Anastomoses.

A environ trois travers de doigt au-dessus de la jointure métacarpo-phalangienne, la veine métacarpienne antérieure communique avec la collatérale interne par une branche presque transversale.

Terminaison.

Après avoir franchi le carpe, elle donne naissance à la veine *superficielle antérieure de l'avant-bras.*

Situation.
Rapports.

B. C. *Veines internes principales du métacarpe.* — Ces deux veines qui font suite à celles de la région postérieure des phalanges, abandonnent bientôt, le plan médian pour monter obliquement au côté interne des tendons fléchisseurs des phalanges, avec l'artère principale du métacarpe, dont elles sont satellites.

Celui de ces deux vaisseaux qui est en avant de l'artère contracte deux anastomoses avec la collatérale interne : l'une en bas du métacarpe, et l'autre vers le milieu de ce rayon.

Elles passent ensuite dans l'arcade carpienne et vont constituer les deux veines radiales internes.

D. *Veine collatérale interne du métacarpe.* — Prolongement de la veine propre du doigt interne, ce vaisseau monte, sous la bordure fibreuse du métacarpe, au bord interne du ligament sésamoïdien supérieur, en avant de l'artère et du nerf correspondants.

Outre ses deux anastomoses avec l'une des deux veines principales internes, cette collatérale communique largement, en bas du métacarpe, avec la veine opposée, par une forte branche transverse, située profondément à la face postérieure de l'os métacarpien.

En haut du rayon, elle est grossie par cette même collatérale externe qui, abandonnant la face postérieure de l'os, se réunit à elle. Presque au même niveau, elle reçoit une autre branche profonde qui vient du carpe en passant par le trou pratiqué en arrière et tout à fait en haut de l'os métacarpien.

Enfin, elle monte dans la gaîne carpienne superficielle, avec l'artère et le nerf correspondants, et se termine en formant la veine superficielle interne de l'avant-bras.

E. *Veine collatérale externe du métacarpe.* — Continuité de la veine propre du doigt externe, elle s'enfonce presque aussitôt sous le ligament sésamoïdien supérieur, contracte son anastomose avec la collatérale interne et se termine en s'ouvrant dans ce vaisseau, à la partie supérieure du métacarpe.

VEINES PROFONDES DE L'AVANT-BRAS ET DU BRAS.

Les veines profondes de l'avant-bras sont satellites des artères de ce rayon et rassemblent des divisions qui correspondent aux ramifications artérielles ; les communi- cations anastomotiques qu'elles ont entre elles sont égale- ment analogues.

Radiale anté- rieure. La *radiale antérieure* s'anastomose avec les divisions de la branche humérale postérieure, ainsi qu'avec l'in- terosseuse, communiquant elle-même avec l'appareil veineux de la face interne ; puis elle va s'ouvrir dans l'humérale.

Radiale in- terne. La *radiale interne* est double ou formée de deux branches qui prolongent les deux veines profondes du carpe ; l'artère est comprise entre ces deux vaisseaux qui s'envoient un long rameau de communication très-obli- quement dirigé de l'un à l'autre.

Vers le quart supérieur de l'avant-bras, ces deux bran- ches radiales internes se terminent en se réunissant à la veine superficielle interne. C'est dans le tronc commun qui résulte de cette réunion que se versent, un peu plus haut, de fortes divisions *musculaires* venant des mus- cles radiaux postérieurs, ainsi que la veine *interosseuse;* cette dernière branche, qui est profonde, remonte du carpe, contracte des anastomoses avec la cubitale et les radiales internes à travers l'arcade radio-cubitale infé- rieure ; elle suit le sillon interosseux et parvient à l'arcade supérieure où, après d'autres anastomoses avec des divi- sions radiales antérieures, elle s'engage de dehors en de- dans, pour gagner sa terminaison.

Cubitale. La *cubitale* procède, par des radicules, du carpe ainsi que de la partie supérieure du métacarpe. Satellite de l'artère correspondante, elle devient collatérale interne du coude, s'anastomose avec des rameaux musculaires postérieurs du bras et se termine dans l'humérale, en regard de la radiale antérieure.

En outre, l'humérale reçoit encore deux grosses divi-

sions qui viennent des parties profondes de l'avant-bras
et du bras : la première est une branche forte qui lui est
à peu près parallèle et monte avec l'artère à son bord antérieur ; cette veine, qui naît inférieurement du coraco-
radial, est une *musculaire antérieure;* vers le milieu de   Musculaire
son trajet elle envoie un rameau court de communication   antérieure.
à l'humérale, et elle s'ouvre dans ce vaisseau au niveau
de la tubérosité interne de l'humérus. La seconde branche
que reçoit l'humérale est la veine *humérale postérieure :*   Humérale
ce vaisseau satellite de l'artère et du nerf du même nom,   postérieure.
vient profondément des parties antérieure et supérieure
de l'avant-bras, où il est anastomotique avec des rameaux
de la radiale antérieure et de l'interosseuse ; dans son
trajet curviligne en arrière du bras, il rassemble de nombreux rameaux *musculaires* et la *médullaire* de l'humérus. Il se termine dans l'humérale en regard de la
veine précédente.

VEINES SUPERFICIELLES DE L'AVANT-BRAS ET DU BRAS.

Au nombre de deux, les veines *superficielles de l'a-
vant-bras* correspondent exactement à celles des monodactyles :

1° La *sous-cutanée antérieure* de l'avant-bras est la   Origine.
continuation de la veine antérieure des phalanges, du
métacarpe et du carpe. Dirigée un peu obliquement en   Direction.
                                                                                                Rapports.
haut et en dehors, et plus forte que chez les solipèdes,
elle est accompagnée à son bord externe par un rameau
du nerf huméral antérieur. En bas, elle s'anastomose par   Anastomose.
une branche transversale avec la sous-cutanée interne de
l'avant-bras ; en haut, elle s'ouvre, en dehors du coraco-   Terminaison.
radial, dans la veine superficielle du bras.

2° La *sous-cutanée interne,* prolongement de la col-   Origine.
latérale interne du métacarpe, est moins développée et

Situation.
Rapports.

moins superficielle que dans les monodactyles. Elle est située sous l'aponévrose radiale, entre le bord interne du radius et le muscle fléchisseur interne du métacarpe. En haut de l'avant-bras, elle devient plus profonde, se place en avant de l'artère et reçoit les deux veines radiales in-

Terminaison. ternes. Alors, plus considérable, elle va se terminer dans l'humérale, après avoir fourni, au niveau de la partie inférieure du coraco-radial, une branche qui passe sous ce muscle et se porte en dehors et en haut pour constituer

V. superfi-
cielle du bras. la *céphalique* ou *veine superficielle du bras*. Cette dernière, disposée comme dans les monodactyles, gagne la jugulaire où elle se termine.

Applications
chirurgicales. *Conclusions.* — En conséquence de la disposition des veines du membre antérieur dans les didactyles et particulièrement chez le bœuf, la saignée est peu praticable à la sous-cutanée interne de l'avant-bras, en raison de ce que ce vaisseau, peu développé, est séparé de la peau par une forte couche aponévrotique; mais cette opération peut être faite avantageusement sur les veines latérales des phalanges et mieux encore sur la veine antérieure des phalanges, du métacarpe, du carpe et de l'avant-bras.

Tétradactyles réguliers.

Les veines du membre antérieur ont, chez le porc, beaucoup d'analogie avec celles des didactyles.

VEINES DU PIED.

Nombre.
Distribution. Les veines de la région digitée, du métacarpe et du carpe sont nombreuses et réparties les unes à la face antérieure, les autres à la face interne ou postérieure.

1° La veine *commune antérieure*, analogue à celle des didactyles, vient des deux doigts principaux; elle reçoit, en bas du métacarpe, la veine propre du doigt rudimentaire externe, et, plus haut, celle du doigt principal interne. Elle passe au-devant du carpe et forme, en se prolongeant, la sous-cutanée antérieure de l'avant-bras.

2° Les veines qui naissent de la face postérieure des phalanges sont au nombre de trois principales :

a. La veine *postérieure des deux doigts internes* monte profondément en arrière de ces doigts et passe entre eux deux, vers le milieu du métacarpe ; située alors à la face antérieure de cette partie, elle s'anastomose avec la *commune antérieure* et reçoit la branche propre du doigt rudimentaire interne ; puis, se dirigeant en arrière, elle se place au côté interne des tendons fléchisseurs et monte vers le carpe.

b. La veine *postérieure des deux doigts externes* naît, comme la précédente, entre les deux doigts principaux ; elle est profonde en arrière des doigts externes et se réunit, en bas du carpe, à la veine postérieure des doigts internes.

c. La veine *postérieure des deux doigts rudimentaires* procède de chacun de ces doigts, monte au côté interne des tendons fléchisseurs avec l'artère collatérale interne du métacarpe, et se termine près de la veine précédente dans le même vaisseau.

La veine qui résulte de la réunion de ces trois branches passe dans la gaîne superficielle du carpe, avec l'artère collatérale interne de cette région, et va constituer la double veine radiale interne.

VEINES DE L'AVANT-BRAS ET DU BRAS.

Les veines *profondes* sont exactement disposées comme chez les didactyles. Il en est de même pour la *sous-cutanée antérieure de l'avant-bras* et la *céphalique*.

La *sous-cutanée interne de l'avant-bras* manque, et c'est la radiale interne qui fournit la *céphalique*, après avoir réuni ses deux branches en une seule qui se termine à l'humérale.

Tétradactyles irréguliers.

Les veines du membre antérieur, nombreuses dans la région digitée, se réunissent et se réduisent à une grande simplicité dans les régions supérieures.

VEINES DU PIED.

Les veines du pied sont distinguées en *antérieures* ou *dorsales* et *postérieures* ou *palmaires*.

Veines antérieures du métacarpe. 1° Les *veines collatérales antérieures des phalanges,* au nombre de six, se réunissent deux à deux, à la naissance des doigts, de manière à former trois veines *métacarpiennes antérieures* qui convergent et se rassemblent, au-dessous du carpe, en une seule, dite *veine antérieure du carpe.* Ce vaisseau reçoit bientôt du côté interne la *veine propre antérieure du cinquième doigt,* et monte à la face antérieure de l'avant-bras.

2° Les veines *palmaires* naissent, comme les antérieures, par six divisions collatérales des doigts ; les trois branches qui en résultent sont situées à la face postérieure des tendons fléchisseurs et se réunissent bientôt en une seule veine *métacarpienne interne* qui, s'inclinant du côté interne, monte en arrière du cinquième doigt

Veine interne du métacarpe. dont elle reçoit la *branche propre postérieure.*

Elle passe ensuite à la face interne du carpe, et, un peu au-dessus, se joint à elle la branche *collatérale du doigt externe.* Cette dernière, qui vient du bord externe du pied, passe en dehors de l'os sus-carpien, et s'enfonce de dehors en dedans à la face postérieure du radius où elle s'anastomose, avant sa terminaison, avec les veines profondes de l'avant-bras.

VEINES DE L'AVANT-BRAS ET DU BRAS.

La *sous-cutanée antérieure de l'avant-bras* fait suite aux veines antérieures du pied et reçoit, vers le milieu de la région, la *sous-cutanée interne,* tronc commun des veines palmaires. Elle monte ensuite jusqu'au devant du pli du coude, où elle est continuée par la *céphalique,* forte veine qui, après avoir parcouru dans toute sa longueur la face antérieure du bras, se porte en dedans et gagne la jugulaire où elle se termine.

Les veines profondes de l'avant-bras sont peu développées. La *radiale interne* est formée par différentes branches musculaires, satellites des divisions artérielles et anastomotiques, au-dessus du carpe, avec la branche profonde de la sous-cutanée interne. Enfin, au niveau de l'articulation du coude, et près de sa terminaison à l'humérale, cette radiale s'anastomose en avant avec l'origine de la céphalique par une branche transverse, analogue à la veine basilique.

VEINES DU RACHIS EN GÉNÉRAL.

Deux grands sinus veineux règnent dans toute la longueur du canal rachidien, depuis la tête jusque dans le sacrum, et sont situés, un de chaque côté, à la face inférieure de ce canal, en dessous de la moëlle épinière et de ses enveloppes.

Disposition générales.

De ces deux sinus procèdent, de chaque côté du rachis, des rameaux qui passent par les trous intervertébraux, et qui viennent se réunir aux veines voisines de la colonne vertébrale. Dans les régions cervicale et dorsale, ces veines extérieures du rachis aboutissent toutes, après un trajet plus ou moins long, à la veine cave antérieure; et, dans la portion lombo-sacrée, les petites branches latérales font communiquer directement les sinus du rachis avec la veine cave postérieure elle-même ou avec ses branches pelviennes.

Conséquences physiologiques.

En conséquence de ces dispositions, les sinus rachidiens, outre leur rôle important dans la circulation spéciale de la moëlle épinière, représentent de grandes voies collatérales ayant non-seulement pour effet d'obvier aux embarras circulatoires dans les veines qui, voisines du rachis, s'anastomosent avec eux de distance en distance, mais aussi d'établir entre la veine cave postérieure et l'antérieure une relation facile au moyen de laquelle le sang arrêté dans le premier de ces deux troncs veineux trouve un débouché qui le conduit au centre de la circulation.

VEINES

DES RÉGIONS CERVICALE ET DORSALE DU RACHIS.

Les veines qui, dans les régions cervicale et dorsale, font communiquer les sinus du rachis avec la veine cave antérieure, sont : les *vertébrales,* les *sous-dorsales antérieures* et la *grande veine azygos.*

Quant aux veines *lombaires* et *sous-sacrées* qui font communiquer les sinus rachidiens de ces régions avec la veine cave postérieure, elles seront examinées plus loin.

VEINES VERTÉBRALES.

Les veines *vertébrales* ou *trachélo-occipitales,* au nombre de deux, une de chaque côté, sont satellites des artères du même nom.

Situés dans le canal trachélien des 2e, 3e, 4e, 5e et 6e vertèbres cervicales, elles sont anastomotiques à leur origine avec les divisions des artères occipitales ; elles communiquent aussi avec les sinus encéphaliques par l'intermédiaire des sinus rachidiens.

Situation.

Origine.

Dans leur trajet, elles reçoivent, au niveau de chaque trou de conjugaison, un rameau qui procède de ces derniers sinus veineux ; en outre, elles réunissent, en dehors, de nombreuses divisions musculaires. Trajet.

Enfin, elles longent le bord supérieur du scalène, passent au devant de l'articulation supérieure de la première côte, et pénètrent dans le thorax, où, comprises entre les plèvres et comprenant entre elles le muscle sous–dorso-atloïdien, l'œsophage, la trachée, etc., elles s'ouvrent à la partie antérieure et supérieure de la veine cave antérieure. Terminaison.

VEINES SOUS-DORSALES ANTÉRIEURES.

Les veines *sous-dorsales antérieures* correspondent, de chaque côté, aux artères cervicale supérieure et dorsale, ainsi qu'à leur rameau sous-costal. Destination.

Elles aboutissent à la veine cave antérieure et versent dans ce vaisseau le sang qu'elles rapportent des parties antérieures du dos, des parois thoraciques antérieures et de la portion correspondante des sinus veineux rachidiens.

Variables sous le rapport du nombre, de la disposition et du mode de terminaison, ces veines sont ordinairement au nombre de deux de chaque côté ; à droite, elles sont quelquefois réunies en un seul tronc. Nombre.

Situées entre les lames du médiastin antérieur et comprenant entre elles la trachée, l'œsophage, etc., elles recouvrent les artères qui leur correspondent. Situation.
Rapports.

1° La plus antérieure, de même que son artère satellite, passe par le premier espace intercostal ; ses grosses branches d'origine naissent des muscles du garrot et de la base du cou. En pénétrant dans le thorax, elle reçoit un

rameau rachidien et les deux premièr es veines intercostales.

2° La seconde veine sous-dorsale antérieure est disposée comme l'artère dorsale à qui elle correspond. Née
dans les muscles du dos, elle entre dans le thorax par le
deuxième espace intercostal, et réunit, outre le rameau
rachidien et la troisième intercostale, la branche *sous-
costale* qui, située sur le côté des vertèbres, s'étend d'arrière en avant depuis le niveau de la cinquième côte, et
rassemble, comme les autres, des divisions musculaires,
rachidiennes et intercostales.

Petite veine
azygos.

Du côté gauche, cette branche, un peu plus prolongée
en arrière, reçoit la cinquième et quelquefois la sixième
intercostale. Elle est nommée *petite veine azygos,* nom
qu'elle mérite mieux quand elle s'étend jusqu'au niveau
de la dixième et même de la quinzième côte, ce qui se
présente rarement.

Didactyles.

DIFFÉRENCES. — Chez le *bœuf,* la petite veine azygos
s'étend depuis le niveau de la onzième côte jusqu'à la quatrième, où elle reçoit une forte division qui, dirigée d'a-
vant en arrière, réunit les deuxième et troisième intercostales, ainsi que les rameaux voisins. Puis, le tronc
commun va s'ouvrir dans l'oreillette droite en bas et en
arrière de cette cavité.

Tétradactyles.

Dans le *chien*, on ne rencontre pas de veine sous-dorsale à gauche.

Du côté droit, chez les *didactyles* et les *tétradactyles,*
il n'y a pas d'autre veine sous-dorsale que la grande azygos, prolongée en avant jusqu'au deuxième espace intercostal.

GRANDE VEINE AZYCOS.

Définition.

L'*azygos* est une grande veine impaire, comme l'indique son nom ; située dans le thorax, au côté droit de

la colonne dorsale, depuis la région lombaire jusqu'à la Synonymie.
veine cave antérieure, elle a reçu aussi le titre de *grande veine sous-dorsale droite*.

Son *origine* a lieu à la face inférieure des lombes, au Origine.
niveau des deux premières vertèbres de cette région, par des radicules profondes musculaires qui ne communiquent pas avec le tronc de la veine cave postérieure. En ce même point, elle reçoit deux ou trois rameaux lombaires, venant des muscles supérieurs et des sinus rachidiens.

Dès qu'elle est formée, la grande veine azygos, située Trajet. Rapports.
en dessous de l'origine des muscles psoas, passe de l'abdomen dans le thorax par l'arcade sus-diaphragmatique que traversent aussi l'aorte postérieure et le canal thoracique. Dans cet endroit, ainsi que dans son trajet sous-dorsal, l'azygos est couchée au côté droit des vertèbres, en dehors du canal thoracique qui la sépare de l'aorte. En rapport avec des vaisseaux et des ganglions lymphatiques, elle est entourée d'une couche graisseuse et tapissée inférieurement par la plèvre ; en haut, elle répond à l'origine des quatorze dernières artères intercostales droites.

Au niveau de la sixième côte, elle abandonne les ver- Crosse de l'azygos,
tèbres et se dirige en avant et en bas, en formant une sorte de *crosse*, c'est-à-dire en décrivant une courbe à concavité postérieure. Dans ce nouveau trajet, elle répond à la crosse de l'aorte, à l'œsophage et à la trachée, qu'elle laisse à gauche et dont elle croise la direction ; elle parvient ainsi, entre les lames du médiastin antérieur, à la partie la plus reculée de la veine cave antérieure où elle Terminaison.
se termine. Quelquefois elle s'ouvre directement dans l'oreillette droite, près et en arrière de l'embouchure de la veine antérieure. Dans tous les cas, son orifice est

garni de valvules qui empêchent le reflux du sang dans son intérieur.

Veines af-fluentes. Dans son trajet thoracique, l'azygos reçoit, à droite et à gauche, les rameaux correspondants aux artères inter-costales postérieures, et qui viennent tous non-seulement des parois costales, mais aussi des muscles du dos et des sinus rachidiens. Ces rameaux, en quantité variable, sont généralement au nombre de douze ou treize, du côté droit ; le plus antérieur communique avec l'origine de la sous-dorsale voisine ; en outre, il réunit le tronc commun des veines œsophagienne et bronchique qui va quelquefois s'ouvrir directement dans la crosse de l'azygos.

Les divisions veineuses qui, du côté gauche se rendent à la grande azygos, sont ordinairement au nombre de neuf ou dix, et passent transversalement entre l'aorte postérieure et le corps des vertèbres dorsales.

Conséquences physiologiques. D'après sa disposition, la grande veine azygos repré-sente un canal destiné à suppléer la veine cave posté-rieure, trop éloignée de la colonne vertébrale, dans la portion thoracique, pour recueillir les branches veineu-ses vertébro-costales. Elle constitue en même temps une voie collatérale qui s'adjoint aux sinus rachidiens pour établir une communication plus facile de la veine cave Différences. postérieure avec l'antérieure. Sous ce dernier rapport, le rôle de l'azygos devient encore plus évident chez cer-tains animaux, et particulièrement dans le *bœuf,* où l'on voit cette veine naître par une forte branche qui émane du tronc même de la veine cave postérieure.

VEINE CAVE POSTÉRIEURE.

Définition. La *veine cave postérieure* est le tronc commun des veines qui naissent des parties situées en arrière du diaphragme.

D'un diamètre considérable, surtout chez le *bœuf*, et beaucoup plus longue que la veine cave antérieure, elle correspond à l'aorte postérieure et rapporte au cœur le sang des membres postérieurs, du bassin, des parois de l'abdomen et des organes compris dans cette cavité. Dimensions. Destination.

Formée à l'entrée du bassin par la réunion des deux troncs pelvi-cruraux, elle se dirige en avant et suit le plan supérieur de la cavité abdominale, puis elle passe. à travers le diaphragme et pénètre dans le thorax qu'elle parcourt jusqu'à l'oreillette du cœur droit. Origine. Etendue. Disposition: Direction.

Dans son trajet abdominal, la veine cave postérieure est située à droite de l'aorte et du corps des vertèbres lombaires ; elle répond en haut au petit psoas droit, et plus antérieurement au pilier droit du diaphragme. Entourée d'une couche graisseuse, de vaisseaux et de ganglions lymphatiques et de nombreux cordons nerveux, elle est en rapport, en avant, avec la capsule surrénale droite qui adhère à sa surface. *En bas,* elle est tapissée par le péritoine qui va former les différents mésentères, et elle répond successivement, d'arrière en avant, aux circonvolutions postérieures du petit colon et de l'intestin grêle, à la veine porte, à la portion fixe du petit intestin, à l'origine du cœcum et du colon, au pancréas et au bord supérieur du foie. Puis, elle s'infléchit dans le sillon antérieur de cet organe et descend jusqu'à l'ouverture pratiquée au centre de la portion aponévrotique du diaphragme ; elle s'engage dans cette ouverture et adhère intimement à ses bords. Connexions dans le trajet abdominal.

Parvenue dans la poitrine, la veine cave postérieure est soutenue entre les deux lames du médiastin postérieur, loin de la colonne vertébrale, à peu près au milieu de la hauteur du thorax. Elle passe entre les deux lobes pulmonaires, au-dessous et à distance de l'œsophage, et Connexions dans le trajet thoracique.

Terminaison. parvient à la partie postérieure et inférieure de l'oreillette droite, où elle se termine. L'embouchure de ce gros tronc veineux est dépourvue de valvules, et dirigée obliquement en avant et à droite vers le centre de la cloison inter-auriculaire.

Affluents. Les divisions veineuses qui aboutissent à la veine cave postérieure, dans son trajet abdominal, sont les unes *pariétales,* les autres *viscérales.* Les premières sont : les *lombaires* et les *diaphragmatiques ;* les secondes sont : les *grandes testiculaires* ou les *utéro-ovariennes,* les *surrénales* et les *sus-hépatiques.*

VEINES LOMBAIRES.

Les veines *lombaires,* au nombre de cinq ou six, de chaque côté, correspondent aux artères du même nom et viennent des muscles lombaires supérieurs et inférieurs, ainsi que des sinus rachidiens ; elles font donc communiquer ces sinus avec la veine cave postérieure où elles s'ouvrent de distance en distance.

Les veines lombaires gauches sont nécessairement plus longues que celles du côté droit, et passent, pour gagner la veine cave, entre l'aorte et le corps des vertèbres.

VEINES DIAPHRAGMATIQUES.

Les *diaphragmatiques* sont de grosses veines non satellites d'artères et disposées en manière de rayons dans la substance du diaphragme. Au nombre de trois de chaque côté, dont une moins forte, elles convergent de la périphérie du muscle vers son centre, et s'ouvrent dans la veine cave postérieure, à son passage par l'ouverture de la portion aponévrotique.

VEINES GRANDES TESTICULAIRES.

Les veines *grandes testiculaires,* au nombre de deux,
une de chaque côté, accompagnent l'artère du même
nom. Elles sont formées inférieurement de plusieurs
branches viscérales : les deux principales entourent
l'artère et constituent, au bord antérieur du cordon testiculaire, le *plexus pampiniforme;* elles se réunissent
ensuite en un seul tronc qui s'ouvre dans la partie postérieure de la veine cave.

VEINES UTÉRO-OVARIENNES.

Les veines *utéro-ovariennes* sont paires comme les
grandes testiculaires, et satellites des artères correspondantes. Par leurs racines utérines, elles communiquent
avec les sinus veineux de la matrice. Les divisions qui
s'élèvent de l'ovaire présentent souvent des inflexions
qui rappellent celles des veines testiculaires.

Enfin, ces vaisseaux prennent un développement notable quand les ovaires sont en activité fonctionnele, et
surtout pendant la gestation.

VEINES RÉNALES ET SURRÉNALES

Les veines *rénales,* l'une droite et l'autre gauche, sont
satellites de l'artère correspondant à chacune d'elles.
Celle du rein gauche est la plus longue, par suite de la
position de la veine cave à droite.

Leurs parois sont minces, et leur calibre, large, il est
vrai, n'est cependant pas très-développé relativement au
volume des artères rénales : ce qui est une conséquence
de l'active secrétion que les reins accomplissent aux
dépens du sang artériel.

Les veines *surrénales* ou *capsulaires,* bien plus fortes que les divisions artérielles correspondantes, sont en nombre variable, et s'ouvrent, du côté gauche, dans la veine rénale, et, du côté droit, directement dans la veine cave postérieure.

VEINES SUS-HÉPATIQUES.

Les veines *sus-hépatiques* font partie de l'organisation du foie, et puisent dans cet organe le sang que la veine porte y verse continuellement. Elles viennent toutes s'ouvrir dans la veine cave postérieure, au passage de ce vaisseau dans le sillon antérieur du foie.

DES TRONCS PELVI-CRURAUX
ET ILIAQUES.

Troncs pelvi-cruraux.

A la partie postérieure des lombes, sont deux gros troncs nommés *pelvi-cruraux,* qui, par leur réunion, donnent naissance à la veine cave postérieure. Ces deux canaux veineux, l'un droit, plus court, et l'autre gauche,

Troncs iliaques.

sont formés chacun par les deux veines *iliaques* qui correspondent aux troncs terminaux de l'aorte, et sont distinguées, comme eux, en *iliaque interne* et *iliaque externe.*

TRONC ILIAQUE INTERNE ou PELVIEN.

Racines.

Le *tronc iliaque interne* est formé par la réunion de trois principales branches, dont deux *pariétales* et une *viscérale.* Ces branches et les divisions qu'elles rassemblent sont satellites des artères correspondantes et de leurs ramifications.

Veines pariétales.

A. Les *branches pariétales* sont distinguées en *supérieure* et en *inférieure :*

1° La première est formée par la *sous-sacrée,* qui réunit postérieurement les veines *coccygiennes* et les *fessières postérieures* ou *ischiatiques*. Elle reçoit aussi, dans son trajet, cinq ou six rameaux, dont quatre sortent par les trous sous-sacrés, et qui tous communiquent avec les sinus veineux du rachis.

2° La branche *inférieure* est d'abord formée par les racines de l'*obturatrice*, c'est-à-dire par des rameaux *musculaires* sous-pelviens et par la division *ischio-pénienne* ou *ischio-clitorienne*. Elle reçoit ensuite successivement la veine *iliaco-fémorale*, qui est souvent double, l'*iliaco-musculaire* et la *fessière antérieure*.

B. La *branche viscérale* du tronc pelvien est la *bul-* Veine viscérale. *beuse* ou *génitale interne*, qui procède surtout de l'urètre, du périnée, de l'anus, du rectum et de la vessie, des prostates et des vésicules séminales du mâle, de la vulve et du vagin chez la femelle. Enfin, sous le rapport des anastomoses, par exemple, avec la division ischio-pénienne de l'obturatrice, la veine génitale interne offre les mêmes particularités que son artère satellite.

TRONC ILIAQUE EXTERNE ou CRURAL.

Le *tronc iliaque externe*, plus long que la veine Définition. iliaque interne, s'étend sur le côté de l'entrée du bassin, depuis l'arcade fémorale jusqu'au tronc pelvi-crural. Située en dedans et en arrière du tronc artériel correspondant, cette grosse veine décrit une courbe à concavité interne et antérieure.

Le tronc crural est formé en bas par la veine *fémo-* Racines et *rale* qu'il continue, et, dans son trajet, il reçoit la veine affluents. *prépubienne*, la *petite testiculaire* ou l'*utérine*, et la *circonflexe iliaque*.

VEINE PRÉPUBIENNE.

La veine *prépubienne* ou *sus-pubienne*, satellite de l'artère du même nom, est formée par la réunion de ses

Racines. deux principales branches, l'*abdominale postérieure* et la *génitale externe*.

1° L'*abdominale postérieure* contracte en avant plusieurs anastomoses, principalement avec la veine abdominale antérieure.

2° La veine *génitale externe* a pour origine deux branches distinctes, l'une *postérieure*, l'autre *antérieure*.

Veine scrotale. a. La première, *scrotale* ou *mammaire*, est quelquefois double, et procède, chez le mâle, des enveloppes testiculaires, du fourreau et de la partie antérieure du Racines. pénis. Ses racines forment à la surface du pénis un réseau considérable de grosses veines souvent variqueuses, Anastomoses. et développées surtout chez les chevaux entiers ; ce réseau communique en arrière avec l'obturatrice, en dehors avec le sommet de la veine fémorale ou de la saphène, et en avant avec la branche sous-cutanée abdominale.

Veine mammaire. Chez la femelle, la veine *mammaire*, ainsi que son Anastomoses. artère satellite, s'anastomose postérieurement, en bas de la vulve, avec des divisions de la veine génitale interne, puis, plus antérieurement, avec l'obturatrice et la sous-cutanée abdominale. Le volume de cette veine est variable suivant le développement et l'état physiologique des mamelles.

Veine sous-cutanée abdominale. b. La branche antérieure de la génitale externe est la *sous-cutanée abdominale*, veine superficielle qui est à l'abdominale postérieure ce que la branche abdominale de la sous-cutanée thoracique est à la veine abdominale Anastomoses. Résultats physiologiques. antérieure. En outre, par ses anastomoses avec la sous-cutanée thoracique, elle concourt avec les veines abdominales profondes à établir une double voie de communication entre la veine cave postérieure et la veine cave antérieure. Aussi, ce vaisseau mérite-t-il une description particulière.

Veine sous-cutanée abdominale.

La veine *sous-cutanée abdominale,* satellite d'une division de l'artère génitale externe, est située sur les parties latérales et postérieures de l'abdomen. Dirigée d'avant en arrière et de dehors en dedans, elle naît près de la partie inférieure du cercle cartilagineux, par des radicules anastomotiques avec celles de la branche abdominale de la sous-cutanée thoracique, et se réunit en arrière à la branche scrotale pour former la prépubienne.

Situation.
Direction.
Origine.
Anastomoses.
Terminaison.

Cette veine, qui reçoit dans son trajet des rameaux musculaires et cutanés, est d'un volume variable et généralement peu considérable dans l'espèce du *cheval,* tandis que la sous-cutanée thoracique offre un grand calibre ; dans l'espèce bovine, c'est au contraire la sous-cutanée abdominale qui, dans ce développement inverse, l'emporte sur la sous-cutanée thoracique.

Volume comparatif dans les solipèdes et les didactyles.

En outre, la sous-cutanée abdominale est remarquable, chez le *bœuf,* par sa communication à plein canal avec la veine thoracique interne ; cette anastomose importante a lieu en arrière du sternum, à la base de son prolongement abdominal, par l'ouverture commune à l'artère et à la veine abdominales postérieures. Ainsi se trouve établi, entre les deux veines caves, un moyen de relation bien plus large et plus facile que dans le cheval.

Particularité chez le bœuf.

C'est surtout chez la *vache laitière* qu'on observe le grand développement de la sous-cutanée abdominale ; aussi pratique-t-on fréquemment la saignée sur ce vaisseau.

Conséquences chirurgicales.

6

VEINES PETITE TESTICULAIRE ET UTÉRINE.

La veine *petite testiculaire* suit l'artère correspondante, et son point de terminaison est sujet à varier.

La veine *utérine,* également satellite de l'artère du même nom, procède des sinus veineux utérins et acquiert un grand développement pendant la gestation.

VEINE CIRCONFLEXE ILIAQUE.

La veine *circonflexe iliaque,* souvent double, est accolée à l'artère correspondante et communique dans la région du flanc avec des divisions de la veine abdominale postérieure. Du côté droit, sa terminaison a souvent lieu au tronc pelvi-crural ; elle peut, du reste, varier des deux côtés, sans conséquences physiologiques.

VEINES DES MEMBRES POSTÉRIEURS.
VEINE FÉMORALE.

Définition. La veine *fémorale* est le tronc commun des veines du membre postérieur qu'elle réunit pour constituer la principale racine du tronc crural.

Situation. Rapports. Située en arrière de l'artère fémorale, elle suit exactement le même trajet depuis la partie inférieure du fémur jusqu'au niveau de l'articulation coxo-fémorale : d'abord profonde et postérieure, elle est ensuite, au côté interne de la cuisse, recouverte par le muscle long adducteur de la jambe.

Origine. L'origine de la fémorale est formée par la veine *poplitée* qui résulte elle-même de la réunion des deux *tibiales* ou veines profondes de la jambe.

Trajet. Dans son trajet, la veine fémorale est grossie de distance en distance par des branches plus ou moins considérables, toutes satellites des divisions artérielles correspondantes, et qui sont successivement : la veine *fémoro-poplitée*, les *petites musculaires*, la *médullaire du fémur*, la *saphène*, la *grande musculaire antérieure* et la *grande musculaire postérieure*.

La *fémoro-poplitée* est un gros rameau musculaire postérieur qui procède des muscles ischio-tibiaux, de la peau qui les recouvre, ainsi que des muscles plus profonds, par ses deux branches, l'une descendante, l'autre ascendante : la première naît du tarse où elle est anastomotique avec les veines tibiale et saphène postérieures ; la seconde s'anastomose, en haut de la cuisse, avec les divisions des veines obturatrice, fessière postérieure et grande musculaire postérieure.

La veine fémoro-poplitée s'ouvre à la partie inférieure de la fémorale.

Les *petites musculaires* aboutissent à la fémorale à diverses hauteurs et dans presque tous les sens.

La *médullaire* n'a rien de particulier.

La *saphène* sera examinée plus loin comme veine superficielle du membre antérieur.

La *grande musculaire antérieure* vient des muscles rotuliens, s'anastomose par ses radicules avec celles de l'iliaco-fémorale et se termine en haut de la fémorale.

Enfin, la *grande musculaire postérieure*, plus forte encore que l'antérieure, est anastomotique à son origine avec les veines obturatrice, fessière postérieure et fémoro-poplitée. Elle se termine tout à fait au haut de la fémorale, près de l'origine du tronc crural.

VEINES PROFONDES DE LA JAMBE.

Les veines profondes de la jambe, satellites des artères *tibiales* proprement dites, sont au nombre de deux, l'une *antérieure*, l'autre *postérieure*.

Branche in-
férieure de la
veine fémoro-
poplitée.
Il en est une troisième qui représente jusqu'à un certain point la veine *cubitale* des membres antérieurs :
c'est la branche inférieure ou tibiale de la *fémoro-po-*

Situation.
Direction.
plitée. Située près et en avant de la corde calcanéenne,
et plus facile à découvrir du côté externe, elle monte

Origine.
Anastomoses.
parallèlement à la tibiale postérieure. A son origine, qui
a lieu en haut et en dehors du tarse, elle s'anastomose
profondément avec les veines tibiale et saphène posté-

Différences.
rieures. Plus développée et plus superficielle chez les didactyles et les tétradactyles, elle constitue la *saphène
externe*.

VEINE TIBIALE ANTÉRIEURE.

Situation.
Origine.
La veine *tibiale antérieure,* située profondément sous
le muscle tibio-pré-métatarsien, naît, au niveau du tarse,
de la veine métatarsienne profonde dont elle est la continuation.

Trajet.
Elle est formée de deux grosses branches qui, vers le
milieu de leur trajet contractent une anastomose transverse au-devant de l'artère correspondante, comprise
entre elles deux.

Terminaison.
Après avoir rassemblé de fortes divisions musculaires,
elle passe, comme l'artère, dans l'arcade tibio-péronière,
et se réunit à la tibiale postérieure pour former la *poplitée,* origine de la veine fémorale.

VEINE TIBIALE POSTÉRIEURE.

Situation.
Origine.
La veine *tibiale postérieure,* satellite de l'artère correspondante et du nerf sciatique interne, est le prolongement de la veine collatérale externe du métatarse ; au-

Trajet.
Anastomoses.
Terminaison.
dessus de l'arcade tarsienne elle est anastomotique avec
la saphène postérieure et la fémoro-poplitée. Elle se termine en haut de la jambe dans la veine poplitée.

VEINES DU PIED.

Les *veines de la région digitée,* exactement disposées comme dans le membre antérieur, se réunissent au-dessus de la jointure métatarso-phalangienne, entre les tendons fléchisseurs et le ligament suspenseur du boulet, pour former l'arcade épi-sésamoïdienne d'où procèdent les trois veines du métatarse.

VEINES DU MÉTATARSE ET DU TARSE.

Les *veines du métatarse* sont distinguées en *externe, profonde* et *interne.*

A. La veine *collatérale externe* du métatarse monte au côté externe des tendons fléchisseurs des phalanges, en avant du nerf correspondant, et reçoit dans ce trajet de nombreux rameaux *tendineux* et *cutanés*. Situation.

En haut du métatarse, elle s'anastomose avec la méta-tarsienne profonde par une branche comprise entre le tendon fléchisseur profond et le ligament sésamoïdien supérieur. Puis, elle passe entre les deux tendons fléchisseurs pour se porter du côté interne, et, conservant son rapport avec le tendon profond, elle monte dans l'arcade tarsienne, où elle se trouve en arrière de l'artère tibiale postérieure et du nerf grand sciatique. Enfin elle est prolongée par la veine tibiale postérieure. Trajet.
Rapports.

Terminaison.

B. La veine *métatarsienne profonde* prend naissance au milieu de l'arcade épi-sésamoïdienne et s'enfonce aus-sitôt entre les deux branches du ligament suspenseur du boulet, pour se placer à la face postérieure du métatar-sien principal, contre le métatarsien rudimentaire interne, où elle est longée en arrière par la petite artère interne du métatarse. Origine.

Situation.

Dans ce trajet, elle contracte deux ou trois anastomoses Trajet.

Connexions. avec la veine collatérale interne ; en haut du métatarse, après sa communication avec la collatérale externe, elle s'engage dans le canal tarsien, pratiqué entre les os cuboïde, scaphoïde et grand cunéiforme, où elle est en rapport avec la branche communicante des artères tibiales antérieure et postérieure. Elle sort de ce conduit interosseux au côté antérieur et externe du tarse ; puis elle monte, en dehors de l'artère, sous le tendon de l'extenseur antérieur des phalanges ; au niveau de la partie supérieure de l'astragale, elle communique largement avec la collatérale interne au moyen d'une grosse branche en S située transversalement entre le ligament capsulaire du tarse et le tendon du tibio-pré-métatarsien.

Terminaison. Enfin, elle se termine à la naissance de la veine tibiale antérieure qui la prolonge.

C. La veine *collatérale interne* du métatarse, plus considérable et plus superficielle que les deux autres, est Origine. l'origine de la grande veine saphène. Née sur le contour interne de l'arcade épi-sésamoïdienne, elle semble être la continuation de la collatérale interne des phalanges.

Situation.
Direction.
Rapports. Elle se dirige obliquement en haut et en avant, et contracte successivement de nouveaux rapports qui, pour être indiqués d'une manière précise, exigent de diviser le trajet métatarsien en trois portions, ayant chacune 6 ou 7 centimètres de longueur. Dans la première partie, la veine collatérale interne est un peu en avant du nerf correspondant et sur le bord du ligament sésamoïdien supérieur qu'elle croise très-obliquement. Dans la seconde portion, elle répond à la surface du métatarsien rudimentaire interne, et, dans la troisième, à la partie supérieure et interne du métatarsien principal.

Dans ce trajet, elle reçoit de nombreuses divisions venant des tendons antérieurs et postérieurs, ainsi que des

rameaux cutanés, et elle s'anastomose avec la métatarsienne profonde par deux ou trois branches qui passent
en travers du métatarsien interne.

 Ensuite cette veine monte à la face antérieure du tarse,   Trajet tarsien.
au bord interne du tendon du tibio-pré-métatarsien ; là,
elle est superficielle et reçoit encore des rameaux tendineux, articulaires et cutanés ; en haut du tarse, elle contracte sa grande anastomose par arcade transverse avec
la veine antérieure externe du tarse, et elle se termine   Terminaison.
en formant la saphène.

VEINES SUPERFICIELLES DES MEMBRES POSTÉRIEURS.

 Les veines superficielles des membres postérieurs, au   Nom.
nombre de deux, sont internes et dites *saphènes* [1] : l'une   Distribution.
antérieure, commune à la jambe et à la cuisse ; l'autre
postérieure, bien moins forte, particulière à la jambe.

VEINE SAPHÈNE ANTÉRIEURE.

 La veine *saphène antérieure,* prolongement de la col-   Situation.
latérale interne du métatarse, monte à la face interne de
la jambe et de la cuisse jusqu'en haut de la fémorale où
elle se termine. Accompagnée par de gros vaisseaux lym-   Rapports.
phatiques, et longée en avant par l'artère correspondante
qui la sépare du nerf satellite, elle répond, au-dessus du
tarse, au côté interne du tibio-pré-métatarsien, puis, elle
croise obliquement d'avant en arrière la direction du tibia, pour gagner le plat de la cuisse. Croisant alors d'arrière en avant la direction du fémur, elle rampe à la surface du sous-pubio-tibial, et, plus haut, elle est recouverte par l'aponévrose crurale qui la sépare de la peau.

 Dans son trajet, la saphène antérieure rassemble de

[1] Σαφής, apparent, visible.

nombreuses divisions *musculaires* et cutanées; un peu au-dessous de l'articulation fémoro-tibiale, elle reçoit la saphène postérieure; en haut de la cuisse, elle s'anastomose quelquefois avec les grosses veines du fourreau et du pénis ou des mamelles, lorsque ces vaisseaux ne communiquent pas directement avec le sommet de la fémorale.

Anastomoses.

Terminaison. Enfin, vers le quart supérieur de la cuisse, cette grosse veine sur laquelle on pratique fréquemment la saignée, s'enfonce entre les bords des deux muscles adducteurs de la jambe et s'ouvre dans la fémorale.

VEINE SAPHÈNE POSTÉRIEURE.

Direction
Etendue. La *saphène postérieure,* dirigée en haut et en avant, s'étend depuis la face interne du tarse jusqu'à la partie supérieure de la jambe, où elle se réunit à la saphène principale.

Origine. Elle est anastomotique à son origine avec la veine fémoro-poplitée et surtout avec la tibiale postérieure dont elle représente le plan superficiel. Dans son trajet, elle côtoie le bord antérieur et interne de la corde calcanéenne, et elle est accompagnée en avant par la division artérielle du même nom et par le nerf sciatique interne.

Trajet.
Rapports.

Branches
terminales. Vers la partie supérieure de la jambe, la saphène postérieure se divise en deux branches terminales : l'*antérieure* se réunit à la grande saphène un peu au-dessous de la jointure fémoro-tibiale; la *postérieure,* qui représente exactement la basilique, monte sous les muscles et va s'ouvrir dans la fémorale.

DIFFÉRENCES
DES VEINES DES MEMBRES POSTÉRIEURS.

Didactyles. — Moins nombreuses aux rayons inférieurs que dans le membre thoracique, les veines des

membres abdominaux, comparées à celles des monodactyles, sont moins développées dans le plan superficiel des
régions supérieures.

VEINES DE LA RÉGION DIGITÉE.

Elles sont au nombre de trois, une *antérieure* et deux
latérales.

A. *Veine commune antérieure des phalanges*. —
Cette grosse veine naît profondément à la face interne
des doigts, par deux branches qui sortent de l'espace interdigité et se réunissent bientôt en une seule, située,
dans le plan médian, au devant des tendons extenseurs
des phalanges, et accompagnée d'un rameau nerveux du
petit sciatique.

Parvenue à la partie inférieure du métatarse, elle est
continuée par la veine antérieure de ce rayon.

B. C. *Veines latérales des phalanges*. — Ces deux
veines, l'une *collatérale du doigt externe* et l'autre *collatérale du doigt interne*, sont situées sur le côté superficiel des doigts, avec l'artère et le nerf correspondants.

Au dessus des jointures métatarso-phalangiennes, elles
s'enfoncent à la face postérieure du métatarsien, s'anastomosent par arcade transverse et sont continuées par
les deux veines postérieures ou profondes du métatarse.

VEINES DU MÉTATARSE ET DU TARSE.

Au nombre de trois, comme dans la région des phalanges, les veines du métatarse sont : une *antérieure* ou
superficielle et deux *postérieures* ou *profondes*, l'une
interne, l'autre *externe*.

A. *Veine antérieure du métatarse*. — Dirigée un peu
obliquement en haut et en dehors, elle monte au bord

externe des tendons extenseurs des phalanges, accompagnée par le cordon nerveux du petit sciatique.

Elle passe ensuite à la face antérieure du tarse, vers le côté externe, et reçoit, dans son trajet, des rameaux *cutanés, tendineux,* et de fortes divisions *articulaires* tarsiennes.

En haut du tarse, elle devient profonde et constitue l'une des deux branches de la veine tibiale antérieure.

B. *Veine postérieure interne du métatarse.* — Cette veine, située profondément du côté interne, entre le métatarsien et le ligament sésamoïdien supérieur, s'engage dans le trou pratiqué tout à fait en haut et en arrière de l'os, puis dans un canal compris entre les cunéiformes et la pièce scaphoïdo-cuboïdienne. Elle parvient ainsi à la face antérieure du tarse et s'enfonce sous les muscles tibiaux antérieurs pour former la branche interne de la tibiale antérieure.

C *Veine postérieure externe du métatarse.* — De même que l'*interne,* cette veine est grosse et placée entre l'os et le grand ligament sésamoïdien. En haut du métatarse, elle abandonne sa position et, devenant superficielle, elle monte au côté externe du tarse, un peu en avant du calcaneum, pour donner naissance à la saphène externe qui la prolonge.

VEINES PROFONDES DE LA JAMBE ET DE LA CUISSE.

Exactement satellites des artères correspondantes, les veines *tibiale antérieure, tibiale postérieure* et *fémorale* sont, dans leur trajet, essentiellement disposées comme chez les monodactyles.

VEINES SUPERFICIELLES DE LA JAMBE ET DE LA CUISSE

Au nombre de deux, elles sont nommées l'une *saphène interne*, l'autre *saphène externe*.

Deux veines saphènes.

VEINE SAPHÈNE INTERNE.

La *saphène interne,* bien moins développée que dans les solipèdes, règne en dedans de la jambe et de la cuisse, dans une direction oblique en avant et en haut.

Situation.
Direction.

Elle naît à la face interne du tarse par des radicules superficielles qui s'étendent du même côté à la partie supérieure du métatarse. Au niveau de la pointe du calcaneum, elle s'anastomose profondément avec l'origine de la tibiale postérieure, ainsi qu'avec la saphène externe par une forte et courte branche.

Origine.

Trajet.
Connexions.

Elle monte ensuite en avant de la corde calcanéenne, à la face interne des muscles tibiaux postérieurs, sous l'aponévrose commune de la région, et elle est accompagnée en avant par l'artère et le nerf du même nom.

Vers le milieu de la jambe, la saphène interne, par suite de son obliquité en avant, croise le tibia, passe en dedans de l'articulation fémoro-tibiale, puis à la face interne de la cuisse, et monte jusqu'au tiers supérieur de ce rayon, où elle se termine dans la fémorale.

Terminaison.

VEINE SAPHÈNE EXTERNE.

La *saphène externe,* plus forte que l'interne, correspond à la branche tibiale de la fémoro-poplitée des monodactyles.

Prolongement de la veine postérieure interne du métatarse, elle monte en dehors de la jambe jusqu'à la partie supérieure et postérieure de la cuisse, entre les muscles profonds de ce dernier rayon.

Origine.
Situation.

D'abord située en avant et à distance de la corde cal-

Trajet.

Connexions. canéenne, elle s'anastomose avec la saphène interne qui lui est presque contiguë et parallèle dans un trajet d'un décimètre environ au-dessus du tarse. Vers le milieu de la jambe, elle est en contact avec la corde du jarret, et reçoit un gros rameau superficiel, oblique en haut et en arrière, qui, un peu au-dessus du tarse, lui est envoyé par la branche externe de la veine tibiale antérieure.

Ensuite, la saphène externe est au côté du tendon calcanéen, puis à son bord postérieur ; elle s'enfonce ainsi sous les ischio-tibiaux et monte jusqu'en haut de la ré-
Terminaison. gion crurale postérieure, où elle se termine en s'ouvrant dans l'obturatrice et en s'anastomosant avec les autres veines profondes fessière postérieure et grande musculaire postérieure de la cuisse.

Tétradactyles réguliers.

De même que dans le membre antérieur, les veines des membres abdominaux ont, chez le porc, beaucoup d'analogie avec celles des didactyles, sous le rapport du nombre et de la disposition.

VEINES DU PIED.

Les veines de la région digitée, du métatarse et du tarse sont au nombre de trois : une *antérieure,* une *interne* et une *externe.*

Origine. 1° La veine *commune antérieure* naît par quatre branches ; deux, en bas, qui procèdent des deux doigts principaux, et deux autres, un peu plus haut, qui vien-
Trajet. nent des deux doigts rudimentaires. Elle monte ensuite, comme dans les didactyles, au devant du métatarse, au
Terminaison. bord externe des tendons extenseurs principaux. Vers le milieu du tarse, elle se divise en deux branches : l'une, profonde, va constituer la veine tibiale antérieure, l'autre reste superficielle et va se réunir à la saphène externe.

2° La veine *postérieure des deux doigts internes* prend naissance en arrière de ces deux doigts, et monte profondément sous les tendons fléchisseurs jusqu'en haut du métatarse. Puis, elle devient superficielle au côté interne du tarse, et se partage en deux branches : l'une profonde, forme la tibiale postérieure, et l'autre constitue la saphène interne.

Origine.
Trajet.
Terminaison.

3° La veine *postérieure des deux doigts externes,* disposée comme l'interne depuis son origine jusqu'au carpe, fournit, en se prolongeant, la saphène externe.

VEINES DE LA JAMBE ET DE LA CUISSE.

Les veines profondes *tibiale antérieure, tibiale postérieure* et *fémorale* n'offrent rien de particulier.

Les deux veines superficielles *saphène interne* et *saphène externe* sont disposées essentiellement comme chez les didactyles.

Tétradactyles irréguliers.

Comme dans le membre antérieur, les veines du membre abdominal sont multipliées à la région digitée, et plus restreintes en nombre dans les régions supérieures, où le plan superficiel est plus développé que le plan profond.

VEINES DU PIED.

Les veines du pied sont *antérieures* ou *dorsales,* et *postérieures* ou *plantaires.*

1° Des quatre principaux doigts naissent six divisions *collatérales antérieures des phalanges* qui se rassemblent aussitôt en trois branches réunies elles-mêmes en une seule qui monte au devant et vers le côté interne du métatarse, où elle reçoit un rameau du quatrième doigt, puis un du cinquième. Elle passe ensuite à la face anté-

V. antérieure du métatarse.

rieure et interne du tarse et donne naissance à la saphène antérieure.

2° Les veines postérieures du pied ont pour origine commune les six divisions *collatérales postérieures des phalanges,* qui forment, au niveau de la base des doigts, une anastomose transverse dite *arcade plantaire.* De ce point s'élèvent deux veines, l'une *interne,* l'autre *externe.* Elles passent chacune à la face correspondante du tarse et sont prolongées, la première par la saphène interne, et la seconde par la saphène externe.

V. latérales du métatarse.

En outre, il est une autre branche qui, née du cinquième et du quatrième doigt, monte en avant de la veine interne, lui envoie des rameaux anastomotiques et se réunit à elle, c'est-à-dire à la saphène interne vers le milieu de la jambe.

VEINES DE LA JAMBE ET DE LA CUISSE.

Les *veines profondes* n'offrent rien de particulier, si ce n'est que la tibiale postérieure, est remplacée par la saphène interne.

Trois veines saphènes.

Les *veines superficielles,* continuation des veines du pied, sont fortes et au nombre de trois : la *saphène antérieure,* la *saphène interne* et la *saphène externe.*

1° La *saphène antérieure,* après avoir passé au devant du tarse, monte en s'inclinant de plus en plus au côté interne de la jambe. En haut de ce rayon, elle se réunit à la saphène interne.

2° La *saphène interne* est formée, comme il a été indiqué plus haut, par deux branches inférieures : l'*antérieure,* qui n'existe pas toujours, s'anastomose au-dessus du tarse avec la saphène antérieure au moyen d'un rameau transverse ; plus haut, elle reçoit une forte division qui sort des muscles tibiaux postérieurs. La branche *postérieure,* plus considérable, détache, en haut et en arrière, une forte division qui contourne obliquement de dedans en dehors le bord postérieur du tendon calcanéen, et va s'ouvrir dans la saphène externe : ce vaisseau d'anastomose est assez développé chez le chien, pour qu'on puisse y pratiquer la saignée.

Après la réunion de ses deux branches en une seule, la saphène interne, parvenue en haut de la jambe, se joint à la saphène antérieure, et le vaisseau qui en résulte monte en dedans de la cuisse, pour aller aboutir à la veine fémorale.

3° La *saphène externe* est d'abord en avant, puis au côté externe de la corde calcanéenne. Un peu au-dessus du tarse, elle reçoit en avant un gros rameau d'anastomose, oblique de bas en haut, que lui envoie la saphène antérieure. Puis, grossie encore par la branche émanée de la saphène interne, elle s'enfonce sous les muscles ischio-tibiaux et gagne la veine fémorale, où elle se termine.

PARALLÈLE DES VEINES

CONCOURANT A FORMER LES DEUX VEINES CAVES.

L'analogie frappante qui existe entre les os des membres antérieurs et des membres postérieurs, devait nécessairement se reproduire pour les muscles, les vaisseaux et les nerfs.

Pour ce qui est des veines, la grande ressemblance que l'on constate surtout entre celles des membres postérieurs et celles des membres antérieurs, fait présager des analogies non moins remarquables dans les autres parties. Ce fait incontestable, quand on examine les divisions des aortes antérieure et postérieure, devient tout aussi évident, si l'on compare les vaisseaux veineux tributaires des deux veines caves.

Sans qu'il soit nécessaire de forcer les rapprochements, on reconnaît que la veine cave postérieure correspond à l'antérieure, et conséquemment que l'azygos, les sous-sacrées et sous-lombaires sont analogues aux veines vertébrales, sortes d'azygos antérieures.

N'est-il pas évident encore que les deux troncs pelviens représentent les jugulaires?

Quant aux deux troncs cruraux, ils répètent exactement les deux troncs brachiaux, même dans leurs divisions soit profondes, soit superficielles; ainsi, la veine abdominale postérieure répond évidemment à l'abdominale antérieure, la sus-pubienne à la sus-sternale et, conséquemment, la sous-cutanée abdominale à la sous-cutanée thoracique.

Pour les membres, même correspondance, et, comme dans le reste du corps, ce qui est antérieur dans les uns est généralement répété à la partie postérieure des autres.

1° A la région digitée, la ressemblance est complète, surtout chez les monodactyles ; dans les autres animaux, on remarque, en outre, que les vaisseaux sont plus forts en arrière pour les membres thoraciques, en avant pour les membres abdominaux ; et il en est de même des cordons nerveux ; ce qui est en harmonie avec le rôle différent de ces extrémités dans la sustentation et la progression.

2° Entre les veines du métacarpe et du métatarse, l'analogie est très-marquée, surtout chez les didactyles et les tétradactyles.

3° A l'avant-bras et à la jambe, les veines profondes et superficielles sont à peu près identiques : ainsi, la radiale antérieure est représentée par la tibiale postérieure et la radiale interne par la tibiale antérieure. Quant à la veine cubitale, elle paraît avoir pour correspondante, au moins chez les solipèdes, la branche inférieure de la fémoro-poplitée, constituant la saphène externe des autres animaux.

La saphène antérieure ou grande saphène interne est l'analogue de la sous-cutanée interne de l'avant-bras, et la saphène postérieure ou petite saphène interne correspond à la sous-cutanée antérieure de ce même rayon; en conséquence, la branche terminale postérieure que la petite saphène interne envoie à la fémorale, reproduit la veine basilique.

4° Enfin, il est évident que la portion fémorale de la saphène répond à la veine céphalique et que les veines humérale et fémorale sont analogues.

SYSTÈME DE LA VEINE PORTE.

La *veine porte* est un appareil vasculaire, appendice du système veineux général et destiné à ramener vers le centre de la circulation le sang des viscères digestifs compris dans l'abdomen. *Définition.*

Dans son ensemble, ce système veineux abdominal représente un arbre complet, ayant un tronc, des racines et des branches. Les racines sont plongées dans les organes digestifs abdominaux, et les branches se ramifient dans le foie, à la manière des artères. Cet appareil est mis en communication avec le système veineux général par les veines sus-hépatiques, véritables veines du foie, au moyen desquelles le sang, charrié dans cet organe *Disposition générale.*

7

par la veine porte, est conduit dans la veine cave postérieure.

But physiologique. C'est ainsi que le sang de la veine porte, noir, épais et chargé de matériaux hétérogènes, est introduit dans le torrent circulatoire, non pas directement, mais après avoir traversé le foie, où il subit des modifications indispensables, analogues à la dépuration qui est accomplie dans l'appareil pulmonaire.

RACINES DE LA VEINE PORTE.

Nombre. Les *racines de la veine porte* procèdent de l'intestin, de l'estomac, de la rate et du pancréas, et se réunissent en trois branches, d'où résulte le tronc commun.

Ces branches d'origine, plus grosses que les artères correspondantes dont elles sont satellites, sont les deux veines *mésentériques* et la *splénique*.

VEINES MÉSENTÉRIQUES.

Dispositions communes; Les deux veines *mésentériques* ou *mésaraïques* naissent dans l'épaisseur des tuniques intestinales, où elles font continuité aux divisions artérielles par des radicules réticulées, les unes sous-péritonéales, les autres sous-muqueuses. Les branches qui procèdent de ces réseaux, exactement disposées comme les artères qu'elles accompagnent, sont comprises entre les lames des mésentères, et se réunissent successivement, de manière à constituer deux troncs distincts, la *grande* et la *petite mésentériques,* qui concourent à former la veine porte.

Ces veines mésaraïques sont larges, surtout chez les animaux avancés en âge. Elles ne possèdent pas de valvules, à moins que, avec quelques anatomistes allemands, on ne considère comme telles des petits replis membraneux, placés aux angles de jonction des divers

rameaux, et qui empêchent souvent les injections ordinaires d'arriver complétement jusqu'aux radicules.

A. La *petite mésentérique* procède du rectum et du
petit colon. Dirigée d'arrière en avant, elle communique
largement avec la grande mésentérique, au niveau de
l'origine du petit colon. Elle aboutit à la veine porte,
près de la veine splénique ; souvent même elle s'ouvre
dans ce dernier vaisseau.

Origine.
Trajet.
Terminaison.

En arrière, la petite mésaraïque communique, au-
dessus du rectum, avec les divisions rectales de la veine
bulbeuse ou génitale interne : il en résulte une voie de
dégagement par laquelle la veine porte et la veine cave
postérieure peuvent s'envoyer réciproquement une partie
du sang qu'elles contiennent.

Communica-
tions anastomo-
tiques.

Ce genre de communication est bien plus remarquable dans les vertébrés ovipares, c'est-à-dire chez les
poissons, les reptiles et les oiseaux. Dans ces derniers
animaux, d'après les recherches de Jacobson, la petite
mésentérique, après s'être anastomosée avec les divisions pelviennes de la veine cave, pénètre dans les reins
et sort de ces organes pour aller s'ouvrir, non pas dans
la veine porte, mais dans la veine cave postérieure.

Particularité.

B. La *grande mésaraïque,* principal tronc d'origine
de la veine porte, a de nombreuses racines dans la
masse gastro-intestinale. Ce sont d'abord, à droite, quatre
fortes branches, dont deux venant du gros colon et deux
du cœcum ; à gauche, se trouvent, au nombre de seize
ou dix-huit, les rameaux qui naissent de l'intestin grêle ;
les plus antérieurs s'anastomosent avec l'origine de la
splénique, et reçoivent les veines de la partie droite ou
pylorique de l'estomac, ainsi que des divisions *pancréatiques* en nombre variable.

Racines.

Disposition.

Anastomoses.

Il est important de remarquer que, par suite des anastomoses de la grande mésentérique, en arrière avec la petite mésaraïque, et en avant avec la splénique, les trois racines de la veine porte communiquent entre elles et peuvent se suppléer mutuellement par le reflux du sang de l'une dans l'autre.

VEINE SPLÉNIQUE.

Situation. Direction. La veine *splénique,* plus considérable que l'artère correspondante, rampe, comme elle, dans la scissure de la rate. Dirigée en haut et en dehors, puis inflechie en dedans, elle décrit une courbe à concavité tournée en arrière et à droite.

Trajet. Dans son trajet, elle reçoit à diverses hauteurs : d'un côté, des branches courtes qui sortent de la rate ; et, de l'autre côté, des rameaux longs qui viennent de la partie gauche de l'estomac, et sont soutenus entre les deux feuillets de l'épiploon spléno-gastrique. Tout à fait en haut, elle réunit encore plusieurs divisions appartenant à l'extrémité gauche du pancréas.

Terminaison. Près de sa terminaison, au niveau de l'artère grande mésentérique, la veine splénique s'incurve presque transversalement, de dehors en dedans, et répond à l'extrémité du pancréas, ainsi qu'à la partie antérieure du rein gauche. Elle parvient ainsi en arrière du pancréas, où elle concourt à former le tronc de la veine porte.

TRONC DE LA VEINE PORTE.

Situation. Etendue. Le *tronc de la veine porte,* situé dans la région antérieure et supérieure de l'abdomen, s'étend depuis la partie postérieure du pancréas jusqu'au foie.

Dimensions. D'un diamètre d'environ 3 centimètres, et long de 17 à 18 centimètres, il est formé par la réunion, à angle aigu, de ses trois branches d'origine ; il se dirige, d'arrière en avant et un peu de gauche à droite, à travers l'anneau du pancréas, et au-dessus de la veine cave postérieure, dont il croise très-obliquement la direction.

Il répond, *en bas,* au pancréas et à la masse intestinale ; *en haut,* à la veine cave, dont il n'est séparé que par la mince portion pancréatique formant la voûte de l'anneau qu'il traverse. Enfin, il est entouré par de nombreux rameaux nerveux appartenant aux plexus ganglionnaires du système sympathique. Rapports.

Parvenue à la face postérieure du foie, la veine porte s'enfonce et se divise dans le grand sillon à qui elle donne son nom.

BRANCHES DE LA VEINE PORTE.

Les *branches de la veine porte,* d'abord au nombre de trois principales, une pour chaque lobe, se divisent bientôt dans l'épaisseur du foie, en se ramifiant comme des artères.

Accompagnées par les divisions de l'artère hépatique et par les canaux biliaires, elles sont entourées par les prolongements de la capsule de Glisson, ces gaînes fibrocelluleuses qui, en permettant le jeu des parois vasculaires alternativement dilatées et resserrées, favorisent ainsi la circulation hépatique.

C'est à son entrée dans le foie, que la veine porte reçoit, pendant la vie fœtale, la *veine ombilicale,* oblitérée et convertie en un cordon fibreux chez l'adulte.

L'ensemble des ramifications de la veine porte dans le foie offre une capacité supérieure à celle du tronc qui les fournit : disposition qui entraîne dans la circulation hépatique un ralentissement favorable aux modifications

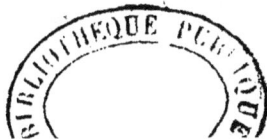

que doit subir le fluide sanguin. En effet, la veine porte est pour le foie un vaisseau *fonctionnel* analogue à l'artère pulmonaire dans le poumon.

Enfin, le sang, distribué par les ramuscules capillaires de la veine porte dans les granulations hépatiques, est repris par les veines dites sus-hépatiques qui le versent dans la veine cave postérieure, c'est-à-dire dans le système veineux général

Différences.

Le système de la veine porte est très-développé chez le *bœuf*, et en général dans les *ruminants ;* il l'est moins chez les *tétradactyles* et surtout dans les *carnivores*.

On remarque aussi, chez les *ruminants,* que les veines du feuillet et de la caillette se réunissent aux branches antérieures de la grande mésentérique ; et que la veine splénique sort de la rate , non par plusieurs points, mais par un seul : condition défavorable à l'écoulement facile du sang, et qui explique, au moins en grande partie, la fréquence des engorgements de ce viscère, dans les maladies dites *de sang*.

Fonctions.

A part ces quelques particularités, la veine porte présente, chez tous les mammifères domestiques, les mêmes dispositions essentielles. Chez tous aussi, elle remplit les mêmes fonctions : elle verse dans le foie le sang et les matières variées qu'elle a puisés dans le système digestif abdominal ; ce liquide hétérogène est modifié et soumis à une dépuration préalable, avant d'être introduit dans la circulation générale ; par le fait même de cette sorte d'hématose, les matériaux séparés du sang doivent être nécessairement éliminés : de là résulte la production de la bile, fluide utile aux phénomènes de la digestion.

Enfin, d'après les recherches de M. J. Béclard, le sang des veines mésaraïques est riche en globules, tandis que celui de la veine splénique en renferme très-peu : ils ont perdu leur forme propre dans la rate qui, par une sorte de dissolution, les a réduits à l'état simple d'albumine, leur principal élément constitutif. Sans préjuger des autres fonctions accordées à la rate, et, par exemple, de son action comme moyen mécanique d'impulsion pour la circulation hépatique, les observations de M. Béclard accordent à ce viscère, relativement à la constitution moléculaire du sang, un rôle dont le but définitif et l'étendue sont loin d'être appréciables d'une manière complète.

DES LYMPHATIQUES.[1]

CONSIDÉRATIONS GÉNÉRALES.

DÉFINITION.

Les *lymphatiques* sont des vaisseaux très nombreux, étroits, transparents et valvuleux ; ils traversent des renflements ganglionnaires et transportent, de la circonférence au centre, des liquides nommés *lymphe* ou *chyle,* qu'ils versent dans le système veineux.

Appendice de l'appareil veineux, cet ordre de vais-

---

[1] En raison de ce que les lymphatiques sont peu visibles par leur transparence et leur étroitesse, ils sont restés longtemps méconnus, et ne furent étudiés par les anatomistes que vers le milieu du dix-septième siècle.

Les anciens connaissaient le canal thoracique, qui fut décrit en 1565 par Eustachi. Mais ce ne fut qu'en 1622, qu'Azelli découvrit, par hasard, les chylifères, en disséquant un cheval.

Plus tard, en 1641, Pecquet découvrit le réservoir sous-lombaire du canal thoracique, qu'il nomma *citerne du chyle*, après avoir démontré que les chylifères se rendaient à ce réservoir et non au foie, comme on l'avait admis jusqu'alors.

Bientôt après, les vaisseaux lymphatiques, autres que les chylifères, furent découverts par Thomas Bartholin, Rudbeck et Jolyff.

Vinrent ensuite les beaux travaux et les planches admirables de Mascagni.

Enfin, de nos jours, les lymphatiques ont été étudiés avec soin par Lauth, Fohman, Lippi, etc.

seaux, qui ne se rencontre que chez les animaux vertébrés, constitue, en quelque sorte, un système de *veines
à sang blanc*.

CARACTÈRES DISTINCTIFS.

Mais si les lymphatiques ont de grandes analogies
avec les veines par leur marche centripète et conver-
gente, par leur disposition en deux plans, par leurs anastomoses multipliées et leurs valvules, ils possèdent aussi
des caractères qui leur sont propres, tels que la non
continuité avec la terminaison des artères, la présence
de ganglions sur leur trajet, l'irrégularité de leur calibre, de leur marche et de leur disposition, et le défaut
absolu de l'impulsion du cœur sur les fluides qui les
parcourent.

DIVISION.

Au point de vue physiologique, les lymphatiques sont
divisés, d'après la nature du liquide qu'ils renferment,
en *lymphatiques proprement dits* et en *chylifères;*
mais la disposition de ces deux ordres de vaisseaux étant
essentiellement la même, cette distinction est à peu près
nulle sous le rapport anatomique.

FORME D'ENSEMBLE.

Le système lymphatique affecte plutôt, dans son ensemble, la forme réticulée que la disposition arborisée,
en raison de ce que ses nombreux vaisseaux conservent
leur exiguité de calibre, malgré les fréquentes anastomoses qu'ils contractent entre eux. Et, le grand réseau
qu'il constitue est à mailles irrégulières et à cordons
inégaux.

FORME PARTICULIÈRE.

Encore moins régulièrement cylindriques que les veines, les lymphatiques, par suite de l'extensibilité de leurs parois, se laissent dilater par le liquide compris entre deux points valvuleux, ce qui leur donne souvent l'aspect noueux ou moniliforme.

NOMBRE. — VOLUME. — CAPACITÉ.

Les lymphatiques sont bien plus nombreux et plus étroits que les vaisseaux sanguins ; on en rencontre souvent dix et plus autour d'un seul de ces canaux ; et cependant, leur capacité totale est inférieure à celle des artères ou des veines.

ORIGINE.

Les lymphatiques naissent dans presque tous les points du corps par des radicules disposées en réseaux très-fins, superficiels et profonds. Ces radicules n'ont pas d'orifices béants, et leur continuité avec les capillaires sanguins n'est pas démontrée par l'observation anatomique.

Les réseaux d'origine se déploient dans le tissu cellu-leux qui entoure les organes et qui entre dans leur orga-nisation ; ils sont abondants sous les séreuses, dans l'é-paisseur des membranes tégumentaires et surtout à la membrane de l'intestin, où les premières radicules, dis-posées en petits faisceaux, forment la base des villosités. Ils sont au contraire peu développés dans les tissus car-tilagineux et osseux, et en général dans les parties ren-fermant peu de tissu cellulaire. Les productions pileuses et cornées, de même que l'épiderme, sont complétement dépourvues de lymphatiques ; et jusqu'à présent, ces

vaisseaux n'ont pas été reconnus dans les centres nerveux, l'œil, l'oreille interne et le placenta.

TRAJET.

Situation. — Connexions.

Les vaisseaux lymphatiques sont généralement disposés sur deux plans : l'un *profond,* satellite des vaisseaux sanguins profonds, l'autre *superficiel,* placé à la
surface des organes ou sous la peau, satellite ou non des
veines superficielles. En effet, beaucoup de lymphatiques
ont une marche indépendante, mais ces vaisseaux sont
en grand nombre autour des grosses veines sous-cutanées;
aussi remarque-t-on, aux membres, que le plan superficiel, à peu près réparti partout, est toujours plus abondant à la face interne.

Direction.

Généralement parallèles au grand axe du corps ou des
régions qu'ils parcourent, les lymphatiques peuvent offrir, dans leur direction, beaucoup de variétés.

Ils sont peu flexueux, mais ne convergent pas toujours.

Anastomoses.

La tendance des lymphatiques à s'anastomoser et conséquemment à se disposer en réseau, non-seulement à
leur origine, mais aussi dans leur trajet, est encore plus
manifeste que pour le système veineux.

Les anastomoses, très multipliées, n'offrent pas autant
de variétés ni d'importance que dans les vaisseeux sanguins. Le plus souvent un lymphatique s'ouvre directement dans le vaisseau voisin ; ou bien il se bifurque et
ses branches se rendent à chacun des collatéraux ; ou

encore deux branches provenant d'un même vaisseau se
réunissent en une seule, après un certain trajet, etc.
Quelquefois aussi deux lymphatiques se côtoyent sans
s'anastomoser.

Irrégularités de calibre.

Au lieu de se réunir, à la manière des veines, en devenant moins nombreux et de calibre progressivement
croissant, les lymphatiques, malgré les réunions anastomotiques qu'ils effectuent dans leur trajet, conservent
presque tous à peu près leur calibre primitif ou l'augmentent fort peu.

Ainsi, il n'est pas rare de voir un de ces vaisseaux offrir un diamètre égal ou même inférieur à celui du vaisseau qui l'a fourni.

Ganglions.

Sur le trajet des vaisseaux lymphatiques se trouvent,
de distance en distance, des corps obronds nommés *ganglions*. Ces renflements nombreux sont situés principalement dans les mésentères, à la racine des poumons,
près des gros troncs veineux, le long du rachis, sous la
base de la langue, au pli des grandes articulations, au
point de jonction des membres avec le tronc, et, en général, dans les endroits où le tissu celluleux est abondant.

Le volume normal des ganglions lymphatiques peut
varier depuis celui d'une lentille jusqu'à celui d'une
amande. Les plus gros sont ceux de l'aine, de l'entrée de
la poitrine, du mésentère et du poumon; mais dans ces
différentes régions il en est aussi d'un bien moindre volume.

Les distances qui les séparent sont très-variées; ceux

des viscères sont plus rapprochés les uns des autres que ceux des autres parties du corps.

Les vaisseaux lymphatiques, nombreux et fins, qui pénètrent dans les renflements ganglionnaires sont dits *afférents ;* ceux qui, de l'autre côté, en sortent, moins nombreux et plus gros, sont nommés *efférents.*

Il arrive souvent que des lymphatiques passent près des ganglions sans y aborder ; mais il est rare qu'un lymphatique parvienne au canal thoracique sans s'être dégorgé au moins dans un ganglion ; et cela ne se présente jamais chez l'homme.

TERMINAISON.

Tous les vaisseaux lymphatiques aboutissent à deux troncs inégaux, le *canal thoracique* et le *canal lymphatique droit,* qui se dégorgent dans les gros troncs veineux voisins du cœur, mais en des points variables, comme dernier caractère de l'irrégularité générale de tout le système.

PROPRIÉTÉS PHYSIQUES.

1° *Vaisseaux.* — Presque *transparents* ou *blanchâtres,* les lymphatiques, proportionnellement à l'épaisseur de leurs parois, sont plus *résistants* que les vaisseaux sanguins.

Très-*extensibles,* ils peuvent offrir de grandes variations de volume, suivant leur état de plénitude ou de vacuité ; au reste, leur *élasticité* est démontrée par le jet du liquide, quand on pique un vaisseau plein.

Enfin, ils sont très-*perméables* surtout à leurs radicules.

2° *Ganglions.* — Généralement *consistants,* les ganglions lymphatiques ont une *couleur* d'un blanc jaunâtre qui varie suivant les régions : ainsi leur teinte est grisâtre ou légèrement rosée dans les mésentères, jaunâtre au foie, brune à la rate, grise ardoisée au poumon, etc.

STRUCTURE DES VAISSEAUX.

Les parois des vaisseaux lymphatiques, formées, comme celles des veines, de trois membranes superposées, sont beaucoup plus minces et conséquemment plus difficiles à étudier.

La *tunique externe,* filamenteuse, condensée et très-mince, est de nature dartoïque, élastique et contractile comme celles des vaisseaux sanguins.

La *tunique mitoyenne,* confondue avec l'externe, est difficile à démontrer ; elle est formée de fibres élastiques très-ténues, à peu près transparentes ou d'un blanc légèrement grisâtre, ces fibres, presque toutes longitudinales, présentent aussi quelques petits faisceaux superficiels, à peu près circulaires : c'est ce qui explique la dilatibilité transversale des lymphatiques, et leur résistance dans le sens de la longueur.

La *tunique interne,* mince et fragile, se déchire la première quand les vaisseaux sont distendus en long.

Les replis valvuleux que forme la membrane interne, plus multipliés que dans les veines, affectent, du reste, la même disposition essentielle. Généralement rhomboïdales, paraboliques ou semi-lunaires, ces valvules sont plus nombreuses dans les petits vaisseaux, où elles sont une à une et peu distantes, que dans les gros troncs où elles sont disposées par paires et plus espacées. Il y en a toujours une au point de jonction des branches. Elles offrent, du reste, beaucoup d'irrégularités sous le rapport du nombre, de la forme et de la distance qui les sépare. Peu développées dans les vaisseaux du foie, du poumon et de l'utérus, elles permettent aux injections de passer facilement des branches dans les réseaux d'origine.

Vaisseaux et Nerfs.

Les *vaisseaux* et les *nerfs* de nutrition des canaux lymphatiques sont extrêmement fins et à peu près invisibles.

STRUCTURE DES GANGLIONS.

Dans l'intérieur des ganglions, les ramuscules des lymphatiques afférents et les radicules des efférents forment un enlacement plexueux et s'abouchent fréquemment, d'où résultent des aréoles communicantes. On peut donc comparer les renflements ganglionnaires à des plexus resserrés, et cela d'autant plus justement que dans certains animaux, chez les oiseaux, par exemple, les ganglions sont remplacés par de vrais plexus.

Les cellules des ganglions renferment un fluide plus épais que celui des vaisseaux ; et ces cavités sont entourées d'une substance amorphe, blanchâtre.

Une membrane fibro-celluleuse, assez dense et extensible, constitue l'enveloppe des ganglions et fournit des prolongements dans leur épaisseur.

Des *vaisseaux sanguins,* et surtout des *veines,* sont abondants et développés dans les renflements ganglionnaires, mais ne s'anastomosent pas avec les vaisseaux lymphatiques.

Enfin, des *filets nerveux* très-fins président à la vitalité et aux fonctions des ganglions lymphatiques.

PROPRIÉTÉS VITALES ET MORBIDES.

La *sensibilité* générale du système lymphatique, normalement obscure, se développe dans l'état inflammatoire, par exemple dans le cas de farcin aigu.

Les vaisseaux sont doués de *contractilité,* et cette propriété est rendue manifeste lorsqu'on les voit, sous l'influence de l'air, se vider du liquide qu'ils renferment. Ils conservent cette faculté même quelque temps après la mort.

Dans l'intérieur des ganglions se passent des phénomènes d'absorption par lesquels la lymphe ou le chyle sont modifiés.

Les vaisseaux lymphatiques du poumon, ceux de l'intestin, etc., renferment quelquefois une substance qui paraît identique avec la matière tuberculeuse.

Les ganglions peuvent se tuméfier, se durcir, devenir tuberculeux, se ramollir, etc., comme on le voit dans la morve et le farcin, maladies qui attaquent plus spécialement le système lymphatique. Dans ces mêmes affections, les vaisseaux se dilatent, s'épaississent, s'engorgent, forment des cordes, des boutons qui s'abcèdent, etc.

Les blessures des vaisseaux lymphatiques, si ce n'est celles du canal thoracique, sont généralement sans danger ; c'est ce qu'on observe quand on pratique l'ouverture des boutons farcineux, l'ablation des cordes de même nature ou l'extirpation des ganglions malades et engorgés. Ces lésions se cicatrisent à peu près comme celles des autres vaisseaux, et le cours de la lymphe suit les voies collatérales qui lui sont ouvertes par les nombreuses anastomoses.

DIFFÉRENCES RELATIVES A L'AGE.

Dans la jeunesse, les propriétés vitales des vaisseaux et des ganglions lymphatiques sont plus marquées que dans les périodes qui suivent. Alors aussi, les ganglions sont plus mous et plus volumineux.

Dans la vieillesse, ces renflements se durcissent et s'atrophient ; ils s'ossifient rarement.

DIFFÉRENCES RELATIVES A L'ESPÈCE D'ANIMAL.

Généralement plus développé chez les herbivores que dans les carnivores, le système lymphatique est plus considérable chez les didactyles que dans le cheval et le porc ; il l'est beaucoup moins chez le chien et le chat ; mais dans ces derniers animaux, les chylifères sont abondants et d'une blancheur qui les rend très-visibles.

Enfin, quelle que soit l'espèce d'animal, l'appareil lymphatique est toujours plus marqué dans les individus d'un tempérament mou que chez ceux dont la constitution est énergique.

MODE DE PRÉPARATION.

L'étude des lymphatiques exige des préparations délicates ; après avoir choisi un sujet maigre et pas trop avancé en âge, on fait au moyen du mercure des injections partielles, c'est-à-dire limitées à la région qu'on veut examiner, et toujours on procède des radicules vers les branches.

L'appareil à injection le plus simple et le meilleur est un tube en verre que l'on suspend à une hauteur de 4 à 5 décimètres ; de la partie inférieure de ce cylindre part un tuyau élastique terminé par un ajoutoir à robinet, prolongé lui-même par un tube capillaire en verre, au moyen duquel on pique la surface qu'on veut injecter.

La piqûre doit être superficielle ; et, si elle correspond bien à un vaisseau lymphatique, on voit bientôt le mercure, pressé par la hauteur de sa colonne, filer successivement d'un vaisseau dans un autre, en dessinant des lignes argentées qui se réunissent et deviennent assez

8

rapprochées pour donner l'aspect d'un réseau serré, ou d'une brillante lame métallique à certaines surfaces riches en lymphatiques, comme la pituitaire, la muqueuse linguale ou la séreuse du foie.

L'injection peut ainsi s'étendre et parvenir jusqu'aux ganglions; mais il arrive souvent que les vaisseaux se rupturent. Quelquefois, l'injection ne réussit pas parce que la piqûre n'a pas été faite exactement sur le vaisseau lymphatique, ou bien parce que le mercure se répand dans les vaisseaux sanguins, dont le réseau a été ouvert en même temps.

Le canal thoracique est injecté facilement d'arrière en avant avec un liquide coloré ou avec du suif, après avoir lié le tronc veineux brachial gauche; mais on le trouve suffisamment gonflé, si, quelques heures avant de sacrifier l'animal, on a eu soin de lui donner des aliments. Par ce même moyen, les chylifères sont remplis et parfaitement visibles.

FONCTIONS.

Les chylifères versent dans le canal thoracique le fluide qu'ils ont absorbé dans l'intestin, c'est-à-dire le *chyle*, ce produit de la digestion destiné à renouveler la substance des organes.

Les lymphatiques des autres points du corps transportent vers le centre le produit des absorptions variées qu'ils ont effectuées sur les solides et les liquides : la *lymphe* ou le *sang blanc* n'est donc pas, comme le chyle, un fluide devant servir à la composition du corps; elle est constituée, au contraire, par une partie des matériaux provenant de la décomposition des organes. Outre ces produits de l'absorption intersticielle, opérée de concert avec les veines, mais plus lentement, les lymphatiques renferment aussi les substances étrangères à l'organisme qu'ils ont pu absorber accidentellement sur les surfaces libres ou tégumentaires ; aussi la lymphe est-elle un liquide hétérogène, impropre à la nutrition, ayant besoin, par conséquent, de subir des modifications profondes.

En effet, la lymphe et le chyle, dans leur trajet, traversent les ganglions, où ils sont soumis à une élaboration préalable ; ensuite, ces deux liquides dissemblables sont mélangés, au moins en grande partie, dans le canal thoracique, avant d'être versés dans le système veineux qui les conduit, mêlés au sang noir, dans le poumon ; et, là, cette masse hétérogène reçoit, par le contact de l'air, le caractère essentiel de liquide vivifiant et rénovateur.

Pour favoriser la progression des fluides qu'ils contiennent, les lymphatiques sont disposés en deux plans, ils ont de fréquentes anastomoses, de nombreuses valvules, et leurs parois sont douées de contractilité. Malgré ces conditions favorables, la marche du sang blanc est lente et peu régulière ; conséquence inévitable de l'absence d'impulsion de la part du cœur, et de ce que les canaux lymphatiques, extensibles et étroits, ont une capacité totale qui, au lieu d'être progressivement décroissante, offre une succession d'irrégularités.

DES LYMPHATIQUES
EN PARTICULIER.

—

La marche à suivre dans la description des lymphatiques est analogue à celle qui est observée pour l'étude des veines. Ainsi, après la description du *canal thoracique* et du *tronc lymphatique droit*, seront examinés les *lymphatiques* qui, des différentes parties du corps, se rendent à ces canaux communs, et en même temps les *ganglions* que ces vaisseaux traversent avant de parvenir au centre.

En conséquence, les lymphatiques seront étudiés successivement aux *membres postérieurs,* au *bassin,* à l'*abdomen,* au *thorax,* à la *tête,* au *cou* et aux *membres antérieurs.*

DU CANAL THORACIQUE.

Destination.

Le *canal thoracique* est le confluent de presque tous les lymphatiques du corps.

Calibre.
Etendue.

D'un calibre irrégulier, il commence dans l'abdomen et se prolonge dans le thorax jusqu'à l'entrée de cette cavité.

Direction.

Dirigé obliquement d'arrière en avant et de droite à gauche, il croise en avant la colonne vertébrale, et décrit, vers sa terminaison, une courbe à concavité inférieure.

Origine.

L'*origine* du canal thoracique a lieu à la partie supérieure et antérieure de la cavité abdominale, au niveau de la grande mésentérique, par une dilatation où se rendent cinq ou six branches principales, formées par les chylifères et par tous les lymphatiques de la section postérieure du corps. Cette dilatation, nommée *réser-*

voir sous-lombaire ou *de Pecquet, citerne du chyle,* Réservoir sous-lombaire. est située au niveau de la deuxième et de la troisième vertèbres des lombes, près et à droite du corps de ces vertèbres. Elle répond, *en haut,* au petit psoas et au tendon du pilier droit du diaphragme ; *en bas,* à l'aorte et à la veine cave postérieure.

Ensuite, le canal thoracique compris entre l'aorte et Trajet. Rapports l'azygos franchit l'arcade aortique du diaphragme, et pénètre dans le thorax.

Dans son *trajet* pectoral, il est couché au côté droit des vertèbres, entre l'aorte et l'azygos ; entouré d'une couche adipeuse, il répond en haut aux artères inter-costales postérieures droites, et se trouve revêtu en bas par la plèvre.

Au niveau de la sixième vertèbre dorsale, le canal thoracique se dévie vers la gauche, passe au-dessus de l'aorte postérieure, et longe le côté gauche de l'œso-phage, sous la plèvre médiastine. Plus en avant, il aban-donne l'œsophage et s'incurve en bas, en formant une crosse analogue à celle de l'azygos ou de l'aorte. Il par- Terminaison. vient ainsi à l'entrée du thorax, où il se dégorge dans le tronc veineux brachial gauche. Son orifice est garni d'une ou deux valvules, qui ne sont pas assez dévelop-pées pour s'opposer entièrement à l'entrée du sang, sur-tout dans le cas de mort violente.

Les *anomalies* que peut présenter le canal thora- Anomalies. cique sont nombreuses ; elles se font remarquer dans son trajet et à sa terminaison. Quelquefois, ce canal est divisé en plusieurs branches inégales, anastomotiques ou non entre elles, et se réunissant en un seul tronc, après un trajet plus ou moins long ; ou bien il se par-tage en deux branches, l'une à droite, l'autre à gauche, se rendant chacune au tronc brachial correspondant.

La terminaison du canal thoracique peut avoir lieu, du côté gauche, par plusieurs divisions ouvertes dans le tronc brachial et dans les veines voisines. Quelquefois aussi le canal ne passe pas à gauche et va s'ouvrir dans le tronc brachial droit, isolément ou après s'être réuni au canal lymphatique droit ; dans ce cas, les lymphatiques qui aboutissent au côté gauche de l'entrée de la poitrine se dégorgent dans les veines de cette région.

Calibre.

Le *calibre* du canal thoracique, dont le diamètre moyen est à peu près celui de l'index ou du petit doigt, est loin d'être uniforme et régulier. D'abord dilaté, puis plus étroit, il s'élargit vers sa terminaison, et ces dilatations ou ces rétrécissements ne sont point, comme dans les autres canaux de l'appareil circulatoire, en harmonie avec le nombre ou le volume plus ou moins considérables des vaisseaux affluents.

Valvules.

Enfin, le canal thoracique est pourvu de valvules peu nombreuses, il est vrai, mais qui s'opposent aux injections poussées d'avant en arrière; elles sont disposées par paires séparées les unes des autres par de grands intervalles.

DU TRONC LYMPHATIQUE DROIT.

Dimensions.

Le *tronc lymphatique droit* est un vaisseau dont le diamètre peut atteindre, au plus, celui d'une plume d'oie;

Situation.
Trajet.

long d'environ 15 à 16 centimètres, et situé en avant de l'entrée de la poitrine, au bord inférieur du scalène et sur le côté droit de la trachée, il suit une direction oblique en bas, en arrière et en dedans.

Rapports.

Il répond, surtout en bas, à de gros ganglions prépectoraux et réunit les lymphatiques qui viennent du côté droit de la tête et du cou, du membre antérieur droit, et de la portion antérieure droite du thorax.

Enfin, il se termine ordinairement dans le tronc vei- Terminaison.
neux brachial droit.

VAISSEAUX LYMPHATIQUES
QUI ABOUTISSENT AU RÉSERVOIR SOUS-LOMBAIRE.

Les vaisseaux lymphatiques, qui se rendent au réservoir lombaire ou à la portion abdominale du canal thoracique, sont : ceux des membres postérieurs, ceux des
parois du bassin et des organes pelviens, ceux des parois
de l'abdomen et ceux des viscères abdominaux.

GANGLIONS ET VAISSEAUX LYMPHATIQUES
des membres postérieurs.

A. Les ganglions lymphatiques des membres posté- Ganglions.
rieurs sont situés dans la région poplitée et dans la ré·
gion inguinale : les *ganglions poplités,* au nombre de
trois ou quatre, sont profonds et peu développés ; les
ganglions inguinaux forment deux plans, l'un profond,
l'autre superficiel, séparés l'un de l'autre par l'aponévrose
crurale ; les *profonds* sont peu considérables, les *superficiels* sont plus nombreux et plus gros.

B. Les vaisseaux lymphatiques profonds et superfi- Vaisseaux.
ciels des membres postérieurs naissent du pied et de
toutes les parties qu'ils traversent pour arriver aux ganglions. -

Les *profonds,* peu nombreux, suivent les vaisseaux Plan profond
sanguins tibiaux antérieurs et postérieurs, passent par
les ganglions poplités et montent profondément avec la
veine et l'artère fémorale jusqu'aux ganglions inguinaux
profonds.

Les *superficiels,* en nombre considérable, naissent Plan super-
ficiel.
surtout de la peau et forment dans leur ensemble un ré-

seau qui entoure le membre. Mais les vaisseaux les plus
développés et les plus nombreux sont ceux de la face interne; ils accompagnent les veines superficielles et principalement la saphène. Presque tous parviennent aux
ganglions superficiels de l'aine qu'ils traversent, après
avoir communiqué, en ce dernier point ainsi que dans
les autres régions, avec les vaisseaux du plan profond.
Enfin quelques lymphatiques de la face interne de la
cuisse et de la fesse montent et se réunissent à ceux de
la croupe.

VAISSEAUX LYMPHATIQUES SUPERFICIELS

de la croupe, des parois inférieures et postérieures de l'abdomen,
et des organes génitaux externes.

En outre des lymphatiques qui viennent des membres
postérieurs, les ganglions inguinaux reçoivent les vaisseaux superficiels de la croupe, ceux des parois inférieures et postérieures de l'abdomen, ceux du périnée et
des organes génitaux externes, c'est-à-dire du fourreau
et des bourses chez le mâle, de la vulve et de la superficie
des mamelles chez la femelle.

GANGLIONS ET VAISSEAUX LYMPHATIQUES

du bassin.

Ganglions.   A. Les principaux ganglions lymphatiques du bassin
sont distingués, d'après leur situation, en *iliaques* et en
sacrés : les premiers sont voisins des gros troncs vasculaires, et les seconds sont placés sous le sacrum.

Vaisseaux.   B. Les vaisseaux qui se rendent à ces ganglions pelviens sont d'abord ceux qui viennent de l'épaisseur des
parois et qui suivent les vaisseaux sanguins fessiers an-

térieurs et postérieurs, obturateurs, etc.; puis ceux des organes pelviens, rectum, vessie, vésicules séminales, vagin, col de l'utérus, etc.; enfin ceux qui viennent du pénis ou des parties profondes des mamelles, après avoir traversé quelques ganglions sous-pelviens.

Ces vaisseaux communiquent avec les lymphatiques superficiels de la croupe, du périnée, des organes génitaux externes, etc., et ils se rendent avec ceux du membre postérieur aux ganglions lombaires.

GANGLIONS ET VAISSEAUX LYMPHATIQUES
de l'abdomen.

A. Les ganglions lymphatiques de l'abdomen sont situés sous les lombes et distingués en *lombaires médians* et *lombaires latéraux :* les premiers, placés en avant et en arrière des ganglions mésentériques, au-dessous de l'aorte et de la veine cave, reçoivent les vaisseaux qui procèdent des viscères abdominaux autres que l'intestin; les seconds, plus profonds et disposés près du corps de chaque vertèbre lombaire, sont traversés par les lymphatiques des parois abdominales supérieures, inférieures et latérales.

Ganglions.

B. Les vaisseaux lymphatiques superficiels et profonds qui émanent des lombes et des parois du flanc, suivent les veines de ces régions et s'embranchent avec les lymphatiques superficiels du bassin et avec ceux qui, des parois abdominales inférieures, se rendent aux ganglions inguinaux ; et, de même que les lymphatiques des membres postérieurs qui ont traversé ces derniers renflements, ils aboutissent aux ganglions lombaires latéraux.

Vaisseaux.

Les vaisseaux qui se rendent aux ganglions lombaires médians les plus reculés sont ceux du testicule et du cordon testiculaire, ou ceux des ovaires et de l'utérus,

Lymphatiques des organes génitaux internes.

qui prennent un grand développement pendant la gestation.

Tous les lymphatiques qui ont traversé les ganglions
lombaires latéraux et médians se rassemblent en deux
ou trois branches qui vont s'ouvrir dans le réservoir de
Pecquet: ce sont, en conséquence de ce qui précède,
tous les vaisseaux des membres postérieurs, des parois
du bassin, des organes génitaux externes, des viscères
pelviens et des parois abdominales postérieures ; il résulte aussi des détails précédents que la plupart de ces
vaisseaux, excepté ceux de l'utérus, du testicule, etc., ne
sont parvenus aux ganglions lombaires qu'après avoir
traversé d'autres ganglions, inguinaux ou pelviens.

Lymphatiques des parois ab-dominales exté-rieures. Les lymphatiques des parois abdominales antérieures
se rendent aux ganglions lombaires latéraux situés en
avant des mésentériques, et de là au canal thoracique.
Parmi ces vaisseaux, les superficiels s'anastomosent en
haut, en bas et sur les côtés avec ceux du thorax ; les
profonds qui suivent la face abdominale du diaphragme
ont des branches qui, à diverses hauteurs, passent à
travers cette cloison, et vont se réunir à ceux de la poitrine qui rampent sur la face opposée. Enfin, ceux du
côté gauche passent au-dessus de l'aorte pour gagner le
canal thoracique.

Dans cette même région, les ganglions sous-lombaires
médians reçoivent les lymphatiques des *reins,* des *capsules surrénales,* du *foie,* du *pancréas,* de la *rate* et
de l'*estomac.* Tous ces vaisseaux, après avoir traversé
les ganglions, se réunissent en une ou deux branches et
s'ouvrent dans le canal thoracique, ou même dans le
réservoir lombaire.

Lymphatiques des reins. Les *lymphatiques des reins* suivent les vaisseaux
sanguins et reçoivent ceux des capsules surrénales ; ils

sont développés et naissent dans ces organes par deux plans.

Les *lymphatiques du foie* sont abondants et faciles à étudier, aussi furent-ils les premiers connus. Les superficiels forment sous la capsule séreuse un réseau serré qui communique avec les profonds. Ceux de la face antérieure donnent deux ou trois branches qui s'échappent par le sillon de la veine cave, s'unissent à des rameaux diaphragmatiques, passent à travers les piliers et gagnent dans la poitrine le canal thoracique. Ceux de la face postérieure, superficiels et profonds sortent par le grand sillon du foie, passent par quelques ganglions spéciaux d'une teinte foncée, et se réunissent en une ou deux branches qui gagnent les ganglions lombaires, puis le canal thoracique, après avoir rassemblé les lymphatiques de la rate, de l'estomac, du pancréas et de l'épiploon. *Lymphatiques du foie.*

Les *lymphatiques de la rate* sont nombreux et procèdent de tous les points de ce viscère pour former sous la séreuse un réseau dont les branches passent par les ganglions brunâtres situés dans la scissure splénique, pour gagner ensuite les ganglions lombaires, et se réunir à l'une des branches hépatiques. *Lymphatiques de la rate.*

Les *lymphatiques de l'estomac* forment des réseaux profonds et superficiels, et sortent entre les lames péritonéales au niveau des courbures où se trouvent de petits ganglions; ils rassemblent les lymphatiques de l'épiploon et se réunissent, les uns aux branches spléniques, les autres aux rameaux hépatiques. *Lymphatiques de l'estomac.*

Les *lymphatiques du pancréas* sont abondants et traversent plusieurs ganglions pancréatiques voisins du tronc cœliaque; ils se joignent aux vaisseaux voisins qui s'élèvent de la rate, du foie ou de l'estomac. *Lymphatiques du pancréas.*

GANGLIONS ET VAISSEAUX LYMPHATIQUES
des intestins.

Ganglions. A. Les ganglions lymphatiques des intestins sont nombreux et d'ordre différents : les uns, accolés au tube intestinal dans toute sa longueur, sont peu volumineux et, situés à son bord, adhèrent, entre les deux lames écartées du péritoine ; les autres, éloignés de l'intestin, sont rassemblés en haut du mésentère, et forment deux groupes principaux : le premier, propre à l'intestin grêle, au cœcum et au gros colon, constitue les *ganglions mésentériques proprement dits ;* le second, particulier au petit colon et à la partie antérieure du rectum, fait partie des *ganglions lombaires médians.*

G. mésentériques. Les ganglions mésentériques sont remarquables par leur grand nombre, leur volume qui est varié et leur couleur grise ou rosée. Ils sont abondants et volumineux, surtout autour de la grande mésentérique.

Vaisseaux. B. Les vaisseaux lymphatiques qui s'élèvent de l'intestin sont : les uns des *lymphatiques proprement dits,* naissant par des réseaux profonds et superficiels de tous les points de l'intestin ; les autres des *chylifères,* procédant des villosités intestinales et, conséquemment, plus particuliers à l'intestin grêle.

Intestin grêle. — Les *lymphatiques proprement dits* avant de s'engager entre les lames du mésentère, marchent d'abord près de l'intestin grêle parallèlement à ce canal dans une longueur variable, puis ils montent vers les ganglions mésentériques.

Vaisseaux chylifères. Les *chylifères,* encore nommés *vaisseaux lactés,* sont difficiles à distinguer des lymphatiques proprement dits lorsque l'animal est à jeun, parce qu'alors les deux ordres de vaisseaux sont également transparents. Mais pendant la digestion les chylifères remplis de chyle sont faciles à étudier : ils ont l'aspect de lignes blanches peu flexueuses, peu anastomotiques et noueuses ; ce dernier caractère les distingue des filets nerveux voisins. Ces vaisseaux rencontrent sur leur trajet quelques petits ganglions isolés, et parviennent tous au groupe antérieur des ganglions mésentériques qu'ils traversent en formant des branches successivement plus grosses et moins nombreuses qui, en définitive, s'ouvrent dans le réservoir de Pecquet.

Cœcum et gros colon. — Les lymphatiques du cœcum et du gros colon naissent, comme les autres, par deux réseaux, l'un sous-péritonéal, l'autre sous-muqueux, communiquant ensemble ; ils passent par les ganglions annexés aux bords adhérents de ces intestins ; puis ils suivent, entre les liens péritonéaux, les vaisseaux sanguins, et viennent traverser le groupe postérieur des ganglions mésentériques pour se terminer ensuite au réservoir sous-lombaire.

Petit colon et rectum. — Les vaisseaux qui procèdent du petit colon et de la partie antérieure du rectum aboutissent aux ganglions lombaires médians, situés en avant de ceux qui reçoivent les lymphatiques du testicule ou de l'utérus ; et, en se réunissant à d'autres branches, ils arrivent au réservoir sous-lombaire qu'ils concourent à former.

VAISSEAUX LYMPHATIQUES

QUI ABOUTISSENT AU CANAL THORACIQUE

dans son trajet pectoral.

Le canal thoracique reçoit, dans son trajet pectoral, les lymphatiques des parois du thorax, ceux des organes thoraciques, de la moitié gauche de la tête et du cou et du membre antérieur gauche.

GANGLIONS ET VAISSEAUX LYMPHATIQUES
des parois du thorax.

Ganglions. A. Les ganglions des parois thoraciques sont distingués en *superficiels* et en *profonds* : les premiers sont placés sur le trajet de la veine sous-cutanée thoracique ; parmi les seconds, les uns sont voisins de la veine thoracique interne, et correspondent comme les premiers à chaque espace intercostal, les autres occupent avec les vaisseaux sanguins, les espaces intercostaux, d'autres enfin sont sous-dorsaux et situés près du corps de chaque vertèbre dorsale.

Vaisseaux. B. Les vaisseaux lymphatiques des parois du thorax sont superficiels ou profonds et communiquent tous ensemble. Les superficiels inférieurs et latéraux, réunis à ceux des parois inférieures et latérales de l'abdomen, suivent principalement la veine sous-cutanée thoracique, traversent les ganglions annexés à ce vaisseau, et parviennent aux ganglions pré-pectoraux ; ils s'ouvrent ensuite, à gauche, dans la terminaison du canal thoracique, et du côté droit dans le tronc lymphatique droit. Dans leur trajet, ces vaisseaux communiquent, en haut, avec les lymphatiques superficiels supérieurs, et profondément avec ceux qui accompagnent les vaisseaux sanguins thoraciques internes et intercostaux.

Lymphatiques superficiels supérieurs. Les vaisseaux superficiels supérieurs ou de la région dorsale communiquent en arrière avec ceux des lombes, en avant avec ceux de la base du cou, et, de chaque côté avec les lymphatiques superficiels des côtes. Ils suivent les vaisseaux sanguins, pénètrent ainsi dans le thorax, où, après s'être réunis aux lymphatiques intercostaux, ils passent par les ganglions sous-dorsaux et gagnent ensuite le canal thoracique.

Les lymphatiques profonds des parois thoraciques **Lymphatiques profonds.** sont les uns sous la plèvre pariétale, les autres sous les muscles, avec les vaisseaux sanguins pariétaux. Ceux de la partie inférieure suivent la veine susternale, passent par les ganglions adjacents et se rendent en majeure partie dans les ganglions de l'entrée de la poitrine. Du reste, ils communiquent en arrière avec les vaisseaux de la paroi diaphragmatique, et en haut avec les intercostaux.

Les vaisseaux qui occupent la paroi diaphragmatique **Lymphatiques du diaphragme.** montent sous la plèvre, communiquent avec ceux de l'abdomen, et se terminent aux ganglions dorsaux postérieurs ou directement dans le canal thoracique.

Les lymphatiques intercostaux suivent les vaisseaux **Lymphatiques intercostaux.** sanguins correspondants, traversent les petits ganglions placés sur leur trajet et communiquent en dehors avec les lymphatiques superficiels des côtes, en dedans avec les vaisseaux sous-pleuraux. Ils gagnent les ganglions sous-dorsaux et s'ouvrent ensuite dans le canal thoracique; dans la moitié postérieure du thorax, ceux du côté gauche passent au-dessus de l'aorte pour arriver au canal commun; antérieurement, les lymphatiques intercostaux se réunissent à ceux du médiastin pour gagner la crosse du canal thoracique; ou bien, anastomosés avec ceux de la paroi inférieure, ils arrivent aux ganglions de l'entrée de la poitrine.

GANGLIONS ET VAISSEAUX LYMPHATIQUES
des viscères thoraciques.

A. Les ganglions des viscères thoraciques sont situés **Ganglions.** entre les lames des médiastins antérieur et postérieur, près de l'œsophage, à la racine des poumons, à la base du cœur, près de l'aorte et de la veine cave antérieures.

Les plus remarquables sont ceux des poumons : les uns, nommés *pulmonaires,* sont petits et situés dans l'épaisseur du viscère le long des divisions bronchiques; les autres, nommés *bronchiques,* sont gros, nombreux, d'une teinte brune ou grise foncée, et occupent la racine des lobes pulmonaires.

G. pulmo-
naires.

G. bron-
chiques.

Vaisseaux. B. Les vaisseaux lymphatiques du médiastin postérieur naissent de l'*œsophage,* passent par les ganglions voisins, communiquent avec les lymphatiques du diaphragme, et se rendent en haut aux ganglions sous-dorsaux, et surtout en avant aux ganglions bronchiques.

Les lymphatiques compris dans le médiastin antérieur procèdent de l'*œsophage,* de la *trachée,* du *thymus,* etc.; ils s'anastomosent en haut avec les vaisseaux dorsaux et intercostaux antérieurs; en arrière, ils communiquent avec les vaisseaux et les ganglions cardiaques; et en avant ils gagnent les ganglions pré-pectoraux ou s'ouvrent directement, soit dans le canal thoracique, soit dans le tronc lymphatique du côté droit.

Lymphatiques du cœur. Les lymphatiques du *cœur,* tant superficiels que profonds, et ceux du *péricarde* se rendent aux ganglions cardiaques et quelques-uns aux ganglions bronchiques; puis ils gagnent presque tous la crosse du canal thoracique.

Lymphatiques du poumon. Les lymphatiques du *poumon* sont abondants, et les vaisseaux profonds communiquent avec ceux du plan superficiel. Les premiers traversent les petits ganglions pulmonaires, et, à leur sortie du poumon, ils se réunissent aux superficiels pour passer à travers les ganglions bronchiques et se terminer presque tous dans la crosse du canal thoracique.

GANGLIONS ET VAISSEAUX LYMPHATIQUES
de la tête.

A. Plusieurs ganglions, généralement peu développés, sont situés à la nuque, dans l'épaisseur des joues, sous l'arcade zygomatique et profondément près de la base du crâne.

Ganglions.

D'autres, plus considérables, occupent la région gut-turale ou sous-parotidienne, en arrière du pharynx et du larynx, près des grosses divisions de la carotide et de la jugulaire.

G. gutturaux.

Enfin, les principaux ganglions de la tête, nommés *sous-maxillaires* ou *sous-linguaux*, sont placés super-ficiellement dans l'espace inter-maxillaire, au niveau de la base de la langue ; quelques-uns de ce groupe, plus petits et plus profonds, sont situés au devant du larynx. Les ganglions sous-linguaux sont remarquables non-seulement par leur volume, mais aussi parce que, rece-vant presque tous les lymphatiques de la face, ils déno-tent par leur engorgement l'état morbide de la muqueuse qui tapisse les cavités nasales.

G. sous-lin-guaux.

B. Les vaisseaux lymphatiques de la face sont disposés en deux plans, l'un superficiel, l'autre profond, commu-niquant entre eux par plusieurs points.

Vaisseaux.

Les lymphatiques superficiels des lèvres, des naseaux, des joues, du chanfrein et des paupières, forment sous la peau un réseau remarquable ; les principaux suivent les vaisseaux sanguins maxillaires externes, sous-zygo-matiques, etc., et arrivent ainsi aux ganglions sous-maxil-laires et aux gutturaux. En avant, les vaisseaux des lèvres et des naseaux communiquent avec les lymphatiques pro-fonds de la bouche et des cavités nasales ; sur les côtés, les vaisseaux superficiels et profonds des joues s'anasto-

Lymphatiques superficiels de la face.

9

mosent à travers les parois buccales ; enfin , au niveau
du bord antérieur du masséter externe, presque tout le
plan superficiel des joues, des paupières et du chanfrein,
envoie profondément de nombreux rameaux qui suivent
la veine buccale, et se réunissent aux lymphatiques sortant du nez, des parties accessoires de l'œil, des parois
de la bouche, et plus postérieurement à ceux du pharynx
et de la langue, pour aller ensuite aux ganglions sous-
linguaux.

Lymphatiques profonds de la face. Les lymphatiques profonds de la face sont ceux des
cavités nasales, des différentes parties de la bouche, des
organes accessoires de l'œil, du pharynx et du larynx.

L. des cavités nasales. Les lymphatiques des cavités nasales, abondants et faciles à injecter au mercure, forment sous la pituitaire un
réseau serré ; les principaux suivent les veines , sortent
par le trou nasal , et , après différentes anastomoses, se
rendent aux ganglions sous-linguaux.

L. de la bouche. Les lymphatiques des parois de la bouche se déploient
sous la muqueuse buccale, et se dirigent en bas, entre les
muscles de la langue, pour gagner les ganglions sous-
linguaux. Ils s'anastomosent en arrière avec les vaisseaux
de la langue et ceux du pharynx.

L. de la langue. Les lymphatiques de la langue sont très-abondants, et
forment sous la muqueuse un réseau à fines mailles, qui
entoure l'organe et procède de ses diverses papilles,
comme l'ont démontré les injections récentes de M. Sap-
pey. Ce plexus superficiel, plus considérable en arrière,
s'unit aux lymphatiques profonds , et donne naissance
à différents troncs, qui se dirigent les uns en avant, les
autres en arrière : les antérieurs rassemblent les vaisseaux de la partie libre, descendent entre les muscles,
et, réunis aux lymphatiques antérieurs de la bouche, ils
gagnent les ganglions sous-linguaux. Les postérieurs

s'anastomosent avec ceux du pharynx et du larynx, passent par les petits ganglions laryngés antérieurs, et arrivent presque tous aux ganglions sous-maxillaires. Quelques-uns se prolongent en arrière, et parviennent
indirectement aux ganglions gutturaux.

Les lymphatiques des parties accessoires de l'œil, c'est- **L. de l'œil.**
à-dire, de la conjonctive, des muscles oculaires, etc.,
sont anastomotiques avec ceux des paupières; ils sortent
de la gaîne oculaire en suivant les vaisseaux sanguins,
et, réunis aux lymphatiques du nez et du voile du palais,
ils se rendent principalement aux ganglions sous-linguaux. Ils s'anastomosent aussi en arrière avec les vaisseaux de la base du crâne, qui, venant des muscles profonds des mâchoires, suivent la veine maxillaire interne,
et gagnent les ganglions gutturaux.

Les lymphatiques superficiels et profonds du pharynx **L. du pharynx**
et du larynx, de même que ceux des poches gutturales, **et du larynx.**
aboutissent les uns, en avant, aux ganglions sous-maxillaires, les autres, en arrière, aux ganglions gutturaux.

Les lymphatiques superficiels du crâne communiquent **L. superficiels**
en avant, et de chaque côté, avec ceux de la face, et en **du crâne.**
arrière, avec ceux de la partie supérieure du cou; ils traversent les ganglions occipitaux, et gagnent presque tous
les ganglions gutturaux en se réunissant aux lymphatiques
parotidiens.

Les lymphatiques profonds du crâne ont été reconnus **L. profonds**
dans l'épaisseur des méninges, autour des vaisseaux san- **du crâne.**
guins, et principalement à la face interne de la dure-
mère, entre cette membrane et le feuillet pariétal de
l'arachnoïde.

D'après Fohman, il y aurait un réseau lymphatique
très-délié à la surface du cerveau, entre l'arachnoïde et
la pie-mère; et même, des vascules lymphatiques très-

fins s'enfonceraient dans la substance cérébrale avec les vaisseaux sanguins. Enfin, ce même anatomiste a rencontré des vaisseaux lymphatiques dilatés dans le plexus choroïde des ventricules cérébraux. Mais il est difficile d'établir si ces petits lymphatiques appartiennent à la substance nerveuse ou aux parois des vaisseaux sanguins encéphaliques.

Quoi qu'il en puisse être, ces lymphatiques paraissent sortir du crâne, autour de la veine et de l'artère occipitales, pour se rendre aux ganglions gutturaux.

En résumé, les vaisseaux lymphatiques de la tête, c'est-à-dire de la face et du crâne, communiquent entre eux et aboutissent, les uns aux ganglions sous-maxillaires, les autres aux ganglions gutturaux. Ils descendent ensuite, et se réunissent aux lymphatiques du cou.

GANGLIONS ET VAISSEAUX LYMPHATIQUES

du cou.

A. Les ganglions lymphatiques du cou, situés dans la région trachélienne, forment deux plans : l'un superficiel, voisin de la jugulaire, l'autre profond, près de la carotide et de la trachée. Ces ganglions sont très-petits ; mais en bas du cou, à l'entrée de la pituitaire, est un groupe de ganglions gros et nombreux, nommés *prépectoraux,* et situés en dessous et de chaque côté du golfe des jugulaires.

B. Les vaisseaux lymphatiques du cou, après avoir traversé les ganglions occipitaux et gutturaux, et s'être réunis à ceux de la tête, se dirigent en bas et en arrière. Le plan superficiel, né de la peau, communique avec le plan profond qui procède des muscles cervicaux supérieurs et inférieurs, de l'œsophage, de la trachée, etc. Par suite de cette réunion, les lymphatiques de la tête et du cou forment plusieurs troncs inégaux, superficiels et profonds, qui, de ganglion en ganglion, gagnent l'entrée de la poitrine ; les plus remarquables, au nombre de deux ou trois, gros comme une plume de pigeon, longent les parties latérales de la trachée. En arrière, les cervicaux supérieurs se réunissent aux lymphatiques de l'épaule et des parties antérieures du dos et du thorax, pour descendre avec eux vers les ganglions pré-pectoraux.

Après avoir traversé ces ganglions, les lymphatiques de la tête et du cou, ainsi que ceux des membres antérieurs et une partie de ceux des parois thoraciques, se terminent, à droite, dans le tronc lymphatique droit, et à gauche, dans le canal thoracique.

GANGLIONS ET VAISSEAUX LYMPHATIQUES

des membres antérieurs.

A. Les ganglions lymphatiques des membres anté- Ganglions. rieurs occupent le pli du coude et surtout la région axillaire : les premiers sont petits, superficiels et au nombre de deux ou trois ; les axillaires, plus gros et plus nombreux, se rencontrent à la face interne de l'articulation scapulo-humérale, dans le tissu celluleux intermédiaire au membre et au thorax.

B. Les vaisseaux lymphatiques du membre antérieur Vaisseaux. procèdent du pied et se disposent en deux plans qui communiquent l'un avec l'autre.

Le *plan profond* accompagne les vaisseaux sanguins Plan profond. radiaux antérieurs et internes, cubitaux et huméraux ; il est formé de vaisseaux peu nombreux qui reçoivent les radicules lymphatiques nées des muscles, des os et des parties blanches qu'ils rencontrent sur leur trajet.

En haut de l'avant-bras, ces vaisseaux forment avec

les superficiels un plexus à la surface du muscle sterno-aponévrotique; il en résulte de grosses divisions qui suivent presque toutes la veine humérale jusqu'aux ganglions axillaires; quelques-unes, réunies aux vaisseaux superficiels accompagnent la veine céphalique et gagnent les ganglions pré-pectoraux.

Aux ganglions axillaires se rendent aussi les lymphatiques profonds de l'épaule et plusieurs rameaux des parois thoraciques. Tous vont ensuite, réunis aux vaisseaux satellites de la veine sous-cutanée du thorax, se terminer dans les ganglions pré-pectoraux.

Plan superficiel.

Le *plan superficiel,* qui naît principalement de la peau, est formé de vaisseaux nombreux, disposés en réseau autour du membre; ils abondent surtout à la face interne, près de la veine sous-cutanée interne de l'avant-bras; d'autres se groupent à la face antérieure et suivent la veine superficielle antérieure de l'avant-bras, jusqu'aux petits ganglions du pli du coude. Presque tous ces vaisseaux montent avec la veine sous-cutanée du bras et se rendent aux ganglions pré-pectoraux; plusieurs d'entre eux accompagnent la basilique, puis la veine humérale et gagnent les ganglions axillaires.

La plupart des lymphatiques des faces externe et postérieure se joignent, à diverses hauteurs, aux vaisseaux antérieurs et internes; il en est aussi qui montent à la surface externe du bras, se réunissent aux superficiels de l'épaule et des parois thoraciques, avec lesquels ils se rendent soit aux ganglions axillaires, en passant sous le bras; soit aux ganglions pré-pectoraux, en suivant la superficie de cette région.

Terminaison.

Enfin, après avoir traversé les ganglions pré-pectoraux, les lymphatiques superficiels et profonds du mem-

bre antérieur gauche aboutissent, à gauche, dans la terminaison du canal thoracique, avec les vaisseaux de ce
même côté de la tête, du cou et de la section antérieure
du thorax ; à droite, les lymphatiques du membre antérieur de ce côté et de la moitié correspondante de la
tête, du cou et des parois thoraciques antérieures se terminent dans le tronc lymphatique droit.

NÉVROLOGIE.

Les appareils organiques précédemment étudiés représentent un ensemble de rouages dont le jeu compliqué entretient la vie. Mais quel que soit leur degré de perfection, une puissance animatrice était nécessaire pour fonder et soutenir leur activité fonctionnelle ; il fallait aussi que leurs effets, ne restant pas isolés, concourussent au maintien de cette remarquable unité qui domine l'organisme de tout être vivant : en d'autres termes, il fallait que les diverses fonctions de l'économie fussent soumises et reliées à un centre animateur, siége commun de toutes les facultés dont l'ensemble constitue la vie.

Cette centralisation des actions vitales a été admise et reconnue nécessaire de tout temps, mais elle n'a pas toujours été appréciée de la même manière. Ainsi, les anciens, malgré leurs connaissances anatomiques qui auraient pu les mettre sur la trace de la vérité, ne voyaient cette centralisation qu'en principe ; ils n'osaient pas en-

core la localiser matériellement sur un organe quelconque : aussi n'exprimaient-ils que par des noms très-
vagues l'idée qu'ils se formaient sur l'agent animateur.

Aujourd'hui il est reconnu que le principe vital a pour
siége un ensemble d'organes désigné sous le nom de *système nerveux.* Ce système est le caractère essentiel de
l'animalité : c'est par lui que le corps animé se distingue
de la matière brute; c'est en lui qu'on trouve le principe
des mouvements et des sensations. Dans les autres appareils, on peut, sans danger pour la vie, supprimer en
tout ou en partie un assez grand nombre d'organes, mais
dans le système nerveux, la destruction de l'une des parties centrales entraîne immédiatement la mort. On con-
çoit donc la grande importance de cet appareil et tout
l'intérêt qui s'attache à son étude.

On appelle *Névrologie,* cette branche de l'anatomie
qui s'occupe de la description du système nerveux. Avant
d'aborder les détails topographiques, il est nécessaire
d'envisager d'une manière générale cet appareil compliqué, tant sous le rapport de ses dispositions d'ensemble
et de ses propriétés que sous celui des effets dont il est
l'agent.

DU SYSTÈME NERVEUX

EN GÉNÉRAL.

—

DÉFINITION.

Le *système nerveux* est un appareil formé d'organes multiples, liés les uns aux autres, et présidant aux divers phénomènes de la vie, sensations, volitions, mouvements et nutrition. Il est constitué par une substance particulière, molle, blanchâtre, accumulée en masses régulières, centrales, dont les ramifications s'étendent dans toute l'économie.

EXAMEN COMPARATIF DANS LA SÉRIE ZOOLOGIQUE.

Examiné comparativement dans la série zoologique, le système nerveux se présente d'autant plus compliqué que les manifestations actives de la vie sont plus parfaites ; c'est une conséquence naturelle de son genre de fonctions. Sous ce rapport, on peut établir dans le règne animal quatre divisions principales qui ont été spécifiées par Dugès de la manière suivante :

1° *Animaux à système nerveux combiné molécule à molécule avec le système musculaire.* — Ce sont les plus imparfaits ; ils ne présentent aucune apparence de fibres nerveuses ; parfois seulement les molécules paraissent disposées en séries linéaires. Chez ces êtres qui occupent les degrés les plus inférieurs de l'échelle zoologique, toutes les parties du corps sentent et se meuvent ; leur section en plusieurs portions forme autant d'indivi-

dus nouveaux. Dans cette catégorie sont rangés les *po-
lypiers,* les *planaires,* les *entozoaires parenchyma-
teux,* etc., tous animaux qui peuvent être considérés
comme ne possédant réellement pas de système nerveux.

2° *Animaux à système nerveux centralisé en filaments.* — Dans cette section, on commence à apercevoir le système nerveux ; il se montre séparé du tissu
musculaire et forme des filaments mous et blanchâtres,
disposés en cordons dirigés en différents sens. Tantôt,
comme chez les *radiaires* ou *rayonnés,* ce sont des
rayons périphériques convergeant de la circonférence
vers une sorte de collier central, dépourvu de renflements.
Tantôt, ces filets vont d'une extrémité du corps à l'autre,
et laissent échapper des filaments latéraux plus ou moins
nombreux, comme dans les *entozoaires cavitaires.*
Chez d'autres enfin, à organisation plus complexe, les
branches nerveuses aboutissent à un sac central viscéral
et forment à leur point de réunion une sorte de collier
œsophagien, parfois pourvu de petits renflements ganglionnaires : tels sont les *mollusques.*

3° *Système nerveux centralisé en masses réunies
seulement par des cordons de communication.* — Cette
disposition est propre à la classe des *articulés.* Les centres, communiquant entre eux par des filets, portent le
nom de *ganglions.* En nombre variable, ils correspondent aux divisions du corps et sont disposés en séries
paires ou impaires. Sous beaucoup de rapports, l'appareil nerveux de ces animaux ressemble au système sympathique des animaux supérieurs.

4° *Système nerveux centralisé en masses continues.*
— Par cette disposition, exclusive à la classe des *vertébrés,* le système nerveux atteint son plus haut degré
de perfection. Là seulement, son étude est intéressante

pour le but assigné à ce Traité, aussi formera-t-elle les limites des considérations ultérieures.

DISPOSITION GÉNÉRALE.

Dans les animaux supérieurs, le système nerveux constitue un ensemble rameux dont toutes les parties se tiennent et où l'on distingue : 1° une masse centrale, régulière, comprise dans des cavités osseuses et formée de renflements continus, constituant l'*encéphale,* ainsi que d'une tige appelée *moelle épinière ;* 2° un système de ramifications excentriques, partant du centre et se dirigeant dans tous les points du corps : ce sont les *nerfs;* les uns sont sensitifs, les autres moteurs et beaucoup sont doués de cette double faculté ; 3° une série de petits corps grisâtres répandus dans toute l'économie et réunis entre eux par des cordons nerveux : ces corps sont nommés *ganglions.*

DIVISION.

Les plus anciens auteurs, se basant sur la disposition anatomique du système nerveux, le divisaient en deux parties : l'une *centrale* et l'autre *périphérique,* représentée par les prolongements constituant tout le reste de l'appareil. Les uns considéraient, avec Galien, la partie centrale comme formée par le cerveau, d'autres par la moelle épinière.

Au point de vue physiologique, Bichat établit une division rationnelle et très-simple, généralement maintenue jusqu'ici, malgré les autres divisions, peut-être plus profondément scientifiques, qui depuis ont été proposées. Bichat reconnaît deux grandes classes de fonctions : 1° *les fonctions de la vie animale,* comprenant les sensations, les volitions et les mouvements ; 2° *les fonctions de la vie organique* ou *végétative,* c'est-à-dire les phénomènes de nutrition et d'accroissement. Il regarde aussi le système nerveux comme partagé en deux ordres : l'un, qui préside aux fonctions de la première classe, c'est le système *cérébro-spinal,* où se rangent l'encéphale, la moelle et les nerfs qui en dépendent ; l'autre, qui anime les fonctions organiques, se compose des ganglions et du nerf trisplanchnique ; c'est le système *ganglionnaire* ou *du grand sympathique,* que Bichat lui-même ne considérait pas comme unique, mais bien comme formé d'un ensemble de petits systèmes distincts, unis seulement par des communications réciproques.

Le système *cérébro-spinal* a pour caractère de recevoir les impressions des agents extérieurs, recueillies par les organes des sens et transmises aux centres par des cordons nerveux ; c'est aussi par les nerfs que la faculté contractile est communiquée des centres aux muscles : en un mot, ce système est le siége des fonctions de *sensation* et de *manifestation.*

Le système *ganglionnaire,* au contraire, ne perçoit pas les impressions extérieures, il n'est que le régulateur des fonctions non soumises à l'empire de la volonté.

La division du système nerveux, ainsi établie en principe et généralement adoptée, a subi quelques modifications apportées par certains auteurs. Ainsi, Gall distingue dans le système cérébro-spinal : 1° l'appareil des sensations tactiles et des mouvements volontaires (*moelle spinale*); 2° l'appareil des sens (*moelle allongée*); 3° l'appareil des facultés intellectuelles (*cervelet* et *cerveau*). M. de Blainville, d'après le même principe de la pluralité des centres, considère le système nerveux dans toute la série animale de la manière suivante : « Un « nombre plus ou moins grand de ganglions envoyant

« chacun des nerfs à l'organe qu'ils doivent animer et
« d'autres nerfs aux autres ganglions et au ganglion cen-
« tral quand il existe. Dans les animaux supérieurs, le
« ganglion central est multiple et forme l'encéphale ; le
« grand sympathique représente l'ensemble des nerfs de
« communication. »

Quoi qu'il en soit, ces diverses considérations ne sont
que des compléments de la grande division posée par
Bichat, et le point essentiel c'est que le système nerveux
forme un tout continu et qu'aucune séparation absolue
n'existe entre les différentes sections en lesquelles il
est divisé.

SITUATION.

Les parties centrales du système cérébro-spinal, situées profondément dans l'axe du corps, sont renfermées
dans des cavités osseuses qui les protègent efficacement.
Les gros cordons de la partie périphérique sont encore
profonds et généralement satellites des gros troncs artériels. Les dernières ramifications de ces nerfs, comprenant un espace beaucoup plus étendu, répondent aux
régions superficielles du corps, ou sont plongées dans
l'intimité des organes.

Quant au grand sympathique, il forme une double
chaîne située de chaque côté de la colonne rachidienne,
dans toute la longueur du tronc. Les ganglions de ce
système sont : les uns irrégulièrement répandus dans les
différents points de l'économie, les autres situés au niveau de chaque vertèbre ; ces derniers renflements
communiquent avec la moelle par les nerfs cérébro-
spinaux, et leurs rameaux périphériques accompagnent
le système artériel pour se rendre aux organes.

FORME GÉNÉRALE.

L'ensemble du système nerveux cérébro-spinal a été comparé à un arbre dont la tige serait la moelle épinière, la racine l'encéphale, et dont les branches seraient représentées par les cordons nerveux qui se détachent successivement de l'axe médian. Mais, comme le dit Cuvier, la comparaison est peu exacte; c'est plutôt un vaste réseau à mailles nombreuses et compliquées, répandu dans la totalité du corps, et dont toutes les parties sont en communication réciproque. Cette manière de voir est d'autant plus juste et admissible qu'elle s'applique tout à la fois au système cérébro-spinal et au grand sympathique.

Le système sympathique, considéré isolément, présente de chaque côté du rachis, l'aspect d'un long cordon moniliforme, en raison des renflements irréguliers produits par la série des ganglions.

SYMÉTRIE.

Le système nerveux est généralement symétrique; mais cette loi s'applique surtout aux parties centrales de l'appareil cérébro-spinal, où l'on n'observe guère que quelques variations dans les circonvolutions cérébrales. Parmi les nerfs spinaux, la pneumo-gastrique fait seul exception à la règle. Cependant la symétrie diminue dans tous les nerfs à mesure qu'ils s'éloignent du centre; elle peut même disparaître tout à fait dans les dispositions terminales : cela s'observe surtout pour les divisions du système ganglionnaire, en harmonie avec l'asymétrie des organes eux-mêmes.

STRUCTURE GÉNÉRALE.

Toutes les parties du système nerveux sont constituées par une substance particulière qui n'a pas d'analogue dans l'économie animale, et que l'on appelle *tissu nerveux, fibre nerveuse.* Cette substance ne se présente pas partout avec les mêmes caractères : elle affecte deux aspects principaux ou deux colorations différentes ; aussi distingue-t-on la *substance blanche* et la *substance grise;* quant aux substances *jaune* et *noire,* elles ne sont que des modifications de la grise.

Disposition relative des deux substances.

Les substances blanche et grise sont diversement associées dans les différents points du système nerveux ; chacune d'elles est tantôt profonde, tantôt superficielle, suivant la région observée. Dans le cerveau et le cervelet, la substance grise est extérieure et forme autour de la blanche une couche enveloppante : ce qui explique le nom de *corticale* donné aussi à cette substance grise et celui de *médullaire* par lequel on désigne quelquefois la substance blanche. Dans la moelle épinière, la disposition est inverse : c'est la substance blanche qui enveloppe la grise.

Les nerfs ne présentent que des fibres blanches, et les ganglions sont formés d'une matière grise d'un aspect particulier.

On admet généralement que la substance blanche forme seule un tout continu, et que la grise, au contraire, ne se rencontre que par portions isolées, soit aux masses du centre, soit à l'extrémité centrale des nerfs.

D'après M. Mandl, cette substance aurait, comme la

10

blanche, une partie centrale représentée par la substance grise des centres nerveux ; de là elle se répandrait dans tout le corps en formant le système ganglionnaire ; elle figure donc ainsi, selon cet auteur, un ensemble continu dont l'unité, bien que difficile à démontrer, n'en existe pas moins.

Enfin, il est à remarquer que la différence de couleur entre les deux substances nerveuses ne s'observe que dans la classe des vertébrés ; dans les animaux inférieurs, on ne rencontre qu'une seule substance, généralement blanchâtre.

PROPRIÉTÉS PHYSIQUES.

La substance nerveuse, molle, fragile, et s'écrasant facilement, paraît homogène, c'est-à-dire qu'elle ne laisse voir aucunement sa texture fibreuse. Elle est plus molle dans les centres que dans les cordons nerveux.

Légèrement élastique et rétractile, ce tissu présente parfois une grande extensibilité, par exemple dans le cas d'hydropisie des ventricules cérébraux.

La substance nerveuse possède encore d'autres caractères spéciaux, mais comme ils varient dans les deux substances, il est préférable de les examiner comparativement dans chacune d'elles ; ainsi seront établies les propriétés différentielles de l'une et de l'autre.

1° *Substance blanche.* — Sa consistance, plus grande que celle de la substance grise, varie dans les divers points du système.

Elle est un peu moins élastique, mais plus visqueuse et plus tenace que la gélatine non desséchée. Les nerfs, qui sont très-élastiques, paraissent devoir cette propriété à leur névrilème.

Coupée avec un instrument tranchant, la substance

blanche offre un aspect uniforme ; on voit seulement quelques points ou des stries rouges, dus à sa grande vascularité.

Trempée pendant quelques heures dans l'huile bouillante, ou pendant quelques jours dans l'alcool, dans les acides azotique ou chlorhydrique affaiblis, ou dans une solution de deuto-chlorure de mercure, elle augmente de consistance. Si, alors, on essaie de la déchirer, on reconnaît en elle une structure fibreuse très-marquée, surtout dans les nerfs. Les fibres sont disposées en faisceaux parallèles ou obliques les uns par rapport aux autres, et desquels on peut séparer des filaments très-fins ayant entre eux une grande adhérence.

Desséchée, la substance blanche devient jaunâtre et d'un aspect corné : coupée alors en lames minces, elle est demi-transparente ; plongée dans l'eau, elle reprend son état primitif.

2° *Substance grise.* — La couleur de cette substance n'est pas partout semblable : elle varie du gris de plomb à la teinte brune noirâtre.

Moins consistante que la substance blanche, elle offre peu de résistance et d'élasticité.

Sur sa coupe, elle paraît homogène, comme la substance blanche, mais elle est plus vasculaire, bien qu'à des degrés variables.

Soumise à l'action des mêmes composés chimiques, sa texture fibreuse n'est que difficilement apercevable ; elle a même été niée, mais des recherches plus attentives, dont il sera bientôt question, l'ont constatée.

Toutefois, sous l'influence de ces agents qui la durcissent, la substance grise blanchit.

Soumise à la dessiccation, elle devient pulvérulente.

Sa couleur paraît due à la matière colorante du sang ;

elle reçoit, en effet, une plus grande quantité de ce fluide que la matière blanche ; aussi, sa coloration disparaît-elle en grande partie par l'action de l'eau.

La substance grise des centres nerveux, ainsi que la substance blanche de ces mêmes parties, est rapidement attaquée par la putréfaction ; cependant l'une et l'autre résistent longtemps à la macération dans l'eau.

EXAMEN MICROSCOPIQUE.

Pendant longtemps, la substance nerveuse, examinée au microscope, a été considérée comme formée de globules demi-diaphanes, réunis par une matière visqueuse et presque transparente ; ces globules ont été décrits comme étant variables en volume, entassés sans ordre au cerveau, et disposés en séries linéaires dans les cordons nerveux ; mais des recherches plus exactes ont démontré la nature fibreuse de la substance nerveuse. En 1836, le professeur Ehrenberg, de Berlin, émit les premières idées sur la structure des nerfs ; il constata, et, après lui, la plupart des anatomistes reconnurent que la matière nerveuse est formée de fibres primitives ou élémentaires, transparentes, à bords parallèles, et ne s'anastomosant jamais entre elles. En même temps, cet auteur décrivit la forme noueuse et variqueuse de la plupart de ces fibres.

Depuis, on s'est assuré que les fibres nerveuses sont canaliculées, à parois très-rétractiles, et renfermant une matière qui s'écoule quand ces fibres se brisent ; l'enveloppe est celluleuse, et la substance contenue est molle et homogène. Il arrive souvent que cette substance se sépare en petites portions dans l'intérieur de l'enveloppe ; alors celle-ci se resserre aux endroits vides, et la fibre prend cette forme noueuse ou variqueuse qui fut décrite par Ehrenberg. Fréquemment aussi, sous une certaine pression, cette même substance se réduit en parcelles arrondies, débris qui ont été considérés comme des globules à l'état normal, et qu'on retrouve toutes les fois que les observations microscopiques ne sont pas entourées des précautions nécessaires.

Du reste, l'organisation fibreuse du tissu nerveux a été constatée sur la substance blanche durcie par les acides ou le sublimé ; elle est encore confirmée par plusieurs observations faites sur les prétendus globules. Il a été reconnu, par exemple, qu'une macération de trois mois ne suffit pas pour les séparer les uns des autres, ce qui serait difficile à expliquer, si ces globules existaient réellement.

Vues au microscope, les deux substances nerveuses n'offrent que très-peu de différence. Les fibres de la substance blanche, plus régulièrement disposées, sont aussi d'un diamètre plus considérable, et conséquemment plus faciles à distinguer ; elles ont de 0,02 à 0,005 de millimètre.

C'est seulement à la substance blanche que se rapporte cette particularité d'une double paroi, décrite par M. Mandl qui donne à ces fibres le nom de *fibres à double contour,* en raison de l'aspect qu'elles présentent sur une coupe transverse. C'est seulement aussi sur les fibres de la substance blanche qu'on observe la disposition variqueuse.

Il fut admis pendant longtemps que la substance blanche était seule fibreuse ; un examen plus attentif a démontré l'existence des fibres dans la substance grise ; mais leur diamètre est moindre, il varie de 0,01 à 0,0016 de millimètre. En outre, ces fibres sont courtes, repliées, agglomérées, et on ne les voit pas, comme celles de la substance blanche, se continuer sans interruption depuis le cerveau jusqu'à l'extrémité périphérique des nerfs.

Les fibres primitives du système ganglionnaire ont pour caractère spécial d'être tout à fait régulières : on n'y voit pas ces nodosités qui s'observent dans les fibres élémentaires des nerfs de la vie animale.

Tissu cellu-leux.

Le *tissu celluleux* qui réunit les fibrilles nerveuses est mou et un peu opaque ; il se condense à la surface et forme le névrilème.

Vaisseaux sanguins.

Beaucoup de *vaisseaux sanguins* se distribuent au système nerveux ; ils se ramifient d'abord dans le névri-lème, et pénètrent ensuite dans le tissu.

Lymphatiques.

Enfin, sans dénier positivement leur existence, on ne connaît pas de *vaisseaux lymphatiques* dans la sub-stance nerveuse.

CARACTÈRES CHIMIQUES.

A différentes époques, les chimistes ont entrepris l'a-nalyse du système nerveux. Les premières recherches exactes sont dues à Vauquelin ; elles ont donné pour résultat que la substance nerveuse est composée, sur 100 parties, de :

Eau.	80
Matière grasse blanche . .	4,53
Matière grasse rougeâtre. .	0,70
Albumine.	7,00
Osmazôme.	1,12
Phosphore	1,50
Sels et soufre	5,15 [1]

Avant Vauquelin, le phosphore n'avait pas été reconnu dans le tissu nerveux ; et, selon ce chimiste, l'analyse précédente est la même pour tout le système.

[1] *Annales du Muséum*, t. XVIII, p. 231.

Mais d'autres recherches ont permis de constater que
le phosphore n'existe pas daus la substance grise, que
les nerfs contiennent moins de matières grasses que le
cerveau et la moelle, et que la quantité d'albumine est
en raison inverse de celle de la matière grasse. Il est à
remarquer que ces différentes observations ne concer-
nent pas la substance grise du système ganglionnaire.

Plus tard, M. Couerbe [1] rencontra, par l'analyse du
cerveau, quatre substances phosphorées, dont trois à
l'état solide, et la quatrième formant une huile rougeâtre
très-odorante. D'après ce même chimiste, le cerveau des
idiots, comparé aux cerveaux ordinaires, contiendrait
un centième de phosphore en moins, et celui des fous
en renfermerait, au contraire, un ou deux centièmes en
plus.

Plus récemment, M. Frémy [2] a trouvé une composition plus simple de la substance du cerveau : il n'y a rencontré que des éléments déjà connus, tels que des
matières grasses, *stéarine, oléine,* de la *cholestérine* et
quelques acides ; en se mélangeant, ces corps forment
les quatre substances nommées par M. Couerbe, *céré-
brote, stéaroconote, céphalote* et *éléencéphole ;* ce qui
explique aussi comment une matière grasse, regardée
comme particulière au cerveau, et dite *cérébrine,* a été
signalée dans le sang par M. Chevreul.

Berzélius et M. Thénard se sont assurés que le phosphore n'existe ni à l'état d'acide, ni à l'état de sel, dans
la substance nerveuse, et qu'il doit être par conséquent
directement combiné aux éléments de cette substance.

On sait aussi que la substance blanche renferme la

[1] *Annales de Ch. et de Phys.,* t. **LVI.**

[2] *Journal de Pharmacie,* n° d'août 1841.

presque totalité des matières grasses, et que la grise n'en contient que des traces ; aussi la substance blanche, dépouillée de ses principes gras, offre-t-elle la plus grande ressemblance chimique avec la substance grise.

Enfin, suivant M. Lassaigne, la différence de couleur des deux substances serait due à la proportion inégale de deux graisses colorées qu'elles renferment toutes deux.

DÉVELOPPEMENT.

Le système nerveux est un des premiers éléments organiques qui apparaissent dans l'embryon.

Au sein d'une matière fluide, puis pulpeuse et de plus en plus consistante, se développent les molécules nerveuses, qui, plus tard, prennent la forme de fibrilles et de fibres.

L'évolution de l'appareil se fait suivant un ordre dont tous les détails ne sont pas parfaitement établis. Il est reconnu, cependant, que certaines parties se forment avant les autres, et que le développement général est centripète. Mais il n'est pas comparable à une extension végétative, d'où il résulterait, par exemple, que l'encéphale serait une production, une sorte d'efflorescence de la moelle épinière ; leur apparition se succède, il est vrai, mais pour se montrer, l'un n'attend pas que l'organisation de l'autre soit complète.

Les nerfs et les ganglions spinaux sont les premières parties visibles, puis vient la moelle, et enfin l'encéphale. Cet ordre de formation, d'après lequel le système nerveux des animaux vertébrés, d'abord très-simple, se complique de plus en plus, est remarquable en ce qu'il correspond à la complication progressive que présente

ce même système dans les animaux inférieurs, examinés
en remontant l'échelle zoologique.

Les nerfs paraissent se développer simultanément dans
toute leur longueur, sans qu'il soit possible de constater
pour eux l'évolution centripète ni centrifuge.

Le système sympathique apparaît plus tard que le système cérébro-spinal.

Dès que la moelle épinière est visible, elle est indiquée
par deux lames aplaties et longitudinalement appliquées
l'une contre l'autre ; elles s'écartent ensuite, et forment
une gouttière ouverte en haut, qui se convertit en canal
par le rapprochement des bords restés libres. Alors, ce
cordon blanc et creux occupe toute la longueur du canal
vertébral, et même la cavité crânienne. Plus tard, la
moelle se remplit de substance grise, et son extrémité
postérieure est moins prolongée.

Les parties antérieures de la moelle, d'abord écartées,
se rapprochent ; en même temps, deux lamelles latérales
indiquent le cervelet, deux autres annoncent les tubercules bigéminés ; deux éminences apparaissent et mar-
quent les couches optiques, deux autres en avant ébau-
chent les corps striés. En même temps, deux lames
longitudinales dessinent les pédoncules du cerveau, et
deux lames latérales sont le principe des lobes cérébraux.
Les ventricules sont d'abord des renflements vésiculaires
qui se complètent, et dont les parois s'épaississent à mesure que de nouvelles couches se forment à leur surface ;
bientôt après, on distingue les plexus choroïdes.

En se développant, les hémisphères du cerveau se recourbent de dehors en dedans ; puis ils recouvrent les
parties primitivement à découvert.

Les tubercules quadrijumeaux sont d'abord creux et
bijumeaux, comme dans les vertébrés autres que les

mammifères ; puis ils se remplissent et se divisent en quatre portions distinctes.

Le conarium se développe peu après les tubercules bigéminés.

Le corps sus-sphénoïdal n'apparaît qu'un certain temps après les couches optiques.

Le corps calleux, le trigone, les hippocampes et le septum médian se forment tard.

La protubérance annulaire du mésocéphale est aussi une des dernières parties qui se prononcent.

Enfin les lamelles profondes du cerveau et du cervelet se multiplient, les circonvolutions se dessinent et leur surface conserve la teinte grise.

Dans les premiers temps de la vie fœtale, la moelle est plus développée que la masse encéphalique, mais vers le milieu de la gestation, la disproportion commence à s'effacer, et, à mesure que l'époque de la naissance approche, l'encéphale acquiert ce volume prédominant qu'il surface conserve la teinte grise.

C'est en raison de ce mode de développement successif que Meckel, Baer, etc., ont considéré le cerveau comme un renflement de la moelle épinière.

Sous un autre point de vue, si, dans les différentes phases de son évolution, le système nerveux des vertébrés supérieurs a été comparé à celui des vertébrés inférieurs, il serait inexact d'en conclure que, pour arriver à son plus haut degré de perfection dans un mammifère, cet appareil passe successivement par des états tels qu'il représente exactement d'abord celui des poissons, puis celui des reptiles, enfin celui des oiseaux : ainsi que Cuvier l'a observé, il conserve toujours ses caractères particuliers et n'offre, dans les différentes périodes de son développement, que des analogies ou des ressemblances de détail, tantôt avec les uns, tantôt avec les autres.

Dans le principe, les deux substances nerveuses ne sont pas distinctes : la masse qui forme les centres offre une teinte à peu près uniforme, généralement grisâtre, en raison de la grande quantité de sang dont les deux substances sont presque également abreuvées. C'est ce qui explique comment Gall a pu admettre que la substance grise se formait la première et qu'elle servait pour ainsi dire de matrice ou de générateur à la substance blanche. Cette opinion, partagée par Meckel et par M. Mandl, est généralement repoussée ; Tiedemann prétend même que la véritable substance grise n'apparaît que vers le milieu de la vie intra-utérine.

On a reconnu aussi, à ce sujet, que lorsque la distinction s'opère, la couleur blanche se montre d'abord dans les nerfs, puis dans la moelle et enfin dans l'encéphale.

La névrilème et la pie-mère se développent rapidement au moyen d'éléments identiques à ceux du tissu celluleux. Il en est à peu près de même pour la dure-mère. Enfin, l'arachnoïde n'apparaît que plus tard.

On remarque, à l'époque de la naissance, que le système ganglionnaire ou sympathique est, relativement au système cérébro-spinal, plus développé que pendant la vie extra-utérine.

ACCROISSEMENT.

Très-molle dans l'extrême jeunesse, la substance nerveuse acquiert peu à peu son degré de consistance. Son mode d'accroissement paraît se faire par couches successives de l'extérieur à l'intérieur dans la moelle et l'encéphale et par couches extérieures dans les nerfs.

Le développement est rapide, mais l'organisation s'achève lentement. Quant aux phénomènes de nutrition, ils s'exécutent pendant la vie de la même manière que dans les autres organes.

Dans la vieillesse, le système nerveux diminue de volume et son activité décline ; enfin sa consistance est généralement plus grande, quelquefois cependant elle est moindre.

MODE DE RÉPARATION.

Quand la substance nerveuse a été détruite, elle peut se cicatriser, mais elle ne se régénère pas. Ce fait, soutenu par Breschet, Delpech, etc., est contesté par Tiedemann.

Relativement à la substance du cerveau, M. Flourens a observé qu'il y avait cicatrisation et non régénération.

Pour les nerfs, voici ce que les expériences ont fourni : après la section d'un nerf avec perte de substance, si les extrémités ne sont pas trop distantes, du tissu celluleux se forme entre elles et les réunit. Ce cordon, d'abord épais, diminue progressivement de volume et acquiert plus de densité ; il en résulte un tissu de cicatrice qui présente extérieurement beaucoup d'analogie avec le cordon nerveux, mais il est formé de fibres entrecroisées et ne renferme pas de matière nerveuse. Cependant le courant nerveux se rétablit, la sensibilité et la motilité sont encore transmises, mais jamais aussi complétement que dans l'état normal. Au reste, les parties auxquelles le nerf se divise doivent encore recevoir de l'influx nerveux par ces nombreuses voies anastomotiques qui sont loin d'être toutes connues.

PROPRIÉTÉS VITALES.

La *sensibilité* est une propriété essentielle du système nerveux, et même, en dernière analyse, elle n'appar-

tient qu'à lui seul, puisque dans tout tissu vivant la sensibilité est celle de l'appareil nerveux qui s'y ramifie.

Elle est admise sans difficulté pour les nerfs, la moelle
spinale et la moelle allongée; mais elle a été fort contestée à la substance de l'encéphale : ainsi, il résulte des
expériences de MM. Calmeil, Flourens, etc., que le cerveau et le cervelet peuvent être piqués, brûlés ou coupés
par tranches, sans que les animaux manifestent de la
douleur : faut-il en conclure que ces organes sont insensibles aux agents directs, et que, pour être perçues, les
impressions doivent nécessairement leur être transmises
par la voie des nerfs et de la moelle épinière? Cette déduction ne saurait être rigoureusement admise; les faits
observés semblent plutôt établir que des lésions pratiquées à la surface de l'encéphale, ne produisent pas de
douleurs parce qu'elles n'attaquent que la substance grise
et non la blanche qui paraît être seule le siége ou le conducteur de la faculté sensitive. Déjà Haller avait reconnu
la sensibilité des parties profondes du cerveau et nié
celle des parties superficielles; cette opinion, conforme
aux faits et aux considérations qui précèdent, paraît fondée, bien qu'elle n'ait pas été partagée par Boerhave,
Caldini, Foville, etc.

Ce serait à tort aussi qu'on chercherait à nier la sensibilité dans les nerfs parce qu'après avoir coupé un de
ces cordons, la portion périphérique isolée de l'ensemble
reste insensible : les différentes parties du système servent à transmettre le fluide nerveux et ce rôle de conducteur est rempli par la substance blanche, intérieure à
l'encéphale, extérieure à la moelle et composant exclusivement les nerfs spinaux; aussi la sensibilité obscure
du système ganglionnaire peut-elle être rapportée au
mélange de cette substance avec la matière grise.

FONCTIONS.

Le système nerveux joue dans l'organisme un rôle de la plus haute importance : il est l'agent primitif, indispensable de toute sensation, de tout mouvement. Mais dire comment il exerce ces fonctions, c'est ce qui sera toujours impossible : on peut étudier l'action du système nerveux dans ses phénomènes apparents, mais au-delà il n'y a plus rien de positif.

On est convenu d'appeler *innervation* cette influence spéciale du système nerveux, par laquelle il communique les propriétés vitales à toute l'économie animale ; ainsi la motilité, la sensibilité, l'instinct sont sous la dépendance de l'innervation ; il en est de même des fonctions de nutrition et de reproduction ; elles cessent d'exister quand on coupe les nerfs qui font communiquer avec les centres nerveux les organes où elles s'exécutent ; les sympathies sont encore des phénomènes de l'innervation.

En un mot, le système nerveux possède seul la propriété de présider à l'exercice de tous les détails de la vie.

Théories de l'innervation. Comme sur tous les sujets dont l'essence est inconnue, les théories sont nombreuses pour expliquer l'innervation. Mais deux principales hypothèses résument la majorité des opinions émises :

1° La plus ancienne admet dans la substance nerveuse des mouvements moléculaires, de vibration ou d'ébranlement, produits de l'extérieur à l'intérieur par les impressions quelconques, et du centre à la circonférence par les volitions. Cette théorie n'est pas à discuter : elle est suffisamment réfutée par la nature même de la substance nerveuse dont le peu de consistance se prête mal aux phénomènes d'élasticité ou de vibration.

2° L'autre théorie est, au contraire, généralement adoptée depuis Galien. Elle admet un fluide spécial, très-sub-
til et très-mobile, nommé *fluide nerveux*. Cet agent admis, on a cherché à déterminer sa nature : on l'a d'abord
comparé à l'électricité, et, pour plusieurs auteurs, il y
aurait entre les deux fluides une identité complète, ap-
puyée sur la possibilité de remplacer la force nerveuse
par le galvanisme dans certaines fonctions, telle que la
contraction musculaire, la respiration, la chymifica-
tion, etc. ; sur le phénomène des poissons dits électriques, comme la torpille ; sur la production de phénomènes galvaniques par le simple contact de muscles et
de nerfs, etc.

Ce fut d'après ces idées que Rolando considéra le
cervelet comme le centre de tous les mouvements, parce
que les lames qui composent cet organe lui parurent
agir à la manière d'une pile de Volta.

Cependant l'identité ne peut être admise entre l'agent
nerveux et le fluide électrique ; les faits qui précèdent
établissent seulement l'analogie. Jamais on n'a pu constater le moindre courant électrique dans les muscles en
état de contraction ; la contraction musculaire a besoin
de repos, ce qui serait inutile avec un fluide excitateur
susceptible de se renouveler spontanément, sans interruption. On sait que si une patte de grenouille soumise
à un courant galvanique vient à cesser ses contractions,
celles-ci sont provoquées de nouveau par la mutation
des pôles. Quant au fait des poissons électriques, s'il
est réellement un phénomène d'innervation, ne devrait-il
pas s'observer aussi dans les animaux supérieurs, dont
le système nerveux, d'ailleurs plus développé, est disposé d'une manière tout aussi favorable ?

L'action nerveuse est invisible et ne se traduit que Phénomènes
de l'innervation.

par ses résultats. Elle s'exerce de la circonférence au centre, et l'agent vital, quel qu'il soit, parcourt les conducteurs avec une rapidité incalculable, bien indiquée par l'instantanéité des sensations, des réactions volontaires ou des mouvements.

On a cru pouvoir expliquer les phénomènes de l'innervation par un double courant de fluide, suivant simultanément et en sens inverse les cordons nerveux : l'un de ces courants servirait aux effets centripètes, c'est-à-dire aux sensations ; l'autre aux effets centrifuges, tels que les volitions et les mouvements.

Le fluide nerveux se distribue dans tous les organes, mais on ne sait comment il s'échappe des nerfs. Reil, qui attribuait la formation de ce fluide à un changement chimique survenant dans la substance nerveuse, supposait chaque molécule entourée d'une atmosphère nerveuse communiquant et recevant les impressions. Cuvier admettait que le fluide se dégage des nerfs par une sorte de sécrétion.

La puissance nerveuse s'affaiblit par l'exercice trop violent ou trop prolongé, ce qui produit la fatigue et même l'insensibilité ; le repos lui permet de se réparer ou de se renouveler. Elle persiste quelque temps après la mort dans les nerfs et les muscles.

Une condition absolument indispensable aux manifestations d'activité de la substance nerveuse, est l'abord du sang artériel ; l'asphyxie paraît avoir pour caractère essentiel l'introduction du sang noir dans cette substance.

Pour être mise en jeu, la force nerveuse a besoin d'un stimulant externe ou interne. Fatiguée par l'action d'un agent, elle peut être remise en activité par un autre excitant.

L'intensité de l'influence nerveuse est en raison directe du développement du système entier, considéré soit dans la série zoologique, soit aux diverses phases de la vie, depuis l'état embryonnaire jusqu'à la formation complète de l'individu. Dans la jeunesse, cette influence prédomine dans tout l'organisme ; elle n'est balancée et diminuée qu'au moment où le système musculaire et l'appareil génital prennent tout leur développement. Dans la vieillesse, l'intensité de la puissance nerveuse est considérablement affaiblie.

Enfin cette influence est d'autant plus marquée sur une fonction que celle-ci s'éloigne plus de la vie végétative.

La multiplicité des fonctio ns dans l'organisme a fait présumer que chacune d'elles devait avoir son centre particulier, son représentant, pour ainsi dire, dans le système nerveux. Si le principe est juste, comme l'admettent beaucoup de physiologistes, il n'est pas facile de le démontrer d'une manière positive, même chez les animaux inférieurs dont les fonctions simples sont dominées par un appareil nerveux peu compliqué ; les difficultés doivent donc être bien plus grandes dans les animaux supérieurs, chez lesquels les fonctions, plus complexes et enchaînées l'une à l'autre, paraissent se confondre dans le centre commun qui les anime. Cependant les prin cipes suivant s sont généralement admis :

Le système cérébro-spinal tient sous sa dépendance les fonctions de *sensation* et de *manifestation*. A la masse centrale sont attribués les rôles les plus importants : elle est l'instrument de l'intelligence, de l'instinct, des volitions et des sensations ; centre de la sensibilité, c'est en elle que se développe la motilité. Les nerfs ne sont que des conducteurs qui transmettent les impres-

11

sions de la circonférence au centre, et le principe des mouvements du centre à la circonférence.

Le système ganglionnaire ne reçoit pas les influences extérieures ; il semble chargé d'amortir la puissance nerveuse de la vie de relation pour l'empêcher d'agir sur les fonctions végétatives, si importantes pour la conservation de la vie. Il les soustrait à l'empire de la volonté et peut ainsi donner plus de régularité à leur exercice et maintenir l'équilibre de l'organisme.

C'est aussi de ce système que dépendent la plupart des phénomènes de sympathie.

Enfin on a recherché quel était le rôle respectif des deux substances nerveuses. Sur ce sujet, on connaît déjà l'opinion contestée de Gall qui regardait la substance grise comme génératrice de la substance blanche. Aujourd'hui cette dernière substance est considérée comme étant la matière nerveuse active, tandis que la substance grise, suivant l'observation très-judicieuse de Tiedemann, ne serait qu'un moyen d'augmenter l'activité de la substance blanche, en raison de ce qu'étant plus vasculaire elle appelle une plus grande quantité de sang vers les points où elle se concentre.

Ces aperçus généraux sur les fonctions du système nerveux seront complétés ultérieurement par l'indication du rôle spécial attribué à chaque partie de cet appareil.

SYSTÈME CÉRÉBRO-SPINAL.

—

Le *système cérébro-spinal* comprend le *centre* nerveux *céphalo-rachidien* et les *nerfs* qui en dépendent.

DU CENTRE CÉPHALO-RACHIDIEN.

Le centre *céphalo-rachidien,* constitué par l'*encéphale* et la *moelle épinière,* est la partie la plus importante du système nerveux, et l'un des caractères essentiels des animaux vertébrés. Point de départ et aboutissant de tous les nerfs qui sont divisés dans le corps, cette masse centrale, siége des fonctions les plus élevées de l'organisme, régit et domine tous les phénomènes de la vie.

Logé dans la boîte osseuse du crâne et dans le canal flexible du rachis, le centre cérébro-spinal est enveloppé en commun par trois membranes spéciales ; en outre, il est entouré d'un liquide séreux ; tous ces moyens réunis pour protéger la masse nerveuse centrale, sont en harmonie avec le peu de résistance de sa matière molle et pulpeuse, la délicatesse de sa structure et l'importance de ses fonctions.

Le centre céphalo-rachidien, situé dans l'axe du corps, représente, dans son ensemble, un long prolongement renflé en avant et symétrique dans sa forme ; mais sa configuration varie dans les différents points de son étendue.

Il est formé de fibres qui se disposent en cordons, en faisceaux, en lobules et en lobes, pour constituer diverses parties distinctes, mais parfaitement continues. C'est aussi le seul point du système cérébro-spinal où se trouvent associées les deux substances nerveuses blanche et grise.

Enfin, la masse céphalo-rachidienne présente dans sa texture générale un remarquable ensemble, qui est un des traits les plus curieux de son histoire ; de cette sorte d'unité, fondée par la continuité des mêmes fibres dans les diverses parties constituantes, il semble résulter que ce centre de l'innervation est un seul et même appareil à organes multiples.

DES ENVELOPPES

DU CENTRE NERVEUX CÉPHALO-RACHIDIEN.

—

Les parties centrales du système cérébro-spinal sont admirablement protégées par les parois résistantes que forment à l'encéphale les *os du crâne*, et à la moelle épinière le *canal rachidien*. Ces parties ont déjà été étudiées dans l'OSTÉOLOGIE. [1]

En outre, le centre cérébro-spinal est entouré de membranes parfaitement disposées dans le même but de protection.

Ces membranes, dites *méninges,* sont au nombre de trois : la *dure-mère,* l'*arachnoïde* et la *pie-mère.* Bien qu'elles soient communes à l'encéphale et à la moelle, elles présentent des deux côtés des particularités assez marquées pour devoir être examinées successivement pour chacune de ces parties.

ENVELOPPES DE L'ENCÉPHALE.

DURE-MÈRE.

La *dure-mère encéphalique,* ou *grande méninge crânienne,* est une membrane fibreuse blanchâtre, épaisse et résistante, qui tapisse la boîte crânienne, entoure complètement la masse nerveuse encéphalique, et se continue en arrière avec la dure-mère rachidienne. Traversée en bas par les nerfs et les vaisseaux qui passent par les trous de la base du crâne, elle forme intérieurement, par le dédoublement de ses deux lames,

Disposition.

[1] Du *crâne en général,* pages 145 et suivantes.
Du *rachis en général,* pages 86, etc.

divers replis constituant des cloisons incomplètes entre les différentes parties de l'encéphale.

On reconnaît à la dure-mère deux *surfaces,* l'une *externe,* l'autre *interne.*

SURFACE EXTERNE.

La *surface externe* est adhérente aux parois de la cavité crânienne par une foule de petits prolongements fibreux et vasculaires, qu'il faut déchirer lorsque, dans la préparation de l'encéphale et de ses enveloppes, on enlève par fragments les os du crâne.

Dans la région supérieure, cette adhérence est plus marquée sur la ligne médiane que sur les côtés, si ce n'est aux crêtes osseuses latérales. A la partie inférieure, l'union est si intime, qu'il est très-difficile d'ouvrir le crâne sans entamer la membrane en plusieurs points; c'est là une conséquence des étuis fibreux dont la dure-mère entoure les vaisseaux et les nerfs, qui, dans cette région, la traversent en grand nombre.

Toujours plus marquées aussi au niveau des sutures crâniennes, les adhérences de la dure-mère sont plus fortes et plus vasculaires dans les premiers temps de la vie que dans l'âge adulte; presqu'entièrement fibreuses dans la vieillesse, elles deviennent très-serrées, même sur les côtés de la voûte du crâne, dont elles ne sont alors séparables que par lambeaux.

SURFACE INTERNE.

La *surface interne* de la dure-mère est unie d'une manière si intime à la lame pariétale de l'arachnoïde, qu'il est à peu près impossible de l'en séparer. C'est donc à la séreuse qu'est dû le poli de cette surface sans cesse lubréfiée par de la sérosité peu abondante.

Replis inté-
rieurs.

Sur cette face s'élèvent des saillies allongées, sortes

de *crêtes* courbes et tranchantes qui s'enfoncent entre les principales sections de la masse encéphalique et les séparent incomplètement.

Au nombre de trois principaux et continus l'un à l'autre, ces prolongements formés par le repli intérieur de la lame interne de la dure-mère, renferment les grosses veines ou sinus veineux de l'encéphale. Tels sont la *faulx du cerveau*, la *tente du cervelet* et le *repli sus-sphénoïdal*.

1° La *faulx du cerveau* est encore nommée *septum médian* ou *longitudinal, repli* ou *cloison falciforme*, etc.

Faulx du cerveau.

Elle représente une arête prismatique qui, prolongée, dans le plan médian, de la protubérance pariétale à la crête ethmoïdale ou apophyse crista-galli, sépare incomplètement les deux lobes du cerveau.

Forme. Situation. Etendue.

Elargie progressivement d'avant en arrière, son *sommet* ou sa *pointe* répond à l'ethmoïde, et sa *base* se fixe à l'apophyse du pariétal.

Extrémités.

Le *bord supérieur* ou le *dos* de la faulx, convexe et plus épais en arrière qu'en avant, adhère fortement à la crête médiane fronto-pariétale.

Bords.

Son *bord inférieur,* libre, concave, tranchant et quelquefois ébréché, s'enfonce dans le sillon interlobaire et répond, sans y toucher, à la face supérieure du mésolobe ou corps calleux.

Enfin, entre les deux lames fibreuses qui forment ce repli, est une cavité où se trouve compris le sinus veineux longitudinal supérieur.

Sinus.

Indépendamment de cet usage, la faulx du cerveau sert à maintenir dans leur position les deux lobes cérébraux, à les préserver des pressions que l'un pourrait exercer sur l'autre, quand la tête est très-inclinée latéralement, ou dans les violentes commotions du corps.

Usages.

2° La *tente du cervelet*, nommée aussi *septum* ou *cloison transverse* de la méninge, est un repli presque

circulaire, circonscrivant la grande ouverture de communication entre les deux compartiments de la cavité crânienne, et séparant le cerveau du cervelet.

Dirigé obliquement en bas et en avant, ce diaphragme incomplet se fixe en haut à la protubérance pariétale ; de chaque côté, il s'implante sur la crête principalement formée par la portion pétrée du temporal ; et, en bas, il se prolonge sur les arêtes sus-sphénoïdales qui bordent les gouttières caverneuses : il parvient ainsi jusqu'au niveau de la fossette sus-sphénoïdale, où il se continue avec le repli méningien de cette partie.

Le *bord adhérent* de la tente du cervelet est épais et uni aux portions osseuses sus-indiquées.

Le *bord libre* est mince et engagé dans le sillon transversal qui sépare le cerveau et le cervelet.

Entre les deux lames de ce repli sont logés les sinus veineux, latéraux et caverneux.

La tente du cervelet est analogue par ses usages à la faulx du cerveau : elle modère les pressions et amortit les secousses pour les deux portions de l'encéphale qu'elle sépare et qu'elle maintient en place.

3° Le *repli sus-sphénoïdal*, situé dans le plan médian, réunit en bas les deux branches de la tente du cervelet. A peu près circulaire, il complète la fossette sus-

sphénoïdale et embrasse l'*appendice* de ce nom.

Fixé par son *bord adhérent* sur le contour de la fossette osseuse, ce repli est formé par la lame interne de la dure-mère dont le feuillet externe tapisse la petite cavité du sphénoïde. Par son *bord libre,* il entoure le pédoncule ou la tige de l'appendice cérébrale comprise dans la capsule ostéo-fibreuse de la face supérieure du sphénoïde.

En outre, il renferme le sinus veineux coronaire. Sinus.

STRUCTURE.

La dure-mère encéphalique, membrane épaisse, de nature fibreuse, à fibres entrecroisées en tous sens, est formée de deux lames superposées dont l'externe sert de périoste interne aux os du crâne. Ces deux feuillets, confondus en un seul dans presque toute leur étendue, se séparent pour former les replis intérieurs où sont logés les sinus veineux.

À la face interne de la dure-mère et principalement sur les côtés de la faulx du cerveau, on rencontre des granulations blanchâtres, isolées ou rassemblées en grappe, et nommées *glandes de Pacchioni*. Ces corpuscules, dont la nature est loin d'être bien connue, n'existent pas dans le jeune âge ; ils apparaissent dans l'âge adulte, et sont abondants chez les vieux sujets. D'abord situées entre la dure-mère et le feuillet pariétal de l'arachnoïde, ces granulations, à mesure qu'elles prennent plus de développement, se placent entre les deux lames de la dure-mère ; quelquefois elles font saillie dans le sinus veineux longitudinal, refoulent ses parois et peuvent ainsi gêner la circulation cérébrale. Glandes de Pacchioni.

Vaisseaux. — La dure-mère crânienne, sillonnée à sa surface externe par les nombreuses divisions des artères et des veines dites *méningées,* est plus vasculaire que ne le sont en général les membranes fibreuses. Il faut reconnaître cependant que les vaisseaux qu'elle soutient se divisent en grande partie aux os du crâne.

Nerfs. — Dans la structure de la dure-mère, on rencontre des petits filets nerveux qui, d'après les recherches de M. Cruveilhier, procèdent presque tous du ganglion de Gasser et donnent à cette membrane une certaine sensibilité.

ARACHNOÏDE.

Synonymie.
Disposition. *L'arachnoïde* (*méningine* ou *petite méninge* encéphalique) est une membrane séreuse très-mince et transparente qui se déploie sans discontinuité à la face interne de la dure-mère et à la surface de l'encéphale. Comme toutes les séreuses, elle constitue dans son ensemble un sac clos, et les masses nerveuses qu'elle enveloppe ne sont pas logées dans sa cavité, mais dans une dépression de sa surface.

Pour comprendre la disposition générale de l'arachnoïde, il faut supposer qu'elle procède de la face inférieure du cerveau, et qu'elle s'étend en tous sens pour tapisser la dure-mère crânienne et rachidienne ; puis, si on revient au point de départ, on devra admettre que cette membrane se replie sur elle-même et, par cette sorte de rentrée, va se déployer à la surface de l'encéphale et de la moelle épinière.

L'arachnoïde forme donc autour de l'encéphale une double enveloppe dont les deux lames engaînées et continues se prolongent en arrière autour de la moelle.

A la face inférieure de l'encéphale, les vaisseaux et les nerfs nombreux qui viennent de cette partie ou qui s'y rendent, ne pénètrent pas dans la cavité de l'arachnoïde : autour de chaque nerf, de chaque vaisseau, cette membrane forme une petite gaîne, en se repliant circulairement de l'encéphale sur la dure-mère ou de la dure-mère sur l'encéphale.

Surfaces. On distingue à l'arachnoïde une *surface externe* et une *surface interne*.

SURFACE EXTERNE.

La *surface externe* ou *adhérente,* bien que continue, est divisée, dans son étendue, en deux parties, l'une *pariétale,* l'autre *viscérale.*

1° La *portion pariétale* tapisse la face interne de la dure-mère et lui est intimement unie. Elle se déploie dans tous les points, revêt les replis intérieurs de la fibreuse, et, en arrière, elle se prolonge à la face interne de la dure-mère rachidienne.

Portion pariétale.

2° La *portion viscérale* enveloppe la masse encéphalique dont elle n'est séparée que par la pie-mère. Elle est unie à cette membrane par un tissu celluleux fin, plus ou moins serré, et qui ne contient jamais de graisse ; elle passe d'une circonvolution cérébrale à l'autre sans se déprimer dans les sillons intermédiaires. Son adhérence est toujours moins marquée au niveau des sillons que sur les circonvolutions dont elle ne se sépare que par lambeaux et même en déchirant la surface de la partie qu'elle recouvre, surtout si le cerveau n'est pas très-frais.

Portion viscérale.

Cette lame séreuse s'enfonce dans les grands sillons qui séparent les principales portions de la masse encéphalique et passe ainsi de l'une à l'autre, jusqu'à la région postérieure, où elle se continue autour de la moelle épinière.

Il n'est pas démontré que l'arachnoïde extérieure à l'encéphale soit en continuité avec l'arachnoïde intérieure ou ventriculaire : on ne saurait par conséquent affirmer que la seconde soit un prolongement ou une dépendance de la première. Les anatomistes sont partagés sur ce point, qui, du reste, est peu important.

La séreuse qui tapisse les ventricules de l'encéphale sera examinée plus loin, au sujet de ces cavités.

SURFACE INTERNE.

La *surface interne* de l'arachnoïde, ou la cavité du sac que forme cette membrane, est lisse et humectée par un flui de séreux peu abondant.

Partout contiguë à elle-même, elle peut présenter quelques adhérences entre la lame viscérale interlobaire et le feuillet pariétal qui recouvre le bord de la faulx du cerveau.

Enfin au niveau du trou occipital, cette cavité séreuse se prolonge autour de la moelle épinière.

PIE-MÈRE.

Définition.

La *pie-mère* encéphalique est un réseau cellulo-vasculaire déployé entre l'arachnoïde et l'encéphale, dont elle est l'enveloppe immédiate.

Nature.

Elle est constituée par les ramifications très-déliées des artères qui pénètrent dans la substance nerveuse, et par les veinules émergentes ; un tissu celluleux très-fin réunit ces mailles vasculaires et les soutient ; aussi représente-t-elle pour l'encéphale une membrane nourricière, comparable à un névrilème.

Indépendamment de l'enveloppe qu'elle fournit à la masse encéphalique, la pie-mère pénètre dans les ventricules, où elle forme des productions connues sous les noms de *plexus choroïde, toile choroïdienne,* etc.

A la surface de l'encéphale, elle recouvre les circonvolutions et s'enfonce dans les sillons intermédiaires, d'où elle sort ensuite pour se déployer sur les saillies voisines.

Inférieurement, elle se prolonge sur les nerfs encéphaliques et se confond bientôt avec leur névrilème.

En arrière, elle est continuée, à la surface de la moelle,

par la pie-mère rachidienne, plus dense et presque
fibreuse.

Par sa *face externe,* la pie-mère répond à l'arach-   Faces.
noïde, et lui est principalement adhérente au sommet
des circonvolutions.

Le tissu celluleux, plus ou moins serré, qui établit
cette union, ne renferme que très-peu de liquide, en
quantité notable cependant à la face inférieure de l'encéphale, et nommé liquide *sous-arachnoïdien* de l'encéphale.

Par sa *face interne,* elle est unie à l'encéphale par
une foule de petits vaisseaux capillaires, qui, si l'on
procède avec soin, peuvent se laisser arracher, en laissant autant de petits trous visibles à la loupe.

La pie-mère est donc un appareil vasculaire préposé   Fonctions.
à la circulation de l'encéphale, et en harmonie, par ses
dispositions spéciales, avec la délicatesse de la substance
nerveuse sous-jacente. C'est ainsi que les vaisseaux artériels, au lieu de pénétrer dans l'encéphale, comme
dans les autres organes, par de gros troncs dont les battements eussent ébranlé les centres nerveux et compro-
mis leurs fonctions, se divisent préalablement à l'infini
autour de la masse encéphalique, dans laquelle ils s'enfoncent par tous les points de sa périphérie et lorsqu'ils
sont réduits à l'état de chevelu. Quant aux vaisseaux
veineux, très-fins à leur origine, ils se réunissent peu à
peu à la surface de l'encéphale, et forment des branches
multiples qui vont s'ouvrir dans les canaux d'écoulement
que représentent les sinus.

Le même office est rempli, à l'intérieur de l'encéphale,
par les prolongements de la pie-mère dans les ventricules.

ENVELOPPES DE LA MOELLE ÉPINIÈRE.

Outre les membranes *dure-mère, arachnoïde* et *pie-mère* qui l'enveloppent et prolongent celles de l'encéphale, la moelle épinière est entourée d'un fluide séreux qui lui fournit un moyen de protection très-efficace, en l'isolant pour ainsi dire au milieu de ses enveloppes, à peu près comme le fœtus dans l'œuf.

DURE-MÈRE.

Etendue.

La *dure-mère,* dans sa portion rachidienne, forme une longue gaîne qui s'étend depuis le niveau de l'occipital jusque dans le sacrum.

Capacité.

Moins large que le canal rachidien, cette enveloppe fibreuse est d'une capacité supérieure au volume de la moelle, par suite de la présence d'un liquide intermédiaire.

Mode d'union.

Surface externe. — La dure-mère du rachis diffère de celle du crâne en ce que sa surface externe est peu adhérente aux parois du canal vertébral, si ce n'est à la face interne de l'occipital et de l'atlas, où l'union est serrée. Dans les autres régions, elle n'est fixée aux parois supérieures et inférieures que par de petits prolongements cellulo-fibreux; en outre, et principalement sur les côtés, on remarque une couche de tissu adipeux,

Pelotons adipeux.

dont la présence est commandée par la mobilité des différentes pièces du rachis les unes sur les autres. Cet appareil protecteur de la moelle est constitué par une graisse jaunâtre et fluide, analogue par sa nature à celle des os longs; en raison de ses usages mécaniques et de position, elle ne varie jamais de quantité, quel que soit l'état d'embonpoint ou de maigreur des animaux.

Connexions.

Latéralement aussi, la dure-mère fournit aux racines

supérieures et inférieures des nerfs spinaux une petite
gaîne qui s'étend jusqu'au trou de conjugaison.

Inférieurement, elle répond au ligament vertébral
commun supérieur et aux deux grands sinus veineux
rachidiens qui bordent ce ligament.

Postérieurement, à la jonction des lombes et du sacrum, elle fournit de petites gaînes fibreuses, peu prolongées, aux cordons nerveux formant la *queue de cheval*; et, vers le milieu de la région sacrée, en arrière de
la pointe postérieure de la moelle, elle se termine par
un prolongement conoïde.

Extrémité postérieure.

Surface interne. — Revêtue par la portion pariétale de
l'arachnoïde, qui lui est moins étroitement unie que dans
la région encéphalique, elle forme de chaque côté, au
niveau de toutes les branches nerveuses spinales, deux
gaînes superposées où s'engagent les racines supérieures
et inférieures de chacun de ces nerfs.

Entre chaque paire nerveuse, la face interne de la
dure-mère donne attache au sommet des petites pointes
triangulaires du ligament dentelé.

Structure. — De nature fibreuse, à fibres entrecroisées, épaisse et résistante, la dure-mère est moins vasculaire dans sa portion rachidienne que dans le crâne.

ARACHNOÏDE.

L'*arachnoïde* rachidienne, membrane séreuse, mince
comme celle de l'encéphale, dont elle est le prolongement, forme autour de la moelle deux tubes cylindroïdes
engaînés l'un dans l'autre : le premier est le *feuillet
pariétal*, et le second est le *feuillet viscéral*. Ces deux
lames contiguës comprennent entre elles la cavité du
sac séreux parfaitement close et communiquant, en

Disposition.

avant, avec celle que forme autour de l'encéphale la partie crânienne de cette même arachnoïde.

Feuillet pa-
riétal.
Le *feuillet externe* ou *pariétal* adhère à la face interne de la dure-mère, qu'il tapisse.

Sur les côtés, au niveau de chaque paire nerveuse spinale, il se replie vers le feuillet viscéral, auquel il se réunit pour former une gaîne cylindrique à chacun de ces nerfs, qui passent ainsi sans être admis dans la cavité séreuse.

On voit aussi sur les parties latérales ce feuillet pariétal uni de distance en distance à la lame viscérale, refoulée vers lui par les pointes du ligament dentelé.

Postérieurement, il se termine, comme la dure-mère, en un cul-de-sac conique.

Feuillet vis-
céral.
Le *feuillet interne* ou *viscéral* répond à la pie-mère et lui est uni par un tissu celluleux fin et lâche, renfermant dans ses mailles le liquide sous-arachnoïdien de la région rachidienne.

Après avoir fourni, de chaque côté, des gaînes aux racines des paires nerveuses et s'être unie au feuillet opposé en recouvrant les productions successives du ligament dentelé, cette lame forme, à l'extrémité postérieure de la moelle, un cul-de-sac légèrement renflé, qui se termine par un cordon impair fixé plus loin au feuillet arachnoïdien pariétal.

Sac arachnoï-
dien.
La *cavité* de l'arachnoïde est lisse et lubréfiée par de la sérosité peu abondante.

PIE-MÈRE.

Disposition.
Nature.
La *pie-mère* rachidienne, enveloppe immédiate de la moelle épinière, bien que continue à celle de l'encéphale, est d'une structure différente. C'est une membrane fibreuse, mince, à fibres entrecroisées, peu vasculaire,

blanche dans l'état frais, et légèrement jaunâtre quand
elle est desséchée.

Sa *face interne* est unie à la moelle par une foule de
petites productions fibreuses et vasculaires ; cette adhérence est assez serrée pour qu'il soit difficile de séparer
la membrane sans déchirer la substance médullaire sous-
jacente, surtout si le sujet n'est pas récemment sacrifié
ou si l'animal est avancé en âge.

Face interne.
Mode d'union.

En outre, la pie-mère s'enfonce dans les sillons supérieur et inférieur de la moelle pour gagner les parties
profondes.

De chaque côté, elle se prolonge sur les paires nerveuses rachidiennes et se confond avec leur névrilème.
C'est par cette voie, c'est-à-dire par les gaînes latérales
de l'arachnoïde, que passent les petits vaisseaux artériels
et veineux qui, très-divisés à la surface externe de la
pie-mère, la percent pour s'enfoncer dans la moelle ou
pour en sortir, soit dans tous les points de la périphérie,
soit au niveau des sillons de cet organe.

Vaisseaux

Postérieurement, la pie-mère se sépare de la moelle,
entraîne avec elle la veine du sillon supérieur, et se prolonge avec le feuillet viscéral de l'arachnoïde en formant
ce cordon médian qui va se fixer au fond du cul-de-sac
de la dure-mère.

Extrémité
postérieure.

A la *surface externe* de la pie-mère, de chaque côté,
se trouve le *ligament dentelé*. C'est un petit cordon
fibreux, légèrement saillant, qui règne longitudinalement
sur les côtés de la moelle, et passe entre les racines supérieures et les racines inférieures des nerfs spinaux.
Vers le milieu de l'espace qui sépare chaque paire nerveuse de la suivante, ce ligament fournit en dehors une
petite production triangulaire, très-mince, dont la pointe

Ligament
dentelé.

repousse l'arachnoïde et va se fixer à la face interne de la dure-mère.

Ces dentelures, au nombre de trente environ, de chaque côté, servent à donner plus de fixité à la moelle épinière.

Face externe.
Mode d'union.

La *surface externe* de la pie-mère est hérissée de filaments celluleux qui, d'autre part, se fixent à la face interne de la lame viscérale arachnoïdienne. Dans les mailles de ce tissu est renfermé un fluide abondant, nommé liquide *sous-arachnoïdien* du rachis [1].

Liquide sous-arachnoïdien.

Ce fluide séreux paraît être secrété, non par le tissu celluleux qui le contient, mais par l'arachnoïde : telle est, du moins, l'opinion que M. Cruveilhier appuie sur ce que les séreuses peuvent exhaler par leur surface externe, lorsque cette surface n'est que peu adhérente.

Usages.

Quoi qu'il en soit, ce liquide, qui entoure la moelle, l'isole et la tient pour ainsi dire flottante, est un moyen de protection très-efficace pour préserver cet organe délicat contre les pressions et pour amortir les secousses violentes.

On admet aussi que ce fluide, par sa présence et sa quantité proportionnelle, produit une légère pression indispensable à l'intégrité fonctionnelle de la moelle épinière.

Conclusions.

D'après les dispositions anatomiques des enveloppes de l'encéphale et de la moelle épinière, il est évident que

---

[1] Ce liquide, reconnu chez l'homme par Haller et par Cotunni, fut ensuite considéré comme un produit cadavérique ou morbide.

En 1815, il fut indiqué comme normal, chez le cheval, par M. Barthélemy aîné; plus tard, il fut examiné dans l'homme et les animaux par M. Magendie. Enfin, des recherches décisives ont été faites sur ce même sujet, dans le cheval, pa M. Renault. (*Recueil de Médecine vétérinaire.* 1829—1830.)

les liquides sous-arachnoïdiens du rachis et de l'encéphale communiquent librement. [1] Mais il n'y a pas de communication entre le fluide sous-arachnoïdien du rachis et le liquide contenu dans les ventricules de l'encéphale. Cette communication, établie par M. Magendie, chez l'homme et les animaux, a été démontrée inexacte, au moins pour le cheval, par M. Renault, en raison de ce que, dans cet animal, l'ouverture, existant chez l'homme en bas du quatrième ventricule, est fermée par la séreuse ventriculaire.

DE L'ENCÉPHALE.

L'*encéphale,* renflement antérieur de la masse céphalo-rachidienne, est le centre commun de tout le système nerveux et le siège des facultés qui caractérisent au plus haut degré les animaux supérieurs. Aussi un vif intérêt s'attache-t-il à cette importante partie et à son étude qui permet d'entrevoir le principe des plus mystérieux phénomènes de l'organisme.

D'une organisation très-compliquée, et supérieur en volume aux autres parties de l'appareil nerveux, l'encéphale est renfermé dans la boîte crânienne qu'il remplit exactement. *Situation.*

Dépouillé de ses enveloppes membraneuses, il représente dans son ensemble une masse ovoïde, à surface sinueuse et mamelonnée. *Forme générale.*

Un grand sillon transverse et presque circulaire, nommé *grande fente encéphalique,* divise l'encéphale en deux parties inégales, correspondant aux deux principaux compartiments du crâne séparés l'un de l'autre par la cloison transverse de la méninge : la masse antérieure, *Distribution des parties.*

---

[1] C'est à ces deux fluides, considérés collectivement, que l'on donne le nom de liquide *céphalo-rachidien.*

la plus considérable, est constituée par le *cerveau proprement dit ;* la masse postérieure est formée par le *mésocéphale,* le *cervelet* et la *moelle allongée* ou bulbe crânien de la moelle épinière.

C'est par cette grande fente de division que passent la pie-mère et les vaisseaux pour pénétrer dans les cavités ventriculaires de l'encéphale.

Face supérieure.

L'encéphale, vu par sa *face supérieure,* laisse apercevoir les deux lobes du cerveau, une grande partie du cervelet et le grand sillon intermédiaire, au fond duquel se trouvent les tubercules quadrijumeaux.

Face inférieure.

A la *face inférieure,* on distingue la base du cerveau ainsi que ses pédoncules, la protubérance annulaire du mésocéphale soutenant de chaque côté les pédoncules du cervelet, et tout à fait en arrière le bulbe crânien de la moelle.

Isthme de l'encéphale.

Le mésocéphale, les pédoncules du cerveau et ceux du cervelet constituent l'*isthme* ou le *nœud de l'encéphale,* nom donné par Ridley à cette partie centrale qui semble être le moyen d'union des trois grandes sections du centre cérébro-spinal : le cerveau, le cervelet et la moelle épinière.

Faces latérales.

Sur les *faces latérales,* on aperçoit successivement d'avant en arrière : l'un des hémisphères cérébraux, la grande fente encéphalique dirigée en bas et en avant, le cervelet, ses pédoncules, et au-dessous la protubérance mésocéphalique, ainsi que la moelle allongée.

Intérieur.

L'encéphale est creusé de cavités appelées *ventricules;* au nombre de quatre, elles communiquent entre elles et sont tapissées d'une fine membrane séreuse qui secrète un fluide peu abondant.

Division.

En conséquence de ce qui précède, les différentes parties à étudier dans l'encéphale sont : le *cerveau,* le *méso-céphale* et le *cervelet.*

DU CERVEAU.

Le *cerveau,* organe spécial des facultés intellectuelles et instinctives, est aussi le principal centre où aboutissent les sensations et d'où procèdent les volitions et les mouvements. *Définition.*

Situé en avant du cervelet dans le compartiment antérieur du crâne, il constitue la partie la plus considérable de la masse encéphalique. *Situation.*

Le cerveau est d'un *volume proportionnel* bien moindre dans les animaux que chez l'homme. Son *poids absolu,* dans les grands mammifères parvenus à l'âge adulte, est d'environ 500 grammes. *Volume. Poids.*

Développé de bonne heure, en raison de son importance fonctionnelle, ce viscère est relativement plus volumineux chez le fœtus que dans la jeunesse, et dans la jeunesse que dans l'âge adulte ; dans la vieillesse, il s'atrophie légèrement. *Développement suivant l'âge.*

La *forme générale* du cerveau est celle d'une masse ovalaire, plus large en arrière qu'en avant, et légèrement déprimée de dessus en dessous. *Forme.*

L'*extrémité antérieure* répond aux fosses ethmoïdales. *Extrémités.*

L'*extrémité postérieure,* arrondie et coupée obliquement en bas et en avant, est séparée du cervelet par la grande fente encéphalique. Elle offre, en dessus et dans le plan médian, une sorte d'angle rentrant où se loge la protubérance pariétale ; en dessous, on voit les pédoncules du cerveau qui se joignent au pont de Varole pour concourir à former l'isthme de l'encéphale.

A la *face supérieure,* un grand sillon longitudinal et médian divise incomplétement la masse cérébrale en *Sillon médian.*

Lobes ou hé-
misphères. deux *hémisphères* ou *lobes*, l'un droit et l'autre gauche.
Ces deux moitiés, réunies entre elles inférieurement par
des commissures, sont généralement symétriques et paraissent susceptibles de se suppléer mutuellement, tout
en conservant l'unité dans les fonctions cérébrales.

La description du cerveau comprend la *conformation
extérieure* de ce viscère et sa *conformation intérieure*,
c'est-à-dire ses cavités ou *ventricules* et les différentes
parties qui s'y rencontrent.

EXTÉRIEUR DU CERVEAU.

Circonvolu-
tions.
Anfractuosités. Toute la surface extérieure du cerveau est comme bos-
selée par un grand nombre de reliefs irrégulièrement
obronds nommés *circonvolutions* et séparés par des sillons flexueux et plus ou moins profonds appelés *anfractuosités.*

Ces inégalités dont l'aspect général a été comparé à
celui des circonvolutions de l'intestin grêle réuni en pa-
quet, ressemblent assez aux plissements d'une membrane capsulaire ramassée sur elle-même dans un espace
trop étroit.

Nombre, for-
me, volume des
circonvolutions. Variables de nombre, de forme et de volume dans les
diverses régions, les circonvolutions cérébrales diffèrent
suivant l'espèce des animaux et chez les individus d'une
même espèce; elles ne sont même pas toujours semblables sur les deux lobes d'un même cerveau.

Développe-
ment des cir-
convolutions. Il est d'observation qu'elles sont plus nombreuses et
plus marquées chez les animaux qui, à l'état sauvage,
vivent en troupes, comme le *cheval*, le *bœuf*, le *mouton*, l'*éléphant*, etc.; tandis que la surface du cerveau
est lisse chez les rongeurs, les oiseaux, les reptiles et les
poissons.

En général, les circonvolutions et les anfractuosités

sont d'autant plus développées que la couche de substance cérébrale qui recouvre les cavités ventriculaires
est elle-même plus considérable et plus épaisse; c'est
ainsi que les anfractuosités sont bien moins marquées
dans les quadrupèdes que chez l'homme où elles atteignent jusqu'à 2 et 3 centimètres de profondeur ; tandis
que dans les oiseaux les hémisphères sont minces et
dépourvus de circonvolutions.

Il est évident que les replis formés par les circonvo- *Usages des circonvolutions.*
lutions augmentent l'étendue de la surface cérébrale,
mais on ne connaît pas d'une manière positive le rapport qui peut exister entre le développement de ces
replis et celui des facultés intellectuelles. Sous un autre
point de vue, on peut admettre, avec Vésale, que les anfractuosités, où s'enfonce la pie-mère, sont favorables à
la distribution des vaisseaux sanguins qui pénètrent
ainsi plus facilement dans l'épaisseur de la masse cérébrale jusqu'aux couches plus profondes.

On reconnaît à la surface extérieure du cerveau une
région supérieure et une *région inférieure.*

RÉGION SUPÉRIEURE.

La *région supérieure,* légèrement convexe et cou- *Aspect général.*
verte de nombreuses circonvolutions, répond médiate-
ment aux impressions digitales de la voûte crânienne.

Dans le plan médian, elle présente la grande scissure *Sillon interlobaire.*
longitudinale où s'enfonce la faulx du cerveau et qui
porte le nom de *sillon interlobaire* ou *mésolobaire.*
Cette scissure qui s'étend en profondeur jusque sur le
corps calleux, sépare ainsi les deux hémisphères cérébraux d'une manière incomplète, si ce n'est en avant où
la division intéresse toute la hauteur du cerveau. En arrière ce même sillon se réunit à la grande scissure trans-

verse qui sépare le cerveau du cervelet et se termine
sur les tubercules bigéminés. C'est par cette voie que la
pie-mère pénètre dans les cavités ventriculaires de l'encéphale.

Chacun des deux lobes cérébraux, arrondi à ses extrémités antérieure et postérieure, présente deux faces,
l'une *externe*, l'autre *interne* ou *médiane*.

La *face externe*, convexe et anfractueuse, se réunit
en bas avec la face inférieure du cerveau, et porte l'extrémité de la scissure de Sylvius, occupée par l'artère
lobaire moyenne.

La *face interne*, coupée verticalement et pourvue de
circonvolutions répond à la face correspondante de l'hémisphère opposé, dont elle n'est séparée que par la faulx
du cerveau et la pie-mère.

RÉGION INFÉRIEURE.

La *région inférieure* ou la *base* du cerveau, légèrement convexe d'un côté à l'autre et très-inégale, repose
sur le plancher de la cavité crânienne, et présente de
nombreux détails qui doivent être examinés d'avant en
arrière, d'abord sur la ligne médiane, puis sur les parties
latérales.

A. Dans le plan médian, on rencontre successivement :

1° L'*extrémité antérieure de la grande scissure
interlobaire*, séparant l'extrémité correspondante des
deux lobes cérébraux. Sur ce point, la scissure, profonde
de 5 à 6 centimètres d'avant en arrière, s'étend jusqu'à
la portion réfléchie du corps calleux ; elle comprend la
faulx du cerveau, la pie-mère et l'artère lobaire antérieure ou mésolobaire.

2° Le *chiasma* ou la commissure des deux nerfs op-

tiques, qui est reçu dans la fossette optique du sphénoïde.

3° L'*appendice sus-sphénoïdale,* encore nommée
corps pituitaire ou *hypophyse,* qui est logée dans la
fossette sus-sphénoïdale. Ce renflement, gros comme le
bout du doigt, est formé d'une substance rougeâtre et
consistante en dehors, grise et molle intérieurement.
Arrondi et déprimé de dessus en dessous, le corps pituitaire est adhérent par sa face inférieure ; sa face supérieure est fixée au cerveau, par son centre, au moyen
d'un prolongement étroit et court, nommé *tige pituitaire* ou *sus-sphenoïdale.*

L'appendice et sa tige sont creuses intérieurement, et
le canal de l'infundibulum fait communiquer le troisième
ventricule encéphalique avec la cavité de l'hypophyse,
qui représente ainsi une sorte de bas-fond.

Au point d'union de la tige avec le plancher du troisième ventricule, est un amas peu considérable de matière grisâtre, qui a reçu le nom de *tuber cinereum.*

4° Le *corps pisiforme* ou *tubercule mamillaire* est
en arrière de la tige pituitaire, et ne peut être découvert
qu'après l'enlèvement de l'appendice ou son renverse-
ment en avant. Ce petit corps, blanchâtre et gros comme
un pois, est double dans les carnassiers comme chez
l'homme ; il est le point où aboutissent les deux piliers
antérieurs du trigone cérébral.

5° En arrière, est le *sillon inter-pédonculaire,* qui
sépare l'un de l'autre les deux pédoncules du cerveau.
Ce sillon longitudinal et peu profond aboutit à une scissure transverse qui délimite en avant la protubérance du
mésocéphale.

B. De chaque côté du plan médian, la base du cerveau
présente d'avant en arrière :

Couches ol-
factives.

1° La *couche olfactive* ou *ethmoïdale,* relief longitudinal qui s'étend sous l'extrémité antérieure de chaque
lobe cérébral jusqu'au niveau du chiasma. En arrière,
la couche ethmoïdale offre deux branches aplaties et
divergentes : l'une, externe, procède de l'éminence mastoïde ; l'autre, interne, prend naissance à la commissure
du grand sillon interlobaire. En avant, chaque couche
olfactive forme, en manière d'appendice, un renflement
creux qui se loge dans la fosse ethmoïdale correspondante.

Formées de substances grise et blanche, les couches
olfactives sont molles et fournissent en avant les nerfs
spéciaux de l'odorat ; aussi sont-elles proportionnellement plus développées dans les animaux que chez l'homme. La cavité oblongue dont elles sont creusées communique postérieurement avec les ventricules latéraux par
un canal très-étroit.

Scissure de
Sylvius.

2° La *scissure de Sylvius* est ce grand sillon vasculaire qui se dirige transversalement en dehors, en procédant de la commissure du grand sillon interlobaire. A
la rencontre du lobule mastoïde, elle se divise en deux
branches divergentes : l'une passe en avant du lobule, et
se prolonge sur les parties latérales de l'hémisphère
correspondant ; l'autre se dirige en arrière, entre le lobule et le pédoncule cérébral du même côté, et gagne
ainsi la grande fente encéphalique.

La scissure de Sylvius est occupée par l'artère lobaire
moyenne dont la branche postérieure se glisse avec la
pie-mère entre le cerveau et le cervelet, sur les tubercules bigéminés, et de là dans les parties profondes du
cerveau.

Lobule mas-
toïde.

3° Entre les deux branches de la scissure de Sylvius,
se trouve le *lobule mastoïde,* nommé aussi *lobule* d'*hip-*

pocampe. Cette saillie obronde, à base élargie, et grosse
comme la moitié d'une noix, est logée dans une dépression spéciale du sphénoïde, au niveau de la fossette pituitaire. Elle constitue le bas-fond des ventricules latéraux, où aboutissent le corps strié, l'hippocampe, la
couche optique, etc. Chez les différents mammifères, le
développement du lobule mastoïde paraît être en rapport
avec celui des corps striés, ou plutôt avec celui du sens
olfactif.

4° En arrière de la scissure de Sylvius, on voit près du
plan médian le *nerf-optique,* cordon aplati qui s'étend
obliquement en avant et en dedans depuis le bord interne du lobule mastoïde jusqu'au chiasma.

Cordons op-
tiques.

5° Immédiatement en arrière des cordons optiques et
de l'appendice sus-sphénoïdale, sont les *pédoncules du
cerveau,* l'un droit et l'autre gauche, séparés par le
sillon médian inter-pédonculaire. Ces deux gros faisceaux
blanchâtres, allongés d'avant en arrière et convexes d'un
côté à l'autre, s'élargissent en avant et se continuent en
arrière avec la protubérance annulaire du mésocéphale,
dont ils sont séparés par un sillon transverse peu profond.

Pédoncules
du cerveau.

Latéralement chaque pédoncule cérébral est longé par
une excavation occupée par la carotide interne, par le
sinus caverneux et, plus en dehors par la portion antérieure de la 5° paire encéphalique, accompagnée des
cordons nerveux de la 3e, de la 4e et de la 6° paires.

Vers le milieu de la face inférieure de chaque pédoncule, se détache le nerf de la 3e paire, ou oculo-moteur
commun.

Enfin, les pédoncules cérébraux sont formés de substance blanche, mêlée de matière grise à l'intérieur ; leurs
fibres composantes procèdent du mésocéphale et s'épa-

nouissent dans le cerveau proprement dit ; cette continuité des fibres cérébrales avec celles du mésocéphale et
de la moelle allongée, par l'intermédiaire des pédoncules
du cerveau, a fait considérer ces parties comme dépen-
dantes de l'isthme encéphalique.

INTÉRIEUR DU CERVEAU.

Dans l'épaisseur de la masse cérébrale et plus près de
la base que de la région supérieure, on rencontre des cavités creusées entre différentes parties qui les dilimitent.
Ces cavités, au nombre de trois, deux latérales et une

Ventricules cérébraux. médiane, sont les *ventricules latéraux* et le *troisième ventricule*.

VENTRICULES LATÉRAUX.

Nombre. Disposition. Les *ventricules latéraux* sont deux grandes cavités
ellipsoïdes, situées symétriquement de chaque côté de la
ligne médiane, l'une dans le lobe droit du cerveau et
l'autre dans le lobe gauche.

Direction. Etendue. Ces deux cavités, dirigées obliquement en arrière et
en dehors, s'étendent en divergeant dans l'épaisseur des
hémisphères, depuis la portion antérieure du corps calleux jusque dans la cavité du lobule mastoïde.

On parvient dans les ventricules latéraux en pratiquant
une coupe presque horizontale commencée dans la grande
scissure interlobaire un peu au-dessus du corps calleux
et dirigée en dehors et en bas.

Limites. Antérieurement, les deux ventricules sont contigus et
chacun d'eux, en se prolongeant en haut et en bas, forme
une sorte d'infundibulum qui communique par un canal
étroit avec la cavité de la couche olfactive correspondante.

Du côté externe, ils sont délimités par le sillon qui
borde en dehors les corps striés.

Du côté interne, ils sont séparés l'un de l'autre par le septum médian et le corps calleux ; là aussi est une ouverture qui les fait communiquer l'un avec l'autre et avec le troisième ventricule. Un sillon longitudinal règne sur ce même côté et sépare le mésolobe du trigone, de l'hippocampe et de la couche optique ; postérieurement, en arrière de l'hippocampe, ce sillon s'infléchit de dedans en dehors et descend dans la cavité du lobule mastoïde, où il aboutit ainsi que le sillon formant la limite externe du ventricule [1].

La *paroi supérieure* ou la *voûte* est lisse et constituée par l'épanouissement latéral du mésolobe.

Parois.

La *paroi inférieure* ou le *plancher* présente un large sillon, dirigé obliquement en arrière et en dehors, comme le ventricule lui-même, et nommé *grand sillon ventriculaire ;* il est creusé entre le corps strié et la couche optique, et descend postérieurement dans la cavité du lobule mastoïde, véritable bas-fond des ventricules latéraux.

En avant ou en dehors de ce sillon, est le *corps strié*.

En arrière ou en dedans, on rencontre plusieurs parties superposées qui sont, en procédant de dessus en dessous : le *trigone cérébral*, l'*hippocampe*, le *plexus choroïde* et la *couche optique*.

Enfin, les ventricules latéraux sont tapissés par une fine membrane, dite *arachnoïde ventriculaire*, qui sécrète un fluide en faible quantité dans l'état normal. Cette membrane, très-mince et de la nature des séreuses, est continue avec celle qui tapisse le troisième et le qua-

Arachnoïde ventriculaire.

---

[1] Cette cavité du lobule mastoïde a été nommée à tort *cavité digitale*, en anatomie vétérinaire, attendu qu'elle ne correspond pas à la cavité qui porte ce nom dans le cerveau de l'homme, et qui manque chez les quadrupèdes.

— 190 —

trième ventricules; mais elle est indépendante de l'arachnoïde extérieure. Exactement close, elle n'est pas percée par les vaisseaux profonds qui passent à sa surface externe pour se distribuer aux diverses parties du cerveau, ni par le plexus choroïde qui la refoule simplement et reste en dehors. Le liquide qu'elle renferme ne peut donc s'échapper par la grande fente encéphalique, même lorsque, dans le cas d'hydropisie, la quantité de ce fluide est devenue considérable.

Parties inférieures. Les différentes parties à examiner dans l'intérieur du cerveau sont : le *corps calleux,* le *septum médian,* le *trigone cérébral,* les *hippocampes,* les *corps striés,* les *couches optiques,* le *troisième ventricule* et ses deux *ouvertures,* le *conarium* et le *plexus choroïde.*

CORPS CALLEUX.

Disposition. Le *corps calleux* ou *mésolobe* constitue la grande commissure du cerveau ; il est formé par une partie centrale épanouie qui soutient et double intérieurement la substance festonnée des hémisphères.

Division. On reconnaît au corps calleux une *portion médiane* et deux *parties latérales.*

Mésolobe, proprement dit. A. La *portion centrale, commissure supérieure* ou *mésolobe* proprement dit, plus épaisse que les parties latérales, est le moyen de réunion des deux lobes cérébraux. Elle présente deux *faces :* l'une *supérieure,* l'autre *inférieure,* et deux *extrémités:* l'une *antérieure,* l'autre *postérieure.*

Faces. La *face supérieure* est visible au fond de la grande scissure interlobaire, lorsqu'on écarte les deux hémisphères.

Convexe d'avant en arrière, elle est tapissée par la piemère, et présente deux légers sillons, un de chaque côté de la ligne médiane, pour les deux branches de l'artère mésolobaire.

La *face inférieure* est adhérente au septum médian, et plus postérieurement à la portion centrale du trigone.

L'*extrémité antérieure* ou *bourrelet antérieur* est épaisse et repliée au-devant et en dessous du septum médian jusqu'à l'entrée du troisième ventricule. Sa face superficielle forme le fond de la grande scissure qui sépare l'extrémité antérieure des deux lobes cérébraux, et reçoit le nom de *commissure antérieure du cerveau.* Extrémités.

Commissure antérieure.

L'*extrémité postérieure* ou *bourrelet postérieur,* plus épaisse que l'antérieure, se réfléchit, de dessus en dessous et d'arrière en avant, sur l'adossement des deux couches optiques. Comme l'extrémité antérieure, elle se prolonge dans les ventricules, et se confond avec la substance des différentes parties qui s'y trouvent comprises; elle est dite *commissure postérieure du cerveau.* Commissure postérieure.

B. Les *parties latérales* du corps calleux forment au-dessus des ventricules une voûte à laquelle Vieussens a donné le nom de *centre ovale.* La *face supérieure* se confond avec la substance des lobes cérébraux qu'elle supporte. La *face inférieure* concave, lisse et tapissée par la séreuse ventriculaire, forme le plafond des ventricules latéraux, où elle paraît se perdre en s'amincissant. Centre ovale.

Ses deux faces.

SEPTUM MÉDIAN.

Le *septum médian* ou *septum lucidum* est situé antérieurement, entre les deux ventricules latéraux. Cette cloison impaire, verticale, mince et demi-transparente, est de forme triangulaire, plus large en haut qu'en bas. Situation, direction, forme.

Elle est unie, en haut, à la face inférieure du corps calleux; en avant et en bas, au bourrelet antérieur de ce corps. En arrière, elle répond au trigone cérébral, et Connexions.

descend au-devant de l'ouverture commune antérieure. Ses faces latérales concourent à former la paroi interne des ventricules.

Le septum médian est constitué par deux lames blanches, très-minces, appliquées l'une contre l'autre et facilement séparables. Quelquefois ces deux lames, écartées, interceptent un petit espace triangulaire, nommé *sinus du septum médian,* et contenant une très-faible quantité de fluide séreux.

TRIGONE CÉRÉBRAL.

Le *trigone cérébral*, nommé à tort par Winslow *voûte à trois piliers*, est une lame de substance blanche disposée en voûte à sa *partie médiane,* et bifurquée à ses *extrémités* antérieure et postérieure.

La *partie médiane,* située sous le corps calleux, dont le trigone paraît n'être qu'un prolongement, est épaisse et s'étend depuis le septum lucidum jusqu'au bourrelet postérieur. Unie en dessous à l'extrémité antérieure des hippocampes, cette partie repose sur l'adossement des couches optiques, et concourt ainsi à former la cloison qui sépare les deux ventricules latéraux.

L'*extrémité antérieure* est constituée par deux cordons, nommés *piliers antérieurs de la voûte*, qui, d'abord adossés l'un à l'autre et contigus au bord postérieur du septum lucidum, s'infléchissent en bas et en arrière, s'écartent, circonscrivent l'*ouverture commune antérieure,* et se prolongent jusqu'au *tubercule mamillaire,* où ils se réunissent et se terminent.

L'*extrémité postérieure* est formée par les *piliers postérieurs*, l'un droit, l'autre gauche, qui divergent et s'étendent chacun sous forme d'une lame blanche, mince et large, dans le ventricule latéral correspondant. Leur *face supérieure,* convexe et lisse, est recouverte par l'arachnoïde ventriculaire. La *face inférieure,* concave, se moule et adhère sur la convexité de l'hippocampe.

Le *bord externe* des piliers postérieurs offre, dans sa longueur, un petit renflement allongé, sorte d'ourlet ou de bandelette, qui longe le bord concave de l'hippocampe et reçoit le nom de *corps bordé* ou *frangé* (*corpus fimbriatum.*) — Corps bordé.

Enfin, les piliers postérieurs du trigone se prolongent à la surface des hippocampes jusque dans le bas-fond des ventricules latéraux où ils se terminent.

HIPPOCAMPES.

Les *hippocampes* ou *cornes d'Ammon* sont encore nommés *grands hippocampes, pieds d'hippocampe* ou *de cheval marin, cornes de bélier, protubérances cylindroïdes,* etc. — Synonymie.

Ces deux renflements, un droit et un gauche, allongés, demi-cylindriques et conoïdes, sont situés à la partie postérieure des ventricules latéraux, où ils s'étendent en divergeant d'avant en arrière et de dedans en dehors. — Situation. Direction.

Leur *face supérieure,* convexe, est recouverte par la pellicule blanche des piliers postérieurs du trigone, adhérente à la substance grise des hippocampes. — Faces.

La *face inférieure,* concave, se moule sur la convexité de la couche optique dont elle n'est séparée que par la toile vasculaire du plexus choroïde.

Le *bord antérieur* ou *externe* présente, en dessous du corps frangé et au-dessus de la portion libre du plexus choroïde, une petite bandelette allongée et grisâtre, nommée par Vicq d'Azyr *corps godronné* ou *portion dentelée de la corne d'Ammon;* elle reçoit aussi le titre plus simple de *bandelette de l'hippocampe.* — Bord externe ou libre. Bandelette de l'hippocampe.

13

Extrémités. Par son *extrémité antérieure* ou sa *base,* chaque hippocampe est élargi et s'unit à l'opposé, en dessous de la voûte du trigone, dont il semble être une dépendance.

L'*extrémité postérieure,* terminée en pointe mousse, s'infléchit jusque dans le bas-fond des ventricules latéraux.

Développement comparatif. C'est surtout chez les ruminants, les carnassiers et les rongeurs que les hippocampes sont bien développés.

CORPS STRIÉS.

Forme. Direction. Situation. Les *corps striés* sont deux gros reliefs, l'un droit et l'autre gauche, allongés, conoïdes, et divergents en arrière et en dehors ; chacun d'eux occupe la section des ventricules latéraux située en avant du grand sillon ventriculaire.

Base. Renflé et convexe dans sa partie centrale, chaque corps strié, à son *extrémité antérieure* ou sa *base,* est rapproché du plan médian et se contourne en bas dans l'infundibulum ventriculaire qui surmonte la couche olfactive du même côté.

Sommet. L'*extrémité postérieure,* terminée en pointe, s'infléchit en dehors et en bas jusqu'au fond de la cavité creusée dans le lobule mastoïde.

Bandelette. Le *bord postérieur* ou *interne* du corps strié est longé par un petit cordon étroit et aplati qui porte le nom de *bandelette du corps strié* ou *double centre semi-circulaire* de Vieussens.

Substance. Les corps striés sont recouverts par une pellicule blanche et lisse, provenant du mésolobe, et par la séreuse ventriculaire ; ils doivent leur nom à leur structure constituée par une substance grise traversée longitudinalement par des faisceaux blancs, disposés en manière de stries, et dont les principaux s'étendent des pédon-

cules cérébraux aux couches olfactives et au corps calleux.

COUCHES OPTIQUES.

Les *couches optiques* sont deux grosses éminences
obrondes et blanchâtres, situées en arrière des corps
striés, dans la section postérieure des ventricules latéraux, dont elles forment la couche profonde et la plus
reculée. **Forme. Situation.**

Adossées l'une à l'autre dans le plan médian, et disposées obliquement en avant et en dehors, les couches
optiques sont circonscrites, *en avant,* par le grand sillon
ventriculaire; *en arrière,* elles répondent aux tubercules bigéminés. **Direction.**

La *face externe* ou *supérieure* de chaque couche
optique est convexe, et recouverte par la toile choroïdienne et par l'hippocampe du même côté. **Faces.**

La *face interne* ou la *base,* obliquement coupée en
bas et en dehors, répond, dans le plan médian, à celle
du côté opposé, et lui est unie à la partie supérieure par
des faisceaux transverses. En dessus de cette réunion,
est un sillon longitudinal qui porte le prolongement
médian du plexus choroïde et la partie centrale du trigone. Au-dessous de l'adossement, les faces correspondantes des deux couches optiques s'écartent l'une
de l'autre, et interceptent une cavité triangulaire dite
troisième ventricule, ventricule médian ou *ventricule des couches optiques.* **Base.** **Ventricule médian.**

En avant, les deux couches optiques sont réunies par
un gros cordon transversalement arqué au-devant de
l'ouverture antérieure du ventricule médian; ce fais-
ceau, appelé *commissure antérieure,* est formé de **Commissure antérieure.**

fibres dont les extrémités sont continues avec celles des corps striés, des pédoncules cérébraux, etc.

Commissure postérieure. En arrière est un autre faisceau, plus court et plus fort, constituant la *commissure postérieure;* il délimite postérieurement l'ouverture postérieure du troisième ventricule, et il étend inférieurement ses fibres dans la substance des lobes cérébraux qu'il concourt à réunir, de même que la commissure antérieure.

Sommet. L'*extrémité* ou le *sommet* des couches optiques s'infléchit en bas et en dehors, jusqu'au fond de la cavité formée par le lobule mastoïde, où elle se renfle et s'unit en arrière aux tubercules bigéminés.

Corps genouillé. A cette extrémité est un renflement nommé *corps genouillé interne,* d'où procèdent les nerfs optiques, qui reçoivent aussi en ce point une bande provenant des tubercules bigéminés. Quant au *corps genouillé externe,* visible chez l'homme et peu apparent dans les singes, il disparaît chez les quadrupèdes domestiques.

La substance des couches optiques est grise, mêlée de fibres blanches venant du mésocéphale.

TROISIÈME VENTRICULE.

Forme. Situation. Le *troisième ventricule* ou *ventricule médian* est l'espace triangulaire compris, dans le plan médian, entre les deux couches optiques.

Communications. Cette cavité, peu étendue, communique, en avant, avec les ventricules latéraux; en arrière, avec le ventricule du cervelet, par l'intermédiaire de l'aqueduc de Sylvius; et en bas, avec la cavité de l'appendice sus-sphénoïdale.

Voûte. La *paroi supérieure* ou la *voûte* est formée par la réunion des deux couches optiques.

Plancher. La *paroi inférieure* ou le *plancher* est concave dans son milieu, et plus étendue que la voûte. Elle répond en arrière à la partie antérieure et supérieure des pédoncules cérébraux, et se prolonge en avant jusqu'au niveau du chiasma ; au milieu elle se déprime et constitue l'*infundibulum* qui communique avec la cavité de la tige et de l'appendice sus-sphénoïdales. — Infundibulum.

Aux extrémités du ventricule moyen, sont les *ouvertures* dites *commune antérieure* et *commune postérieure*. — Ouvertures.

Ouverture commune antérieure.

L'*ouverture commune antérieure,* moins élevée que la postérieure, est sur un plan plus reculé que l'extrémité antérieure du plancher ventriculaire. — Situation. Connexions.

Cette ouverture ovalaire, située en regard du bord postérieur de la cloison transparente, est limitée en haut et de chaque côté par les piliers antérieurs du trigone ; en bas et en avant, elle est bordée par la commissure antérieure des couches optiques. — Forme.

L'ouverture commune antérieure fait communiquer le ventricule moyen avec les ventricules latéraux qui, à leur tour, communiquent ensemble par l'espace laissé libre entre cette ouverture et le bord postérieur du septum médian. — Usages.

Ouverture commune postérieure.

L'*ouverture commune postérieure,* arrondie et dirigée en haut, est limitée en avant par l'adossement des couches optiques, et en arrière par la commissure postérieure, ce faisceau blanc placé transversalement en avant des tubercules quadrijumeaux et sur l'extrémité postérieure du canal intermédiaire au troisième et au quatrième ventricules. — Forme. Direction. Connexions.

CONARIUM.

Forme. L'ouverture commune postérieure est recouverte par un petit corps qui, en raison de sa forme conique comparable à celle d'un pomme de pin, a reçu le nom de *conarium* ou de *corps pinéal.*

Situation. Situé dans le plan médian, sous le bourrelet postérieur

Couleur. Aspect. Direction. du corps calleux, le conarium est d'un gris-rougeâtre, et légèrement grenu à sa surface.

Base. Il est dirigé obliquement en haut et en arrière. Sa *base,* déprimée, est appliquée sur l'ouverture commune posté-

Pointe. rieure. Sa *pointe* repose sur la partie antérieure du sillon longitudinal qui sépare les tubercules bigéminés.

Mode de fixité. Le conarium est fixé dans sa position par la toile choroïdienne qui, après l'avoir enveloppé, s'épanouit sur les couches optiques et les tubercules quadrijumeaux.

Freins du conarium. En outre, à la base de ce corps sont des prolongements de substance nerveuse, sortes de pédicelles, les uns antérieurs, les autres postérieurs ; les plus remarquables sont les deux antérieurs, qui se fixent sur les couches optiques et portent le nom de *freins du conarium.*

Substance. Presque entièrement formé de substance nerveuse grise très-vasculaire, le conarium présente à sa base quelques fibres blanches ; ce sont ces dernières qui, sous forme de pédicelles, communiquent avec la substance des couches optiques, de la commissure postérieure, etc.

Concrétions. Dans l'épaisseur de ce petit corps, on rencontre ordinairement des concrétions composées, comme les os, de substance calcaire et d'une matière animale ; elles peuvent varier de nombre et de volume, et sont généralement considérées comme normales.

Usages. Les usages du conarium sont ignorés ; mais ce corps n'est pas une glande comme le croyaient les anciens anatomistes; il ne sert pas, comme l'a supposé M. Magendie, à fermer l'ouverture commune postérieure. L'anatomie comparée ne jette aucun jour sur ce point : ainsi le *conarium* existe chez l'homme et dans tous les autres mammifères, sans être en rapport de développement avec le cerveau ou les autres parties de l'encéphale; il manque chez les oiseaux, les poissons et les reptiles, excepté chez les tortues où, selon Desmoulins, il est si développé qu'il représente une sorte de cerveau.

PLEXUS CHOROÏDE.

Le *plexus choroïde* est un prolongement de la pie-mère repliée de toutes parts dans la grande fente encéphalique qui sépare le cerveau du cervelet. Parvenue sur les tubercules quadrijumeaux, cette membrane vasculaire se déploie à leur surface et se prolonge, en arrière, sous le cervelet, en avant, dans les parties profondes du cerveau. De ce côté, la pie-mère s'insinue sous le bourrelet postérieur du mésolobe et se glisse, à droite et à gauche, entre l'hippocampe et la couche optique, sous forme d'une membrane fine, rougeâtre et réticulée qui adhère à la surface de la couche optique et reçoit le nom de *toile choroïdienne*. Au bord antérieur ou externe de la couche optique et de l'hippocampe, en avant et au-dessous du corps frangé, le plexus choroïde cérébral se détache et forme, sous la séreuse ventriculaire qu'il refoule en avant, un petit prolongement plus épais et plus rouge que la toile choroïdienne : ce corps vasculaire, étroit et allongé suivant la direction du grand sillon ventriculaire, est dit *partie libre du plexus choroïde;* il renferme quelquefois des petites concrétions calcaires, et peut aussi devenir le siége de kystes séreux qui par leur développement compriment plus ou moins la substance cérébrale.

Origine.

Disposition:

Toile choroïdienne.

Partie libre.

Dans le plan médian, le plexus choroïde se prolonge
sur l'adossement des couches optiques sous forme d'un
cordon longitudinal, d'un tissu serré, qui s'étend depuis
le conarium jusqu'à l'ouverture commune antérieure.

Usages.
Le plexus choroïde remplit ici le même rôle que la
pie-mère à l'extérieur du cerveau : il distribue dans les
parties profondes les ramifications vasculaires préalablement très-divisées et réduites à l'état capillaire.

DU MÉSOCÉPHALE.

Volume.
Le *mésocéphale,* ou le centre de l'encéphale, est le
partie la moins considérable de la masse encéphalique.

Situation.
Situé au-dessous du cerveau et du cervelet auxquels
il est intermédiaire, il est continu en arrière avec le
bulbe crânien de la moelle épinière, et constitue ainsi la
partie centrale de l'isthme encéphalique.

Forme.
Considéré dans son ensemble, le mésocéphale représente un renflement ovalaire transversalement allongé ;
on lui reconnaît : une région inférieure dite *protubérance annulaire,* et une région supérieure constituée
Extérieur et
intérieur.
par les *tubercules quadrijumeaux ;* intérieurement il
est creusé d'un canal longitudinal nommé *canal angulaire* et faisant communiquer le troisième ventricule
avec celui du cervelet.

PROTUBÉRANCE ANNULAIRE.

Forme.
Situation.
La *protubérance annulaire* du mésocéphale, nommée encore *pont de Varole,* est ce relief blanchâtre et
transversalement allongé à la face inférieure de l'encéphale, entre le bulbe crânien de la moelle et les pédoncules du cerveau qu'il embrasse à la manière d'un demi-
collier.

Face infé-
rieure.
La *face inférieure,* convexe d'avant en arrière et

d'un côté à l'autre, est revêtue par la pie-mère et reçue dans une excavation spéciale de l'apophyse basilaire. En avant, un sillon transversal établit la démarcation entre le pont de Varole et la base des pédoncules cérébraux ; en arrière, un autre sillon également transverse sépare cette éminence et le bulbe du prolongement rachidien : c'est de cette dernière scissure que se détache, de chaque côté du plan médian, le nerf de la sixième paire encéphalique ou l'oculo moteur externe.

Latéralement, les extrémités de la protubérance annulaire sont continues en haut avec les pédoncules moyens du cervelet, gros faisceaux courts près desquels on voit l'origine et le ganglion du nerf trifacial ou de la cinquième paire. *Parties latérales.*

La *face supérieure* de la protubérance concourt à former la section antérieure du plancher du quatrième ventricule, ainsi que la paroi inférieure du canal angulaire creusé sous les tubercules bigéminés. *Face supérieure.*

TUBERCULES BIGÉMINÉS.

Les *tubercules bigéminés* ou *quadrijumeaux* sont quatre renflements blanchâtres à l'extérieur, gris intérieurement, adossés et superposés deux à deux ; ils occupent la région supérieure de l'isthme de l'encéphale, en arrière des couches optiques, et on les découvre au fond de la grande fente encéphalique, après avoir incisé et rabattu le cerveau et le cervelet. *Nombre. Disposition.*

Ils sont situés sur un plan plus avancé que le centre de la protubérance annulaire et correspondent par conséquent à cette éminence ainsi qu'à la base des pédoncules cérébraux ; inférieurement, ils se confondent avec ces deux parties. *Situation. Rapports.*

Disposés régulièrement de chaque côté de la ligne médiane et recouverts par la pie-mère, les deux tubercules du côté droit sont séparés de ceux du côté gauche par un sillon médian antéro-postérieur.

Un sillon transversal, décrivant une courbe à concavité antérieure, croise le premier et divise les tubercules en deux paires, l'une *supérieure*, l'autre *inférieure :*

Nates.

1° Les tubercules *supérieurs,* plus volumineux que les inférieurs, ont reçu le nom de *nates;* ils sont hémisphériques, répondent en avant au conarium et aux couches optiques, et concourent inférieurement à la formation des nerfs optiques par un gros faisceau de fibres qui s'unit au *corps genouillé interne.*

Testes.

2° Les tubercules *inférieurs,* peu saillants, dépassent légèrement en arrière les supérieurs, et sont nommés *testes* [1]. Ils répondent en arrière au ventricule du cervelet, et sont bordés de ce côté par la valvule de Vieussens, transversalement tendue au-dessus de l'orifice postérieur du canal intermédiaire.

Développement comparatif.

Les tubercules quadrijumeaux se rencontrent chez tous les animaux vertébrés et sont d'autant plus développés que le cerveau et le cervelet le sont moins : aussi sont-ils proportionnellement plus considérables chez les quadrupèdes que dans l'homme ; ils sont volumineux, bijumeaux, creux, et prennent le nom de *lobes optiques* chez les oiseaux, les reptiles et les poissons.

Quant à leur volume respectif, on observe que dans les mammifères les tubercules supérieurs sont généralement plus développés que les inférieurs : c'est ce qui existe chez l'homme, les solipèdes, les ruminants, les

[1] Ces dénominations de *nates* et *testes* viennent de ce que les anciens comparaient le mésocéphale au corps d'un animal, dont les quatre membres étaient représentés par les pédoncules du cerveau et du cervelet, et la queue par la moelle allongée.

rongeurs, etc. ; mais dans les carnassiers, chez le *chien,* par exemple, les tubercules inférieurs sont, au contraire, plus considérables : ils ont la forme de mamelons saillants et divergents en arrière.

Chez tous, on reconnaît facilement la bande de fibres que les tubercules bigéminés fournissent aux nerfs optiques ; elle est très-apparente particulièrement chez les *ruminants,* dont les *nates* sont, à peu près comme chez le chien, en forme de mamelons allongés.

CANAL ANGULAIRE.

Sous les tubercules bigéminés est creusé un canal longitudinal et médian qui, nommé *canal angulaire, intermédiaire* ou *aqueduc de Sylvius,* sert à établir la communication entre le troisième ventricule et le quatrième.

Situation.
Synonymie.
Destination.

Ses parois, tapissées par un prolongement de la séreuse ventriculaire, sont constituées en haut et de chaque côté par les tubercules quadrijumeaux.

Parois.

La *paroi inférieure* ou le *plancher* est formée en arrière par la face supérieure de la protubérance mésocéphalique et en avant par la portion postérieure des pédoncules cérébraux.

L'*orifice antérieur* de l'aqueduc de Sylvius communique avec le troisième ventricule au niveau de l'ouverture commune postérieure.

Orifices.

L'*orifice postérieur,* situé sous la valvule de Vieussens, s'ouvre dans le quatrième ventricule.

DU CERVELET.

Le *cervelet,* renflement le plus considérable de la masse encéphalique postérieure, est situé dans la région occipitale du crâne, en arrière du cerveau, au-dessus du

Situation.

mésocephale et sur le bulbe crânien de la moelle épinière.

Protégé en haut et de chaque côté par les parois osseuses de la cavité dans laquelle il semble moulé, il est
enveloppé, comme les autres parties de l'encéphale, par
la dure-mère, l'arachnoïde et la pie-mère.

Le cervelet des quadrupèdes est presque entièrement
découvert ; tandis que chez l'homme il est profondément
caché sous la masse postérieure des hémisphères cérébraux.

Volume. Le développement du cervelet, généralement en rapport avec celui du cerveau, est moins considérable dans
les quadrupèdes que chez l'homme, si on le compare à
la masse du corps ; mais son volume est environ le septième ou le neuvième de celui du cerveau, chez l'homme
et la plupart des mammifères domestiques. Enfin cet organe est moins développé dans le fœtus et à la naissance
que dans la jeunesse et à l'âge adulte.

Forme. Considéré dans son ensemble, le cervelet constitue
une masse irrégulièrement sphéroïdale mais symétrique,
à surface inégale et sinueuse.

Connexions. En rapport en haut et en arrière avec la voûte de la
fosse occipitale, il répond en bas aux tubercules bigéminés et à la face supérieure du bulbe rachidien, avec
laquelle il forme le quatrième ventricule. En avant, il est
séparé du cerveau par la grande fente encéphalique et
par le repli transverse de la méninge. Latéralement, il
répond à la portion pétrée du temporal. Inférieurement,
il est lié, de chaque côté, au mésocéphale ainsi qu'au
bulbe crânien de la moelle par de gros faisceaux constituant ses pédoncules.

Dans l'étude du cervelet, on doit examiner successivement : sa *conformation extérieure*, ses *pédoncules*, le *quatrième ventricule* et le *plexus choroïde*.

EXTÉRIEUR DU CERVELET.

A la surface du cervelet sont deux sillons longitudi- naux, peu profonds, qui divisent la masse de cet organe en trois *lobes* : un *médian* et deux *latéraux* : Sillons.
Lobes.

1° Le *lobe médian* forme un gros relief antéro-posté- rieur, convexe d'un côté à l'autre et d'avant en arrière. Lobe médian.
Forme.
Ses extrémités antérieure et postérieure, repliées en des- sous l'une vers l'autre, se rencontrent à la face supérieure du quatrième ventricule, et donnent à ce lobe la forme générale d'un ellipsoïde ou d'un gros ver recourbé dont les extrémités se touchent : de là le nom de *vermis*, ap- pliqué chez les animaux à la totalité du lobe médian, et dans l'homme à ses différentes parties antérieure, supé- rieure et postérieure. Extrémités. Vermis.

La surface du lobe médian, rugueuse et mamelonnée, est, en outre, striée en travers ou annelée comme le dos d'un ver à soie. Cet aspect est dû à une foule de petites lames grises placées de champ et serrées les unes contre les autres ; les sillons qui les séparent, presque tous transverses, sont étroits, profonds et tapissés par la pie- mère. Si on écarte le sommet de ces lamelles, on voit, au fond des sillons, d'autres lames plus minces et moins longues. Enfin on remarque que, parmi les lames du vermis, il en est beaucoup qui se prolongent de chaque côté et deviennent communes aux trois lobes du cer- velet. Lamelles.

2° Les *lobes latéraux* du cervelet, l'un droit et l'autre gauche, sont bien moins développés chez les quadru- pèdes que dans l'homme, tandis que pour le lobe médian c'est le contraire. Lobes laté-
raux.

Lamelles. Leur surface, irrégulièrement convexe en dehors présente une foule de petites saillies lamellaires variables de forme et de direction. De même que ceux du lobe médian, ces reliefs, essentiellement constitués par des lamelles groupées les unes contre les autres, sont analogues aux circonvolutions du cerveau. Leur disposition varie aussi chez les différents animaux, où elles sont plus ou moins épaisses, transverses ou obliques ; mais le but physiologique n'est pas changé : toujours la pie-mère s'enfonce dans les sillons et porte la vascularité dans les couches profondes du cervelet.

Inférieurement, chacun des lobes latéraux du cervelet est uni au mésocéphale ainsi qu'au bulbe crânien de la moelle par de gros faisceaux blancs, nommés *pédoncules du cervelet.*

PÉDONCULES DU CERVELET.

Situation.
Disposition. Les *pédoncules du cervelet* sont constitués, de chaque côté, par trois cordons associés qui sont distincts surtout du côté correspondant au quatrième ventricule ; aussi pour les bien examiner, faut-il pénétrer dans cette cavité en pratiquant une coupe verticale qui divise le cervelet en deux moitiés latérales que l'on rabat de chaque côté. On voit alors que ces pédoncules représentent une tige courte et ramifiée dans la substance du cervelet. Forme. Chacun d'eux, demi-cylindrique en dehors et légèrement excavé en dedans, porte de ce même côté deux sillons qui le divisent longitudinalement en trois faisceaux, considérés comme autant de *pédoncules* et distingués en *supérieur, moyen* et *postérieur.*

Pédoncule
supérieur. 1° Le *pédoncule supérieur,* moins développé que les autres, et visible seulement en dedans, se prolonge inférieurement sur les tubercules bigéminés, en arrière des-

quels il forme cette lamelle blanche dite *valvule de Vieussens ;* en outre, ses fibres s'étendent non-seulement dans l'épaisseur des tubercules quadrijumeaux, mais aussi en avant dans les couches optiques, les corps striés, etc.

2° Le *pédoncule moyen,* le plus gros des trois, est saillant à l'extérieur. Ses fibres se prolongent inférieurement dans la protubérance mésocéphalique, où elles sont disposées transversalement. Pédoncule moyen.

3° Enfin, le *pédoncule postérieur* est un prolongement des corps restiformes, c'est-à-dire des faisceaux supérieurs appartenant au bulbe du prolongement rachidien. Pédoncule postérieur.

Au point où les pédoncules semblent pénétrer dans le cervelet, la substance blanche qui les compose se renfle et forme une masse ovoïde : ce renflement, nommé par Vieussens *corps rhomboïdal,* par Vicq-d'Azyr *corps festonné ou dentelé* et par Cruveilhier *corps olivaire du cervelet,* a été considéré par Gall et Spurzheim comme un ganglion de renforcement. Corps rhomboïdal.

Le corps rhomboïdal est en harmonie de volume avec les lobes latéraux du cervelet : aussi est-il moins développé dans les quadrupèdes que chez l'homme. Volume.

Supérieurement le corps rhomboïdal, véritable noyau central du cervelet, s'enfonce dans la substance des lobes où il se divise et se subdivise en lames et en lamelles transverses, divergentes vers la périphérie de l'organe. En conséquence, les coupes antéro-postérieures, soit du lobe médian, soit des lobes latéraux, montrent les bords divisés de ces lamelles blanches et ramifiées dans la substance grise qui les entoure : cette disposition régulièrement arborisée, a reçu le nom d'*arbre de vie.* Arbre de vie.

disposition, la fossette angulaire a été comparée à un bec de plume à écrire : de là le nom de *calamus scriptorius* qui lui a été donné par Hérophile[1].

Les *parois latérales* du quatrième ventricule sont protégées en avant par les faisceaux des pédoncules cérébelleux, et formées en arrière par la séreuse ventriculaire que doublent en dehors les parties latérales du plexus choroïde.

Parois latérales.

L'*extrémité antérieure* répond à la partie postérieure de la protubérance mésocéphalique, et présente l'orifice postérieur de l'aqueduc de Sylvius surmonté par la *valvule de Vieussens*.

Extrémité antérieure.

Cette grande lame, mince et demi-transparente, est formée de substance nerveuse blanche, et se trouve tendue transversalement au niveau entre les deux pédoncules supérieures du cervelet dont elle est une production. Sa *face supérieure* répond à l'extrémité antérieure du vermis dont elle est séparée par une lame de la pie-mère. Sa *face inférieure,* tapissée par la séreuse ventriculaire, prolonge en arrière la voûte de l'aqueduc de Sylvius. Son *bord antérieur* est adhérent et se confond avec le bord postérieur des *nates*. Son *bord postérieur* est mince et uni à l'extrémité antérieure du vermis par la séreuse qui se déploie à la voûte du ventricule.

Valvule de Vieussens.

D'après sa disposition, il est évident que cette lame ne remplit pas le rôle d'une valvule, bien qu'elle en porte le nom.

---

[1] En avant du *calamus,* sur les côtés du plancher ventriculaire, on voit, chez l'homme, des stries blanches, peu régulières et dirigées en dehors, qui ont été comparées aux barbes d'une plume, dont l'axe est représenté par le sillon médian ; ces stries, qui appartiennent la plupart aux racines du nerf auditif, ne sont pas visibles dans les animaux.

14

Enfin, près des angles antérieurs de la valvule de Vieussens, on voit de chaque côté se détacher un petit cordon blanc : c'est le nerf de la quatrième paire encéphalique, *nerf pathétique* ou oculo-moteur interne.

Extrémité postérieure. L'*extrémité postérieure* du quatrième ventricule est close par le cul-de-sac que forme en ce point la séreuse, plus épaisse que partout ailleurs et doublée en dehors par un prolongement de la pie-mère. Il n'y a donc pas de communication entre le liquide des cavités encéphaliques et le fluide sous-arachnoïdien du rachis ; cette communication, admise chez l'homme, n'existe pas chez les animaux.

Ce point d'anatomie a été démontré, en 1830, par les recherches de M. Renault sur le cheval ; la disposition est la même dans les autres animaux, et notamment chez le bœuf et le mouton, où le cul-de-sac formé par la séreuse ventriculaire est encore plus épais que dans les solipèdes.

PLEXUS CHOROÏDE.

Origine. Connexions. Le *plexus choroïde* du cervelet est une dépendance de la pie-mère qui recouvre cet organe ainsi que le bulbe crânien de la moelle ; il est aussi en continuité avec le plexus choroïde des ventricules cérébraux par l'intermédiaire de la toile choroïdienne déployée sur les tubercules quadrijumeaux.

Situation. Disposition. Cet appareil vasculaire, qui procède ainsi de tous les points environnants, se dispose autour du quatrième ventricule en dehors de la séreuse.

Ses principales portions sont situées de chaque côté, près des pédoncules cérébelleux, où elles forment des petites masses rouges et grenues.

Le plexus choroïde se déploie aussi à la face inférieure

des extrémités du lobe médian et fait continuité en avant
avec la toile qui recouvre les tubercules bigéminés ; le
prolongement postérieur , plus considérable, revêt le
cul-de-sac de la membrane ventriculaire et se confond
avec la pie-mère de la moelle épinière.

Enfin, de même que dans le cerveau, les différentes
portions du plexus choroïdien du cervelet sont continues
entre elles, puisqu'elles sont toutes fournies par la pie-
mère, l'une des enveloppes générales de la masse encéphalique. Continuité.

—

VAISSEAUX DE L'ENCÉPHALE.

ARTÈRES.

Les *artères* qui se distribuent à la masse encéphalique
sont, de chaque côté : la *cérébrale antérieure* ou *carotide interne* et la *cérébrale postérieure* ou *cérébro-
spinale,* branche de l'occipitale.

Chacun de ces deux groupes artériels se divise aux
deux portions de l'encéphale comprises, l'une dans le
compartiment antérieur, l'autre dans le compartiment
postérieur du crâne : ainsi, les carotides internes appartiennent au cerveau proprement dit, et les cérébrales
postérieures sont propres au bulbe de la moelle, au cervelet et au mésocéphale ; mais ces deux sections vasculaires ne sont pas isolées : elles communiquent entre
elles par des anastomoses larges et multipliées qui leur
permettent de se suppléer naturellement, disposition qui
assure et régularise la circulation encéphalique. Disposition générale.

CAROTIDE INTERNE.

La *carotide interne,* après s'être anastomosée avec
l'opposée par une grosse branche transversale, suit la

scissure carotidienne et fournit au cerveau des divisions en dehors, en avant et en dedans.

Artère lobaire moyenne. 1° *En dehors* se détache l'artère *lobaire moyenne* ou *latérale* qui suit la scissure de Sylvius, et se partage en quatre ou cinq branches divergentes dont les ramifications, très-fines et soutenues par la pie-mère, montent dans les sillons qui séparent les circonvolutions. Ces ramuscules, très-anastomotiques entre eux, s'enfoncent à Ses anastomoses. l'état de chevelu dans la substance cérébrale, et communiquent en avant, en haut et en arrière avec les divisions *lobaire antérieure, mésolobaire* et *choroïdienne postérieure.*

Artère lobaire antérieure. 2° *En avant,* les deux carotides internes s'anastomosent transversalement au-dessus du chiasma, et fournissent chacune une branche dite *lobaire antérieure* qui, après avoir donné des divisions à la partie antérieure des hémisphères, forme en s'unissant à l'opposée un tronc impair qui monte, au fond de la scissure interlobaire, sur le corps calleux qu'il suit en s'infléchissant en haut et en arrière. A la face supérieure de ce corps, il se Divisions mésolobaires. Anastomoses. partage en deux petites branches *mésolobaires proprement dites,* qui donnent des divisions à la face interne des lobes cérébraux et s'étendent jusqu'à la grande fente encéphalique, où elles s'anastomosent avec les *choroïdiennes* et les *cérébelleuses antérieures.*

Plexus artériel sus-sphénoïdal. 3° *En dedans,* à l'origine de la scissure carotidienne, les deux cérébrales antérieures s'envoient transversalement une branche de communication située sous les pédoncules cérébraux et au-dessus de la grande anastomose qu'elles contractent à leur entrée dans le crâne. Du bord antérieur de cette nouvelle arcade anastomotique, partent une foule de petites divisions qui forment un plexus serré autour de la tige sus-sphénoïdale et se ramifient aux parties environnantes de la base du cerveau. En arrière l'arcade donne naissance à une branche, dite *communicante postérieure* ou *de Willis,* qui suit le sillon inter-pédonculaire et s'anastomose bout à bout avec la cérébrale postérieure, au niveau de la protubérance mésocéphalique.

Artère communicante de Willis.
Anastomoses.

En ce point, la communicante de Willis fournit de chaque côté l'artère *choroïdienne postérieure,* qui suit le sillon séparant chaque pédoncule cérébral de la protubérance annulaire, monte dans la grande fente encéphalique, et se divise au plexus choroïde pour pénétrer dans l'épaisseur du cerveau.

Divisions choroïdiennes postérieures.

Il en est à peu près de même des autres divisions voisines, dites *lobaires postérieures,* qui gagnent la partie postérieure des lobes cérébraux, où elles se ramifient, ainsi que sur les tubercules bigéminés, les couches optiques, autour du conarium, et qui s'anastomosent avec les *cérébelleuses antérieures.*

Divisions lobaires postérieures.

ARTÈRE CÉRÉBRO-SPINALE.

L'artère *cérébro-spinale,* branche de l'occipitale, se dirige en avant sous le bulbe crânien de la moelle épinière et se réunit bientôt à l'opposée : de cette anastomose naissent, dans le plan médian : le *tronc spinal* qui se dirige en arrière, et le *tronc basilaire* qui se porte en avant.

Origine.

Le tronc basilaire fournit, de chaque côté, des ramifications fines et multipliées qui se divisent dans la pie-mère et aux nombreuses racines des nerfs fixées au bulbe. Il donne aussi les artères *cérébelleuses postérieures,* divisées, en arrière des pédoncules du cervelet, à la pie-mère ainsi qu'au plexus choroïde, et anastomotiques avec les ramifications des cérébelleuses antérieures.

Tronc basilaire.

Divisions cérébelleuses postérieures.

En avant, le tronc basilaire est prolongé par l'artère

cérébrale postérieure proprement dite, division souvent double qui se termine en s'anastomosant par inosculation avec la communicante de Willis.

C'est au point de jonction de ces deux vaisseaux que se
détache de chaque côté l'artère *cérébelleuse antérieure*
qui monte en avant des pédoncules cérébelleux, se divise
au cervelet, au plexus choroïde, et s'unit aux ramifications *lobaires* et *choroïdiennes postérieures* de l'artère
communicante.

Il résulte de cet exposé sommaire, que les branches
artérielles propres à la masse encéphalique, bien que
d'origine variée, sont anastomosées entre elles, de telle
sorte qu'elles forment autour de cette masse un réseau
vasculaire fournissant des ramuscules qui ne pénètrent
la substance nerveuse qu'après s'être divisés et atténués
dans la pie-mère tant extérieure qu'intérieure. Toutes ces
dispositions étaient nécessaires, d'une part, pour assurer
et régulariser l'abord du sang à l'encéphale, et, d'autre
part, pour préserver contre les battements artériels et la
violence des afflux sanguins cette substance si délicate et
d'une si haute importance fonctionnelle.

VEINES.

Les *veines encéphaliques* naissent de tous les points
de l'encéphale par des radicules qui se réunissent en
branches soutenues par la pie-mère; elles procèdent
aussi des os du crâne par l'intermédiaire de la membrane
dure-mère.

Elles sont remarquables en ce qu'elles aboutissent à de
grands canaux communs nommés *sinus,* compris entre
les deux lames de la dure-mère et pourvus seulement de
la membrane interne des veines.

Tous les sinus encéphaliques sont voisins des parois

osseuses du crâne. Les uns, médians, sont longitudinaux ou transverses ; les autres sont latéraux et forment les principaux confluents où se rendent les autres sinus. Tous communiquent ensemble, d'autant plus facilement qu'ils sont dépourvus de valvules.

Les principaux sinus de l'encéphale sont : le *sinus longitudinal supérieur*, les deux *sinus transverses*, les *sinus caverneux* et les *sinus occipitaux*.

SINUS LONGITUDINAL SUPÉRIEUR.

Le *sinus longitudinal supérieur* ou *médian*, nommé encore *sinus falciforme*, est compris dans l'épaisseur de la faulx du cerveau, et s'étend depuis la crête ethmoïdale jusqu'au niveau de la protubérance pariétale, où il se bifurque et se termine de chaque côté dans le sinus latéral que soutient la cloison transverse de la méninge.

Situation. Etendue.

Trajet. Terminaison.

D'abord peu considérable, son calibre augmente progressivement d'avant en arrière.

Calibre.

Ce canal présente intérieurement des brides fibreuses, qui semblent destinées à borner l'écartement des parois dont la dilatation aurait pu comprimer le bord supérieur des lobes cérébraux. Ces brides, petites et quelquefois multipliées, sont fournies par la dure-mère, et revêtues par la membrane veineuse.

Brides fibreuses intérieures.

On voit aussi dans ce sinus les granulations saillantes dites *glandules de Pacchioni*, et précédemment étudiées au sujet des enveloppes encéphaliques.

Glandules de Pacchioni.

Les principales veines qui se dégorgent dans le sinus longitudinal supérieur correspondent aux divisions des artères lobaires antérieures, mésolobaires et lobaires latérales ; elles viennent de la face interne des lobes cérébraux et de leur surface externe.

Veines afférentes.

SINUS TRANSVERSES.

Nombre. Situation. Étendue. Direction. Les *sinus transverses* ou *latéraux,* au nombre de deux, l'un droit et l'autre gauche, sont situés dans l'épaisseur de la tente du cervelet. Ils s'étendent obliquement en avant et en bas, depuis la protubérance pariétale **Terminaison.** tale jusqu'au niveau des pédoncules du cervelet, où ils communiquent, en avant, avec les sinus caverneux, et, en arrière, avec les sinus occipitaux.

Brides fibreuses. Pourvus, comme le sinus falciforme, de brides intérieures, ils s'élargissent de haut en bas, et reçoivent les divisions veineuses correspondantes aux artères qui pénètrent dans la grande fente encéphalique, telles que les *lobaires postérieures,* les *choroïdiennes postérieures* et les *cérébelleuses antérieures.*

Branche pariéto-temporale. De la partie supérieure de ces sinus, se détache une branche veineuse qui s'engage dans le conduit pariéto-temporal, sort en arrière de l'apophyse sus-condylienne, et se dégorge dans la veine maxillaire interne.

SINUS CAVERNEUX.

Situation. Direction. Les *sinus caverneux* ou *sus-sphénoïdaux* sont logés, un de chaque côté du plan médian, dans la gouttière dite *caverneuse* du sphénoïde, et se dirigent obliquement en arrière et en dehors.

Rapports. Ils sont en rapport avec la carotide interne correspondante, qui se trouve enveloppée dans un repli de leurs parois, de telle sorte, qu'elle paraît baigner dans leur intérieur.

Brides fibreuses. Les brides fibreuses de ces sinus, fines et multipliées, rendent leur canal aréolaire comme un tissu érectile.

Origine. Les deux sinus caverneux naissent en commun autour de l'appendice sus-sphénoïdale, par un canal nommé *sinus coronaire* ou *sinus circulaire* de Ridley.

Ils communiquent, en avant, avec la veine méningée antérieure, et, en arrière, avec la méningée postérieure. *Communica-tions.*

. Enfin, après avoir reçu différents rameaux veineux de la base du cerveau, ils sont prolongés en arrière par les sinus occipitaux. *Terminaison.*

SINUS OCCIPITAUX.

Les *sinus occipitaux* ou *basilaires* sont situés, un de chaque côté du bulbe crânien de la moelle, sur l'apophyse basilaire de l'occipital. *Situation.*

Continus en avant avec les sinus transverses et caverneux, ils réunissent les veines cérébelleuses postérieures, choroïdiennes du cervelet, etc. Parvenus au niveau du trou occipital, les sinus basilaires communiquent avec les sinus rachidiens et se dégorgent dans les branches de la veine occipitale, qui sont, de chaque côté : la *cérébrale postérieure* ou *cérébro-spinale*, et une autre division qui sort par le trou condylien. *Origine.* *Terminaison.*

—

DE LA MOELLE ÉPINIÈRE.

La *moelle épinière*, centre commun de tous les nerfs, est encore nommée *moelle vertébrale, prolongement rachidien*. *Synonymie.*

Impaire et symétrique, elle constitue une longue tige cylindroïde, formée de substance nerveuse, et située dans le canal vertébral. *Situation.*

Continue en avant avec la masse encéphalique, elle se prolonge en arrière jusque dans le sacrum, et se trouve enveloppée par la dure-mère, l'arachnoïde et la pie-mère. Elle est encore protégée par le liquide sous-arach- *Protection. Fixité.*

noïdien, couche fluide qui l'entoure, et où elle est non pas libre et flottante, mais fixée de chaque côté par le ligament dentelé et par toutes les paires nerveuses traversant les trous intervertébraux.

Développement. En général, la moelle épinière est d'autant plus développée, par rapport au volume du corps, que l'activité vitale des animaux est plus marquée ; aussi, la rencontre-t-on proportionnellement plus considérable chez les mammifères et les oiseaux que dans les autres classes de vertébrés.

D'après la juste observation de Sœmmering, le volume absolu de la moelle est en raison inverse de celui de l'encéphale ; mais il n'en est pas de même du volume relatif. Ainsi, comparativement au volume du corps, la moelle de l'homme est plus considérable que celle des grands quadrupèdes, tels que le cheval et le bœuf ; les oiseaux sont les seuls animaux où elle soit relativement plus développée que dans l'homme.

Symétrie. Enfin, la moelle épinière est remarquable en ce que ses deux moitiés latérales sont toujours symétriques, tandis que l'encéphale est quelquefois asymétrique.

Division. On peut diviser la moelle épinière en deux portions continues, l'une *rachidienne* ou *prolongement rachidien proprement dit*, et l'autre *crânienne* ou *bulbe crânien* de la moelle, qui se prolonge jusque dans les parties antérieures de l'encéphale.

PORTION RACHIDIENNE.

Situation. Etendue. La *portion rachidienne* de la moelle est constituée par ce long cordon qui s'étend dans le canal vertébral, depuis le grand trou occipital jusqu'au sacrum.

Volume. D'un volume inférieur à la capacité du canal rachidien, la moelle vertébrale ne remplit pas exactement

ce conduit, même lorsqu'elle est entourée de ses enveloppes, disposition qui l'empêche d'être lésée dans le
jeu des vertèbres les unes sur les autres.

Son diamètre, qui n'est pas le même dans les diffé- Diamètre comparé à celui du
canal rachidien.
rents points de son étendue, n'est pas toujours en harmonie avec les dimensions du canal rachidien ; ainsi, au
niveau de l'atlas et dans presque toute la longueur du
cou, la moelle est rétrécie tandis que le canal est large.
C'est là une combinaison évidemment protectrice, commandée par la grande mobilité des vertèbres cervicales.
Mais dans les points où la moelle augmente de volume,
la portion correspondante du canal s'élargit toujours en
proportion. Enfin, il y a rapport entre le rétrécissement
de la moelle et celui du canal, là où les mouvements du
rachis sont moins étendus, et où les nerfs dépendants de
la moelle sont moins considérables, par exemple dans la
région dorsale.

Les renflements de la moelle épinière, au nombre de Renflements.
deux, sont le *cervical inférieur* ou *brachial* et le *lombaire* ou *crural*. De même que le bulbe crânien, ils
correspondent à des paires nerveuses plus nombreuses,
plus considérables ou d'une plus grande importance
physiologique, et leur développement dans les divers
animaux est en rapport avec l'activité fonctionnelle et
surtout avec la sensibilité des organes auxquels ces nerfs
se distribuent.

Ainsi, dans les mammifères et principalement chez
l'homme, le renflement brachial est plus volumineux que
le bulbe crural, parce qu'il répond aux membres thoraciques dont les extrémités sont douées d'une sensibilité
tactile plus grande que dans les membres pelviens. C'est
le contraire dans les oiseaux, qu'ils soient de haut vol,
comme le pigeon, l'épervier, etc., ou marcheurs, comme

les gallinacés, parce que le siége du toucher réside aux extrémités des membres abdominaux. On voit aussi dans la tortue le renflement qui répond aux membres antérieurs réuni au bulbe postérieur, moins fort, par un cordon filiforme correspondant à l'étendue de la carapace, partie privée de mouvement et de sentiment.

Diamètre suivant les régions. Si on examine successivement d'avant en arrière les différences de volume de la moelle vertébrale, on voit d'abord qu'à sa partie antérieure, au niveau de l'atlas, elle est d'un diamètre moindre que la portion crânienne qui la prolonge en avant. A la suite de cette région dite *collet du bulbe crânien,* la moelle conserve à peu près les mêmes dimensions jusqu'au niveau de la cinquième vertèbre cervicale. A partir de ce point jusqu'à la deuxième vertèbre dorsale, elle forme un renflement *Bulbe brachial.* oblong constituant le *bulbe brachial.* Puis, elle reprend à peu près son volume primitif qu'elle conserve dans toute la région dorsale et jusque vers le milieu des *Bulbe crural.* lombes, où elle commence à former le *bulbe crural :* ce nouveau renflement fusiforme s'étend jusqu'à l'entrée du sacrum. Enfin, la moelle diminue progressivement de volume et se termine par un prolongement conique constituant son extrémité postérieure et répondant à peu près au milieu de la région sacrée.

Limites postérieures. Les limites postérieures de la moelle varient dans les différents animaux, mais sans règles déterminées. En général, la moelle est plus prolongée dans les quadrupèdes que dans l'homme où elle ne dépasse pas le niveau de la deuxième vertèbre lombaire ; et les différences que l'on constate ne sont pas en rapport avec les dimensions plus ou moins considérables du coccyx : ainsi dans le *lapin,* la moelle s'étend au-delà même des vertèbres sacrées, tandis que dans le *rat,* elle se termine à la région lombaire ; on remarque enfin que dans les *oiseaux,* elle se prolonge jusque dans les vertèbres coccygiennes.

Sur toute la surface de la moelle épinière, on voit des petits plis irréguliers, généralement transverses et formés par la pie-mère ; destinés à permettre l'allongement de la moelle, ils s'effacent quand elle est tendue par les mouvements de flexion du rachis, et se reproduisent lorsqu'elle revient sur elle-même, c'est-à-dire pendant l'extension. *Plis.*

Presque cylindrique, la moelle est légèrement déprimée de dessus en dessous ; on lui reconnait quatre *faces :* une *supérieure,* une *inférieure* et deux *latérales.* *Forme. Régions.*

1° La *face supérieure* porte sur la ligne médiane un sillon longitudinal nommé *sillon médian supérieur.* Occupé dans toute sa longueur par une petite veine, il paraît superficiel ; mais si on enlève la pie-mère, on reconnait qu'il s'enfonce perpendiculairement jusque vers le milieu de la hauteur de la moelle ; il s'arrête sur une couche de substance grise, mince et transverse, dite *commissure grise.* C'est surtout à la faveur de ce sillon, que la pie-mère parvient dans l'épaisseur de la moelle et porte la vascularité dant la substance grise. *Sillon supérieur.* *Commissure grise.*

2° La *face inférieure* présente aussi dans son milieu une scissure longitudinale, dite *sillon médian inférieur,* et parcourue par l'artère commune de la moelle ou *tronc spinal.* *Sillon inférieur.*

Si on détache la pie-mère, on voit que ce sillon s'étend jusqu'au tiers de l'épaisseur de la moelle, et que son fond est formé par une couche de substance blanche. Cette lame, nommée *commissure blanche,* est percée de petits trous pour le passage des vaisseaux qui, éma- *Commissure blanche.*

nant de la pie-mère, pénètrent ainsi les parties profondes où ils se divisent.

Dualité. Unité. Les deux sillons médians partagent donc la moelle en deux moitiés symétriques, réunies par une double lame transverse ou par deux *commissures* superposées, l'une *blanche,* inférieure, et l'autre *grise,* supérieure.

Cette disposition, où l'on voit *dualité* et cependant *unité,* est une loi commune à tout le système nerveux central.

Racines des nerfs spinaux. De chaque côté des sillons supérieur et inférieur, sont les racines des nerfs spinaux, les unes *supérieures, sensitives,* les autres *inférieures, motrices.* En nombre égal à celui des vertèbres, elles forment, dans toute la longueur de la moelle, des groupes successifs composés chacun de plusieurs filets qui, implantés les uns à la suite des autres sur une même ligne horizontale, convergent vers le trou de conjugaison correspondant. Chaque filet, entouré par la pie-mère, traverse une petite gaîne particulière de l'arachnoïde, puis se réunit aux autres filaments du même ordre pour constituer un faisceau à qui la dure-mère fournit une enveloppe commune, de telle sorte que le cordon supérieur et l'inférieur ont une gaîne fibreuse distincte.

Les racines des nerfs spinaux sont moins développées dans la région du dos que dans celles du cou et des lombes.

Caractères distinctifs des racines supérieures et des racines inférieures. Les racines supérieures sont généralement plus fortes et plus nombreuses que les inférieures ; aussi les organes de la sensibilité reçoivent-ils proportionnellement plus de nerfs que ceux de la motilité.

Le point d'implantation de ces mêmes racines supérieures est moins rapproché de la ligne médiane que celui des racines inférieures; leur disposition sur une même ligne est aussi plus régulière.

Les racines supérieures des nerfs spinaux sont encore remarquables en ce qu'elles sont pourvues d'un renflement ganglionnaire situé à leur point de convergence, près du trou intervertébral. Ce ganglion, caractère des nerfs sensitifs, appartient exclusivement aux racines supérieures, et les racines inférieures ne contribuent en rien à sa formation : leur faisceau se confond avec le cordon qui fait suite au ganglion, et jamais avec le ganglion lui-même, bien qu'il lui soit accolé dans les régions postérieures du rachis.

Ganglion des racines supérieures.

La réunion des deux faisceaux émanés, l'un des racines supérieures, et l'autre des racines inférieures, donne naissance à un tronc commun dans lequel la faculté sensitive est combinée à la faculté motrice, sans qu'il soit possible de reconnaître en lui les fibres de l'un ou de l'autre ordre. De ce cordon nerveux procèdent, en dehors de chaque trou de conjugaison, des branches qui, soit en haut, soit en bas, vont donner la sensibilité et le mouvement à toutes les parties où elles se distribuent.

Postérieurement, dans la région sacrée, les paires nerveuses, qui naissent sur les côtés de la pointe terminale de la moelle, se prolongent au-delà de cette extrémité jusqu'aux premiers os coccygiens, et sortent successivement par les trous de conjugaison qu'ils rencontrent. Cette longùe touffe de nerfs, ainsi disposée dans le canal sacré, à l'extrémité postérieure de la moelle, a reçu le nom de *queue de cheval*.

Queue de cheval.

Chacun de ces cordons est entouré isolément par les enveloppes de la moelle, et les ganglions des racines supérieures n'occupent plus les trous intervertébraux, mais sont situés dans le canal du sacrum.

Le point d'implantation des nerfs spinaux sur la moelle ne constitue pas leur origine réelle; si on arrache chacune des racines nerveuses, on produit des petites cavités, ce qui indique que les fibres ne s'arrêtent pas à la surface; en effet, elles se prolongent dans la moelle et concourent à former sa substance.

Si on vient à arracher toutes les paires nerveuses, on voit sur les côtés de la moelle une double série linéaire de petites dépressions dont l'ensemble figure deux sillons longitudinaux, l'un *collatéral supérieur* et l'autre *collatéral inférieur*. Par un examen attentif porté sur la moelle dépouillée de son névrilème, on reconnaît que la ligne supérieure forme seule un véritable sillon et que l'inférieure n'en a que l'apparence. On voit, en effet, de chaque côté de la face supérieure de la moelle, en dehors des racines supérieures, une ligne grisâtre constituée par une lame mince de substance grise qui, de l'intérieur de la moelle, s'étend à sa surface et partage la substance blanche en deux cordons inégaux; rien de semblable n'existe au niveau des racines inférieures. Chaque moitié de la moelle est donc divisée en deux faisceaux, l'un *supérieur* et l'autre *latéral inférieur,* beaucoup plus considérable.

Les anatomistes qui ont admis le sillon collatéral inférieur divisaient conséquemment chaque moitié de la moelle en trois cordons : le *supérieur* affecté à la sensibilité, l'*inférieur* à la motilité et le *latéral* aux nerfs mixtes ou, selon Charles Bell, aux *nerfs respiratoires.* Cette distinction ingénieuse, au point de vue physiologique, avait aussi pour but de retracer dans le corps de la moelle épinière les trois faisceaux ou *pyramides* composant chaque moitié de son bulbe crânien ; mais sous

Marginal notes:

Sillons latéraux.

Conséquences.

le rapport anatomique, cette division ne saurait être admise.

Enfin la moelle n'est pas renflée au niveau de chaque paire nerveuse, comme l'a avancé Gall dans sa comparaison de la moelle épinière des vertébrés avec le système nerveux des insectes et des annélides.

3° Les *faces latérales* de la moelle, demi-cylindriques, portent le *ligament dentelé* qui règne longitudinalement entre les racines supérieures et les racines inférieures des nerfs spinaux. Au milieu de l'espace qui sépare chaque paire nerveuse de la suivante, ce petit cordon, formé par la pie-mère, fournit une dentelure qui, revêtue par l'arachnoïde, va se fixer à la dure-mère. Ligament dentelé.

Dans la région cervicale, on voit aussi sur les bords de la moelle un filet blanc situé longitudinalement entre les racines supérieures et inférieures des nerfs rachidiens et longeant le bord supérieur du ligament dentelé ; étendu depuis le niveau de la cinquième paire cervicale jusque sur les côtés du bulbe crânien de la moelle, il se rapproche des racines supérieures à mesure qu'il devient plus antérieur : ce long filet appartient au nerf de la onzième paire encéphalique ou *accessoire de Willis*, dont il constitue les racines spinales. Racines spinales du nerf accessoire de Willis.

PORTION CRANIENNE.

(BULBE RACHIDIEN OU MOELLE ALLONGÉE.)

Le *bulbe rachidien* ou mieux le *bulbe crânien* de la moelle épinière, encore nommé, d'après Haller, *moelle allongée,* constitue l'extrémité antérieure de la moelle et la réunit à la masse encéphalique. Synonymie.
Définition.

Situation.

Situé sur le prolongement basilaire de l'occipital, il s'étend sous le cervelet jusqu'à la protubérance du mésocéphale.

Limites.

Ses limites postérieures ou son *sommet,* formées au niveau du trou occipital par le *collet du bulbe,* sont marquées non par un rétrécissement brusque, comme semblerait l'indiquer cette dénomination, mais par une diminution graduelle de volume.

Quant aux limites antérieures ou la *base,* indiquées par le bord postérieur de la protubérance mésocéphalique, elles sont de convention, puisque de ce point la moelle prolonge ses faisceaux dans le cervelet, le mésocéphale et jusqu'aux parties les plus antérieures du cerveau.

Forme.

Le bulbe crânien a donc la forme d'un cône tronqué dont le sommet postérieur est continu avec la moelle rachidienne. En raison de son aplatissement de dessus en dessous, on lui reconnaît deux *faces,* une *supérieure* et une *inférieure,* réunies de chaque côté par un *bord.*

Face supérieure.

1° La *face supérieure,* élargie d'arrière en avant et légèrement concave d'un côté à l'autre, concourt à former le plancher du quatrième ventricule avec la face supérieure de la protubérance annulaire qui lui fait continuité sans ligne de démarcation distincte.

Elle répond à la face inférieure du cervelet et se trouve tapissée par la séreuse ventriculaire. Un léger sillon longitudinal et médian aboutit en arrière au fond de la *fossette angulaire* et concourt à former le *calamus scriptorius.*

Sur les côtés de la fossette, sont les renflements appelés *pyramides supérieures* ou *corps restiformes* [1].

[1] De *restis,* corde, et *forma,* forme.

Les *corps restiformes,* l'un droit et l'autre gauche, sont deux grosses colonnes blanches allongées et divergentes en avant. Ils semblent fournis par toute la substance blanche de la moelle; en effet, ils sont continus en arrière et en dedans avec les faisceaux supérieurs et, en dehors, avec le faisceau latéral inférieur qui se contourne de bas en haut. Antérieurement les corps restiformes se prolongent dans le cervelet dont ils constituent principalement les pédoncules postérieurs.

2°. La *face inferieure* du bulbe crânien, convexe d'un côté à l'autre, et tapissée par la pie-mère, repose sur la gouttière basilaire de l'occipital. Elle est parcourue suivant sa longueur par un sillon médian, continu en arrière avec celui de la moelle vertébrale, et occupé par l'artère dite *tronc basilaire* dont les ramifications pénètrent avec la pie-mère dans le sillon et, de là, dans l'épaisseur du bulbe.

De chaque côté de la ligne médiane sont deux reliefs blanchâtres et peu saillants qui s'étendent d'arrière en avant et s'élargissent vers la protubérance mésocéphalique : les plus internes de ces éminences sont dites *corps pyramidaux* ou *pyramides inférieures;* les plus externes, moins développées et situées, l'une à droite, l'autre à gauche, sur les côtés du bulbe, sont nommées *corps olivaires* ou *pyramides moyennes.*

Les *pyramides inférieures,* accolées l'une à l'autre dans le plan médian, sont séparées, en dehors, des corps olivaires par une rainure longitudinale. A la partie postérieure du sillon médian, vers le collet du bulbe, on voit les fibres des pyramides inférieures s'entrecroiser transversalement, dans une étendue d'environ trois centimètres ; c'est, du reste, le seul endroit de ce sillon où la décussation soit manifeste et admissible.

Connexions. Les pyramides inférieures se confondent par leur plan supérieur avec les fibres propres ou centrales du bulbe formées d'une substance grisâtre que traversent des fibres blanches venant de la moelle, les unes longitudinales, les autres obliques et passant d'un côté à l'autre. Cette masse centrale, délimitée en dehors par les corps olivaires et restiformes, est recouverte à sa face supérieure par une lame blanche qui émane des faisceaux supérieurs de la moelle et se prolonge sur le plancher du quatrième ventricule jusqu'aux tubercules quadrijumeaux.

Origine. Chaque pyramide inférieure est continue en arrière non seulement avec le gros cordon inférieur et latéral de la moelle, mais aussi avec le faisceau supérieur correspondant, dont les fibres destinées à la pyramide se dirigent en bas et passent entre les autres faisceaux. Antérieurement, près de la scissure mésocéphalique, les pyramides inférieures s'écartent légèrement et de leur sillon médian partent des fibres qui, dirigées transversalement en dehors montent, de chaque côté sur les corps restiformes où elles paraissent se terminer : ces fibres, **Fibres arciformes,** généralement peu apparentes, ont reçu le nom de fibres *arciformes;* en raison de leur disposition transverse, on les a comparées à la protubérance annulaire ou pont de Varole, de là sans doute le nom de *petit pont* ou *ponticule* qui leur a été aussi donné. Elles paraissent s'enfoncer dans le sillon médian inférieur et parvenir ainsi jusqu'à la face supérieure du bulbe.

Terminaison. En avant, les fibres des pyramides inférieures se prolongent dans la protubérance mésocéphalique et de là dans le cerveau, en suivant les pédoncules, les corps striés, etc.

2° Corps olivaires. Les *corps olivaires,* ainsi nommés chez l'homme en

raison de leur forme, sont peu développés dans les quadrupèdes.

Moins étendus que les pyramides supérieures et inférieures entre lesquelles ils sont situés, ces corps sont
formés par un renflement de la substance grise ou centrale du bulbe et recouverts d'une couche blanche four-
nie par les faisceaux latéraux inférieurs de la moelle.

Antérieurement les corps olivaires se prolongent dans
les tubercules bigéminés, les couches optiques, etc.

3° Les *bords* ou parties latérales du bulbe crânien
présentent les corps olivaires délimités en haut par un
sillon longitudinal qui les sépare des corps restiformes,
et en bas par un autre sillon, moins prononcé, situé
entre eux et les pyramides inférieures.

Enfin, sur ces mêmes bords, sont disposées les unes à
la suite des autres les racines des six dernières paires
nerveuses crâniennes.

Il résulte de ce qui précède : 1° qu'indépendamment de
ses fibres propres ou centrales, grisâtres, le bulbe crânien de la moelle est composé, dans ses deux moitiés latérales, de trois parties qui sont : les corps restiformes,
les corps olivaires et les corps pyramidaux ; 2° que ces
trois faisceaux ne correspondent pas aux faisceaux de
la moelle qui leur sont analogues par la position, puisqu'ils ne les prolongent pas directement ; 3° enfin, que
les faisceaux ou pyramides du bulbe, continus en arrière
avec la substance blanche de la moelle, se prolongent en
avant, et concourent à former toutes les parties de l'encéphale.

Résumé.

VAISSEAUX DE LA MOELLE ÉPINIÈRE.

ARTÈRES.

Les divisions artérielles qui se distribuent à la moelle épinière sont fournies par des branches à origine multiple, qui pénètrent dans le canal vertébral par chaque trou de conjugaison.

Les différentes artères desquelles procèdent toutes ces branches sont, de chaque côté et successivement d'avant en arrière : l'*occipitale,* la *vertébrale,* la *cervicale supérieure,* la *dorsale,* les *intercostales,* les *lombaires* et les *sous-sacrées.*

Parvenus dans le canal rachidien, tous les rameaux artériels destinés à la moelle se réunissent pour former le *tronc spinal,* vaisseau impair, mais très-long, qui occupe, dans toute l'étendue de la moelle, le sillon inférieur et médian de cet organe.

Les ramifications de cet appareil vasculaire se divisent, s'anastomosent, et forment autour de la moelle un réseau que soutient la pie-mère. De la face interne de cette membrane, émanent des ramuscules très-fins qui s'enfoncent dans la substance nerveuse sous-jacente ; c'est aussi la pie-mère qui, en pénétrant dans les sillons supérieur et inférieur de la moelle, porte des divisions très-ténues dans les parties profondes et jusqu'à la substance grise.

Le réseau artériel qui entoure la moelle représente donc un seul et même appareil vasculaire, dans lequel le sang est versé par des sources multiples ; disposition éminemment favorable à l'abord continu du fluide sanguin dans la substance du centre nerveux spinal.

En outre, de même qu'à l'encéphale, les vaisseaux ne pénètrent dans la matière nerveuse qu'après s'être réduits à l'état capillaire dans le tissu de la pie-mère. Ce mode de distribution, en harmonie avec la structure délicate de la moelle, était indispensable au maintien de son intégrité et de ses importantes fonctions.

VEINES.

Les *veines* de la moelle épinière naissent par des radicules satellites des ramifications artérielles, et forment un réseau périphérique. Les veinules qui sortent du sillon supérieur se réunissent en un petit tronc impair et médian, qui règne dans toute la longueur de cette scissure; mais ce vaisseau n'est pas isolé, il communique de chaque côté avec les mailles anastomotiques que soutient la pie-mère.

Inférieurement, toutes les branches veineuses aboutissent à deux troncs considérables constituant les *sinus veineux* rachidiens ou de la moelle. Ces canaux, l'un droit et l'autre gauche, sont situés sur les côtés de la paroi inférieure du canal rachidien. Ils s'étendent depuis l'atlas, où ils communiquent avec les sinus encéphaliques, jusque dans le sacrum.

Dans leur trajet, ils s'envoient, de distance en distance, des rameaux anastomotiques. En outre, ils émettent en dehors des branches qui sortent du canal rachidien par chacun des trous de conjugaison, et vont s'ouvrir dans les veines qui longent la colonne vertébrale, telles que les *vertébrales,* les *sous-dorsales antérieures,* la *grande veine azygos,* les *lombaires* et les *sous-sacrées.*

Telles sont les voies multiples par lesquelles les sinus rachidiens peuvent se dégorger facilement, et prévenir ainsi les embarras circulatoires pour la moelle épinière.

STRUCTURE

DU CENTRE NERVEUX CÉRÉBRO-SPINAL.

—

Procédés de préparation. Coupes. La structure du centre nerveux cérébro-spinal a été pendant longtemps étudiée au moyen de coupes pratiquées en divers sens, et par lesquelles la disposition des parties pouvait être examinée dans tous les plans. Par cette méthode, on peut arriver, il est vrai, à une connaissance topographique exacte, mais on détruit toutes les connexions de structure.

Dissection. Varole et Vieussens abandonnèrent les premiers cette voie, qui ne donnait que des résultats incomplets ; et, dans leurs recherches, qui avaient surtout pour but de déterminer les liaisons de l'encéphale et de la moelle, ils procédèrent en poursuivant d'un point à l'autre les faisceaux de fibres qui relient entre elles les différentes sections des centres nerveux. C'est surtout à leurs travaux qu'on doit la démonstration définitive de ce fait : que le cerveau n'est pas une masse homogène, pulpeuse, intermédiaire, par sa consistance, aux liquides et aux solides, et qu'il présente, au contraire, une texture fibreuse très-remarquable, mais aussi très-difficile à bien saisir au milieu de l'extrême inextrication des fibres.

Râclement. On a recours, aujourd'hui, à différents procédés pour suivre les fibres nerveuses : le plus simple est le râclement avec le manche du scalpel ; mais ce moyen n'est pas suffisant pour une étude complète. On peut pousser **Durcissement.** les investigations plus loin, si on a fait durcir la substance nerveuse, soit par la macération dans les acides

affaiblis ou dans une solution de sublimé corrosif, soit
par la coction dans l'eau salée, etc. Un autre procédé
très-efficace consiste dans la projection continue d'un
filet d'eau, qui opère facilement la séparation des fibres. Filet d'eau.

Tels sont les moyens qui permettent d'arriver à
d'exactes notions sur la structure si compliquée des
centres nerveux.

STRUCTURE DE LA MOELLE ÉPINIÈRE.

La moelle épinière est formée de deux moitiés laté- Moitiés latérales.
rales, réunies dans le plan médian par deux commis- Commissures.
sures transverses et superposées : l'une grise, supérieure,
et l'autre blanche, inférieure. Ces deux moitiés sont elles- Faisceaux.
mêmes divisibles en deux cordons : l'un supérieur, le
moins considérable, et l'autre inférieur, qui comprend
tout le reste de la circonférence de la moelle.

En outre, chaque moitié de la moelle est composée de Substances
blanche et grise.
substance blanche et de substance grise ; la première est
extérieure, et la seconde intérieure, contrairement à ce
qui se remarque dans l'encéphale.

Ces deux substances sont disposées de telle sorte, que Leur disposition.
sur une coupe transversale de la totalité de la moelle, la
substance grise représente un X, dont les branches, dirigées de chaque côté en haut et en bas, semblent cor-
respondre par leurs extrémités aux racines supérieures
et inférieures des nerfs. Du reste, cette figure de la substance corticale varie suivant le point où la section est
pratiquée.

Par une coupe médiane antéro-postérieure, on sépare Déroulement
de la moelle.
les deux moitiés de la moelle, qui peuvent alors se dé-
rouler, à la manière d'un ruban, et laisser voir la sub-

stance grise qui forme à leur intérieur une couche pulpeuse.

Fibres de la substance blanche. La substance blanche de la moelle est composée de fibres longitudinales groupées en segments prismatiques, dont la base correspond à la circonférence de la moelle. Toutes ces fibres, distinctes et indépendantes, se continuent toujours du point où on les examine jusqu'à l'extrémité antérieure de la moelle.

Origine. Disposition. Elles proviennent évidemment des paires nerveuses spinales ; mais il est difficile de bien saisir le mode de connexion des fibres nerveuses et des faisceaux prismatiques, qui sont d'un très-petit volume. Il paraît cependant qu'en pénétrant dans la moelle, les nerfs s'enfoncent immédiatement jusqu'au niveau de la substance grise ; là, leurs fibres se désunissent, se replient en avant et se partagent aux différents faisceaux prismatiques ; puis, elles continuent leur trajet et s'approchent de plus en plus de la surface de la moelle.

Il est d'observation que les cordons supérieurs et inférieurs de la moelle, comparés sous le rapport de la structure, de la consistance et du mode de connexion avec les nerfs, ne présentent aucune différence notable, bien que la propriété physiologique de chacun d'eux soit distincte et opposée.

Changement de rapports. Parvenues au collet du bulbe crânien, les fibres de la moelle ne conservent pas leurs rapports : elles prennent une nouvelle disposition d'où résultent, de chaque côté, trois faisceaux qui restent distincts jusqu'à leur terminaison dans les diverses parties de l'encéphale.

STRUCTURE DU BULBE CRANIEN.

Faisceaux. Les trois faisceaux qui constituent chaque moitié latérale du bulbe crânien de la moelle sont : les *corps*

restiformes, les *corps olivaires* et les *pyramides infe-
rieures*.

1° Les *corps restiformes* ont une structure plus simple que celle des autres faisceaux. Ils sont formés à la
fois par des fibres du cordon supérieur de la moelle et,
en plus grande partie, par le faisceau latéral inférieur.
Ils ne contiennent pas de substance grise et se prolongent
directement, sans entrecroisement, jusqu'au cervelet
dont ils constituent les pédoncules postérieurs ; ils parviennent ainsi au noyau central cérébelleux qu'ils
concourent à former. D'autres fibres, dirigées transversalement, s'épanouissent à la surface des tubercules
bigéminés, produisent la valvule de Vieussens et se re-
joignent d'un côté à l'autre.

Origine des fibres.

*Leur disposi-
tion.*

2° Les *corps olivaires* sont constitués par les faisceaux
latéraux inférieurs de la moelle et profondément par une
substance grise ou jaunâtre, analogue à celle des couches optiques, et qui ne se retrouve pas dans les autres
parties du bulbe crânien.

*Fibres des
corps olivaires.*

Ces faisceaux olivaires sont si intimement unis l'un à
l'autre sur la ligne médiane, que certains auteurs ont
admis un entrecroisement partiel ; mais cette décussation 'n'est qu'apparente, elle est simulée par la grande
adhérence des faisceaux en contact. Toutefois, si ce
point est douteux pour les fibres longitudinales des
corps olivaires, il n'en est pas de même pour les *fibres
arciformes* qui s'entrecroisent dans le plan médian après
avoir formé une sorte de cravate autour de chacun de
ces faisceaux.

*Union mé-
diane.*

*Fibres arci-
formes.*

A leur extrémité antérieure, les corps olivaires, après
avoir traversé le mésocéphale, arrivent au niveau des
pédoncules cérébraux et se séparent. Mais la division ne
paraît pas complète : chaque faisceau échange, avec

*Extrémité an-
térieure des fi-
bres des corps
olivaires.*

l'autre des fibres qui s'entrecroisent; pu is, tous deux se plongent dans les tubercules quadrijumeaux et dans les couches optiques.

Corps pyra-midaux.
Origine des fibres. 3° Les *corps pyramidaux* ou *pyramides inférieures* sont la continuité non-seulement des faisceaux latéraux inférieurs de la moelle, mais aussi des cordons supérieurs qui descendent entre les premiers.

Entrecroise-ment. Au collet du bulbe, les fibres des corps pyramidaux s'entrecroisent, c'est-à-dire que celles du côté droit passent du côté gauche, sinon en totalité, au moins en grande partie ; au-delà, rien ne paraît démontrer qu'il y ait de nouvelles décussations.

Extrémité an-térieure. A leur extrémité antérieure, les pyramides inférieures traversent directement la protubérance annulaire du mésocéphale, sans se confondre et sans se renfler, comme on l'avait supposé. Enfin, elles se prolongent dans les pédoncules cérébraux qu'elles concourent à former.

STRUCTURE DU CERVELET.

Substances blanche et grise.
Leur disposi-tion.
Leur quantité relative. Le cervelet, de même que le cerveau. est composé de deux substances, l'une blanche, intérieure, et l'autre grise, extérieure. La substance blanche forme le noyau central, les pédoncules et les ramifications de l'arbre de vie. La substance grise s'enfonce entre les lames et les lamelles de la substance blanche et prédomine en quantité sur celle-ci, contrairement à ce qu'on observe pour le cerveau.

Il y a, en outre, entre ces deux substances, une couche jaunâtre, très-mince, visible sur les coupes du cervelet.

Disposition feuilletée de la substance blan-che. La disposition essentielle de la substance blanche est feuilletée. On le démontre en projetant, sur une coupe verticale antéro-postérieure, un filet d'eau qui décompose le noyau central en une foule de lames, très-fines et disposées en éventail ; leur bord inférieur, peu étendu, est uni au corps rhomboïdal ; leur bord supérieur s'élargit vers la circonférence de l'organe, et se plonge dans la couche épaisse formée par la substance grise.

Dirigés en tous sens, les feuillets cérébelleux se divisent et se subdivisent dans les lobes du cervelet ; chacune de leurs divisions est formée au moins de deux petites feuilles, accolées et jamais confondues ; enfin toutes ces lames fournissent elles-mêmes des petits prolongements qui divergent et constituent les lamelles ou folioles, figurant sur la coupe du cervelet ce qu'on nomme l'*arbre de vie*. *Feuilles et folioles de l'arbre de vie.*

Le *corps rhomboïdal*, point de convergence des lames cérébelleuses, se décompose plus difficilement, en raison du mélange plus intime des fibres. Il est aussi le point de départ ou l'aboutissant des *pédoncules*, qui mettent le cervelet en communication avec la moelle allongée, le mésocéphale et le cerveau. *Corps rhomboïdal.*

Les *pédoncules postérieurs*, constitués par les corps restiformes, peuvent être considérés comme les véritable racines du cervelet dans la moelle allongée. *Pédoncules cérébelleux.*

Les *pédoncules supérieurs* sont formés de fibres qui s'étendent du corps rhomboïdal sur les tubercules bigéminés, ainsi que dans les couches optiques, après avoir concouru à former, en arrière, la valvule de Vieusseus.

Enfin, les *pédoncules moyens* sont composés aussi de fibres blanches qui se plongent dans le mésocéphale, ou qui en procèdent pour se rendre au corps rhomboïdal. Quoi qu'il en soit, ces fibres se dirigent transversalement dans la protubérance annulaire, et passent d'un côté à l'autre sans ligne de démarcation visible ; ainsi en-

trecroisées, elles forment plusieurs plans, dont l'un tout
à fait à la face inférieure de la protubérance, et les autres
dans son épaisseur.

STRUCTURE DU MÉSOCÉPHALE.

Tubercules bigéminés. Substance. Fibres. Les *tubercules bigéminés* sont, de même que les couches optiques, composés d'une substance grise ou jaunâtre, traversée en différents sens par des fibres blanches. La substance grise est continue en arrière avec celle des corps olivaires. Les fibres blanches sont fournies par les corps restiformes et par les pédoncules supérieurs du cervelet qui forment, en outre, à la surface des tubercules, la pellicule blanche qui les recouvre. En avant, les tubercules quadrijumeaux se confondent avec la substance des couches optiques et des pédoncules cérébraux.

Protubérance. Fibres.

Plans. La *protubérance annulaire* du mésocéphale est traversée par presque toutes les fibres qui constituent les autres parties de l'encéphale. Dans cet organe multiple, sorte de lieu de passage, on peut reconnaître deux plans principaux superposés :

Plan inférieur. 1° Le *plan inférieur* présente superficiellement des fibres transverses appartenant aux pédoncules moyens du cervelet ; un peu plus profondément, sont des fibres longitudinales qui font suite aux pyramides inférieures de la moelle allongée et qui s'entrecroisent à différentes hauteurs avec les fibres transversales profondes des pédoncules moyens. Dans cette partie, on ne voit pas de substance grise ; en avant, les fibres longitudinales se prolongent dans les couches optiques et les pédoncules cérébraux.

Plan supérieur. 2° Le *plan supérieur* est exclusivement formé de fibres longitudinales qui procèdent des corps olivaires, et se prolongent dans les tubercules bigéminés, les couches optiques et les pédoncules du cerveau.

STRUCTURE DU CERVEAU.

Dans le cerveau, la *substance grise* forme la couche superficielle; elle enveloppe de toutes parts les hémisphères, excepté sur leur commissure dans le plan médian. Cette substance s'enfonce profondément dans l'intervalle des circonvolutions, et son épaisseur est moindre au sommet de ces éminences. Par sa face interne, elle fournit des prolongements qui pénètrent dans la substance blanche et lui adhèrent. Disposition des deux substances.

Dans certaines parties profondes, telles que les couches optiques, les hippocampes et les corps striés, on rencontre aussi de la substance grise, mais elle est mêlée de fibres blanches, et sa couleur est plus claire ou même jaunâtre.

La *substance blanche* constitue la couche profonde des lobes cérébraux et constitue à elle seule le corps calleux, les parois ventriculaires, le septum médian, le trigone, etc.

En outre, elle forme la base des circonvolutions, d'abord par des fibres qui rayonnent du centre à la périphérie, ensuite par des lamelles particulières qui vont d'une circonvolution à l'autre et s'infléchissent jusqu'au fond des sillons intermédiaires.

Le rapport intime des différentes parties du cerveau entre elles est un point sur lequel tous les anatomistes ne sont pas d'accord; cependant il est établi que le cerveau est formé par plusieurs faisceaux primitifs qui procèdent de la moelle allongée, traversent le mésocéphale, Principe général de la structure du cerveau.

ainsi que les pédoncules cérébraux et parviennent sans interruption dans les hémisphères.

Mais la masse de substance blanche du cerveau est plus considérable que celle de la moelle allongée et des nerfs crâniens; en conséquence de ce fait, faut-il admettre que le cerveau possède des fibres particulières qui ne sont pas continues avec celles des autres parties de l'encéphale, ou que les fibres provenant de la moelle décrivent dans le cerveau de nombreuses inflexions? La première de ces deux opinions n'est pas probable, la seconde est, au contraire, très-acceptable, elle explique les directions variées et les courbures plus ou moins prononcées qu'on observe dans les fibres blanches de l'encéphale.

Origine et trajet des fibres cérébrales. Les fibres cérébrales procèdent du mésocéphale; là, comme il a été indiqué précédemment, les fibres sont antéro-postérieures et partagées en deux plans, l'un inférieur et l'autre supérieur :

1° Les fibres du *plan inférieur* constituent en grande partie les pédoncules du cerveau ; elles passent aussi dans les couches optiques ; et, se prolongeant en avant, elles arrivent dans les corps striés, d'où l'on peut encore les suivre jusque dans les circonvolutions des hémisphères.

2° Les fibres du *plan supérieur* forment la couche supérieure des pédoncules cérébraux et se continuent dans les tubercules bigéminés et dans les couches optiques. Une coupe horizontale des couches optiques fait voir une foule de fibres blanches qui tranchent dans la substance grise, sortent dans toutes les directions et vont se confondre avec les parties blanches environnantes : c'est là le *grand soleil* de Vieussens ou la *couronne rayonnante* de Reil.

Structure des corps striés. Parmi ces fibres rayonnantes, il en est qui parviennent

dans les *corps striés,* où elles s'unissent à celles qui procèdent du plan inférieur du mésocéphale : telles sont les
seules fibres blanches qui se trouvent dans ces corps.
Elles y sont mélangées à de la substance qui leur est in-
terposée, comme on le voit sur de simples coupes.

Dans les *couches optiques,* principalement formées   Structure des couches opti-ques.
par le prolongement des faisceaux supérieurs et moyens
de la protubérance mésocéphalique, les fibres s'entrela-
cent tellement que leur disposition est difficile à constater. Celles qui procèdent du plan inférieur du mésocéphale et suivent les pédoncules cérébraux, se contournent
en tous sens dans les couches optiques et paraissent se
renfler : aussi Tiedemann et Reil ont-ils donné à ces
couches le nom de *renflements des pédoncules cérébraux.*

Selon Herbert Mayo, les couches optiques seraient
formées de faisceaux concentriques ; mais cette disposition n'est pas démontrée : une dissection attentive ne
laisse voir que de nombreux filets blancs, très-fins, intimement unis aux parties voisines et mêlés sans régularité au milieu d'une masse de substance grise.

Le *corps calleux* est exclusivement formé de substance   Structure du corps calleux.
blanche. Quand, par une dissection faite avec soin, on
le découvre entièrement, il représente, en dessus, une
lame centrale, sorte de voûte qui supporte et réunit les
deux hémisphères. En dessous, il est continu avec le septum médian et le trigone cérébral ; il paraît aussi pénétrer de ses fibres la substance grise des hippocampes.
En outre, il est en continuité avec les couches optiques
et les corps striés. D'après M. Foville, les fibres, qui des
corps striés se rendent au mésolobe, procèdent du plan
supérieur, tandis que celles du plan inférieur se prolongent dans les lobes cérébraux ; et, il en conclut qu'il y a

16

indépendance entre les fibres propres à ces lobes et celles du corps calleux.

Mais, avec un peu d'attention, on peut reconnaître qu'il n'en est pas exactement ainsi ; d'ailleurs, l'anatomie comparative démontre que chez le *lapin* le mésolobe est formé de deux couches distinctes, l'une qui se rend aux corps striés et l'autre aux hémisphères.

Entrecroise- Selon M. Cruveilhier, qui considère ce point de struc-
ment des fibres. ture comme le nœud gordien de l'anatomie du cerveau, il y a un entrecroisement de fibres ainsi établi : de chaque côté, les fibres blanches émanées du bord externe des corps striés et des couches optiques, se recourbent en haut et en dedans, suivent une direction transversale, et, au lieu de s'arrêter sur la ligne médiane, elles passent du côté opposé ; dans leur trajet, elles se mêlent aux fibres qui marchent en sens inverse, et contribuent ainsi à former le corps calleux ; enfin elles se terminent dans les hémisphères. En conséquence, le corps calleux se trouve constitué par une double série de fibres ; et, comme elles ont une direction inverse et parallèle, leur entrecroisement a pu être méconnu toutes les fois qu'on s'est borné à rechercher les décussations sur la ligne médiane.

RÉSUMÉ GÉNÉRAL

Sur la structure du centre cérébro-spinal.

Le fait primordial de l'organisation des centres nerveux, c'est que les fibres blanches qui les composent sont en continuité avec celles des nerfs. Ceux-ci, en pénétrant dans les centres, perdent leur caractère spécial, prennent une autre disposition et constituent ainsi de nouveaux organes.

La première combinaison formée par les fibres de ces nerfs, est la moelle épinière, leur faisceau commun auquel tous, sans exception, sont annexés, dans les différents points de son étendue. Les premières fascicules, réunies à son extrémité la plus reculée, sont renforcées dans leur trajet par toutes celles qui procèdent des divers points du corps; et toutes ces fibres, dirigées en avant, s'unissent et se disposent de manière à constituer les grands cordons de la moelle. Il en est de même à l'extrémité antérieure, où tous les nerfs crâniens, y compris l'optique et l'olfactif, dépendent de la moelle allongée ou de ses prolongements encéphaliques.

Parvenus au collet du bulbe crânien, les faisceaux de la moelle spinale ne conservent pas cette disposition constante qu'ils présentent dans toute l'étendue de cet organe; il résulte des modifications qui s'opèrent en cette région, que des fibres supérieures deviennent inférieures, et réciproquement: ce qui peut expliquer certains points obscurs sur l'origine des nerfs encéphaliques. De plus, il y a entrecroisement latéral, mais seulement pour les faisceaux inférieurs du bulbe.

Les six faisceaux, dont l'ensemble constitue le bulbe crânien de la moelle, représentent en quelque sorte les racines de l'encéphale; on les voit, en effet, se prolonger en avant et prendre toutes les formes que commande la configuration des parties qu'ils concourent à composer.

Ce sont d'abord les corps restiformes qui, parvenus dans le cervelet, constituent le noyau central de cet organe; de là émanent, en haut, les lamelles cérébelleuses et, en bas, les pédoncules supérieurs et moyens, dont les

fibres se rendent aux tubercules quadrijumeaux et à la
protubérance annulaire du mésocéphale.

Les *corps olivaires* fournissent d'abord des fibres aux
tubercules bigéminés; puis, renforcés par les pédoncules supérieurs du cervelet, ils traversent la protubérance annulaire, pénètrent dans les couches optiques et
envoient, de là, quelques faisceaux dans les corps striés.

Les *pyramides inférieures,* entrecroisées à leur origine, franchissent la protubérance mésocéphalique,
donnent des fibres aux couches optiques, et se distribuent dans les corps striés et même au delà.

Enfin les fibres blanches des corps striés et des couches optiques se prolongent de chaque côté et se disposent sur deux plans : l'un est destiné à la constitution
de l'un des hémisphères; l'autre, qui se dirige vers la
ligne médiane, forme le corps calleux, passe du côté opposé et se termine dans l'hémisphère correspondant.

Telle est, en résumé, la structure du centre cérébro-
spinal. De cet exposé général, il résulte que toutes les
parties sont reliées entre elles par des fibres qui s'étendent des nerfs dans la moelle et dans tous les points de
l'encéphale, sans discontinuité.

Quant à l'entrecroisement, sujet de tant de discussions
pour l'anatomie, la physiologie et la pathologie, il n'a
lieu, en dernière analyse, que pour les fibres des faisceaux inférieurs de la moelle allongée, d'abord à leur
origine, vers le collet du bulbe, puis, à leur terminaison,
dans le mésolobe. En conséquence, ces fibres examinées
à leur extrémité antérieure, c'est-à-dire dans les lobes
cérébraux, sont revenues au côté qu'elles occupaient primitivement dans la moelle épinière.

En outre, cet entrecroisement n'est que partiel : toutes
les fibres ne passent pas d'un côté à l'autre. Ainsi s'ex-

pliquent les dissidences qui se sont élevées quand on a
voulu remonter à la cause des effets tantôt directs, tantôt
croisés, dans les maladies des centres nerveux, puisque
ces phénomènes doivent nécessairement varier suivant
les points où l'affection peut avoir son siége.

Enfin, il résulte de cet entrecroisement que les deux
moitiés latérales du centre cérébro-spinal peuvent se
suppléer mutuellement : il y a donc dualité et cependant
unité non seulement dans la moelle, mais aussi dans l'encéphale.

FONCTIONS

DU CENTRE NERVEUX CÉRÉBRO-SPINAL.

Cette question, multiple comme tous les phénomènes de la vie, a été l'objet de nombreux travaux ; mais leur étendue est elle-même la mesure des incertitudes auxquelles on est arrivé. Les résultats les plus contradictoires ont été obtenus : les expériences qui paraissaient les plus décisives ont été combattues victorieusement par d'autres expériences non moins concluantes, et le doute s'est trouvé au fond de chaque assertion. De sorte qu'aujourd'hui les faits positifs sont très-limités, et l'hypothèse a toujours la plus large part dans les diverses appréciations.

En conséquence, ce sujet doit être très-réduit dans un Traité d'anatomie descriptive, dégagé, par sa nature même, de tout ce qui n'appartient qu'au champ des suppositions, et dans lequel ne doivent entrer que les faits définitivement acquis à la science, ou, tout au moins, ceux qui réunissent le plus de probabilités en leur faveur. Aussi, les résultats obtenus par l'expérience et qui portent avec eux leur déduction logique, seront-ils seuls exposés dans cet examen sommaire.

En général, le centre cérébro-spinal est l'agent essentiel de l'activité nerveuse, et c'est en lui seul que réside la source des phénomènes qui caractérisent l'être vivant. Mais toutes ses parties ne coopèrent pas également à la production de ces phénomènes : ainsi, l'encéphale paraît plus particulièrement affecté à ce rôle principal ; tandis

que dans la moelle il est difficile de voir autre chose
qu'une faculté conductrice. De plus, et il est facile de le
concevoir au premier abord, tous les organes formant le
centre du système nerveux ne sont pas uniformément
liés à l'exercice des mêmes fonctions : il faut bien rap-
porter au cerveau la sensibilité, la faculté motrice, l'in-
tellect individuel, mais, pour chacun de ces trois grands
modes de manifestation si distincts entre eux, on doit
rechercher un centre particulier, un siége spécial. Tel
est le problème à résoudre.

FONCTIONS DU CERVEAU.

Les hémisphères cérébraux paraissent être le siége
des fonctions les plus importantes dévolues à l'appareil
nerveux : les sensations, les mouvements volontaires,
l'instinct naturel ne sont possibles qu'autant que ces organes conservent leur parfaite intégrité. Leur ablation
détermine dans l'exercice de ces phénomènes les plus
grandes aberrations. *Fonctions des hémisphères.*

Il est vrai que les expériences faites dans ce sens ne
sauraient inspirer une confiance absolue, quant à l'ap-
préciation positive des résultats. Les souffrances produites par les mutilations auxquelles les animaux sont
soumis, doivent inévitablement modifier beaucoup les
phénomènes naturels ; aussi les conclusions ont-elles
souvent varié d'après le mode d'expérimentation em-
ployé. C'est là le défaut général des vivisections, même
entre les mains les plus habiles.

L'ablation des hémisphères cérébraux détruit toute faculté de perception, l'instinct, la volonté, etc. ; si les
animaux ne meurent pas bientôt, ils ne paraissent plus
doués que d'une vie végétative ; au contraire, toutes ces *Facultés in-tellectuelles.*

facultés persistent, si l'on enlève toute autre partie du centre cérébro-spinal.

Mouvements. Par des expériences analogues, il est démontré que les mouvements volontaires ont leur point de départ dans les hémisphères. MM. Foville et Pinel-Grand-champ admettent que cette source des mouvements volontaires a pour siége la substance blanche, et ils ré-servent à la substance grise les hautes facultés céré-brales ; mais un grand nombre de faits pathologiques ont combattu ce partage exclusif : on peut citer, par exemple, le grand développement de la substance grise, comparativement à la blanche, chez des hommes idiots.

Effets croisés. Ici se présente la question des effets croisés de l'ac-tion nerveuse sur les mouvements : à ce sujet, il existe un grand nombre d'observations qui, aujourd'hui, met-tent hors de doute ce point : *que des affections n'atta-quant qu'un des côtés du cerveau ont produit des paralysies du côté opposé du corps.* C'est là le seul fait acquis sur la manière dont la faculté motrice est répartie dans le cerveau. L'opinion de M. Magendie, qui attribuait aux hémisphères le rôle de diriger les mou-vements en avant, ne repose sur aucun argument solide.

Sensibilité. Quant à la sensibilité tactile ou l'irritabilité, elle ne paraît pas dépendre exclusivement des hémisphères. Ces organes, qui présentent eux-même une insensibilité remarquable sous l'action directe des irritants mécani-ques ou autres, n'abolissent pas la sensibilité du corps, quand on les détruit ; ainsi, M. Flourens a observé que des oiseaux, dont les hémisphères étaient enlevés, criaient encore et pendant tout le temps qu'ils survivaient, lors-qu'on les piquait à la peau.

Ce même expérimentateur a constaté que l'ablation des hémisphères déterminait la perte de la vue, avec

effet croisé; d'autres observations physiologiques et pathologiques sont en faveur des effets directs; mais ces
résultats différents ne sont pas contradictoires : ils s'expliquent par l'entrecroisement partiel des nerfs optiques.

M. Flourens dit encore que l'ouïe est abolie dans la
même expérience; MM. Magendie et Longet affirment au
contraire que les sens autres que la vue persistent après
la destruction des lobes cérébraux; c'est là un point de
physiologie très-difficile à résoudre, dans l'état où se
trouvent les animaux soumis à l'expérience.

Chaque portion des hémisphères remplit-elle un rôle
spécial et distinct, préside-t-elle à une fonction quelconque? On connaît, à ce sujet, le système de Gall, d'a-
près lequel chaque faculté intellectuelle et instinctive est
invariablement localisée en un point circonscrit et dé-
terminé du cerveau. Mais aujourd'hui on est revenu
beaucoup de la grande faveur accordée tout d'abord à
ce système qui avait séduit sans convaincre; il ne sub-
siste plus maintenant que comme un remarquable en-
semble d'hypothèses ingénieuses. *Localisation des facultés cérébrales.*

Contrairement à l'ancienne opinion qui attribue les
facultés intellectuelles aux parties antérieures ou fron-
tales du cerveau, M. Newmann fixe ce siége dans les
parties postérieures ou occipitales; cette opinion réunit
en sa faveur des faits qui n'ont pas encore été combattus
sérieusement.

Vésale avait considéré les circonvolutions cérébrales
comme un moyen de multiplier les surfaces et de permettre aux vaisseaux de pénétrer plus facilement dans
les parties profondes; des physiologistes modernes ont
vu dans cette multiplicité des surfaces un moyen d'augmenter l'activité cérébrale : ils se sont appuyés, d'après
l'analogie entre l'action du cerveau et les phénomènes *Usages des circonvolutions.*

électriques, sur ce que l'intensité de l'électricité est en raison des surfaces.

On a encore placé dans les circonvolutions le siége exclusif de l'intelligence, en leur attribuant la supériorité de l'homme : c'est encore là une opinion sans preuves.

Usages des pédoncules cérébraux. En raison de ce que les pédoncules du cerveau sont formés en grande partie de fibres nerveuses motrices préalablement entrecroisées, il arrive que si on vient à couper l'un de ces organes, l'influence de la volonté n'agit plus sur les muscles du côté opposé : c'est ainsi qu'après la section du pédoncule droit, par exemple, M. Longet a constamment vu les animaux tourner en cercle de droite à gauche.

FONCTIONS DU CERVELET.

Les fonctions du cervelet sont peu connues, aussi les théories sont-elles nombreuses sur ce sujet. Mais, il est un point généralement admis : c'est l'influence du cervelet sur la régularité des mouvements. Selon M. Flourens, **Régularité des mouvements. Equilibre.** à qui appartiennent les expériences les plus concluantes, les mouvements sont d'abord *excités* par certaines causes, puis déterminés par les volitions, *voulus* en un mot, et enfin *coordonnés* par l'action du cervelet. En effet, l'ablation de cet organe entraîne la perte de l'équilibre dans tous les mouvements.

Opinion de M. Magendie. D'après M. Magendie, le cervelet préside seulement aux mouvements en arrière, et le cerveau aux mouvements en avant.

Opinion de Rolando. Rolando attribuait au cervelet un rôle plus étendu : en raison de sa structure lamelleuse qu'il comparait aux éléments d'une pile de Volta, il le considérait comme fournissant le principe de tous les mouvements.

Dans le système de Gall, le cervelet occupe une place importante : il est l'organe de l'instinct qui préside à la reproduction de l'espèce. Cette opinion, bien que défendue par M. Serres, n'est plus admise, ainsi qu'une foule d'autres bien moins vraisemblables. Opinion de Gall.

Enfin, dans le cervelet, les effets de l'action nerveuse sont tantôt directs, tantôt croisés. Effets croisés.

FONCTIONS DU MÉSOCÉPHALE.

Parmi toutes les hypothèses qui se sont produites sur les fonctions des *tubercules quadrijumeaux,* il ne reste qu'un seul fait bien constaté : c'est que l'*ablation de ces corps détermine la cécité.* M. Flourens, dans ses nombreuses expériences, est toujours arrivé à ce même résultat. Tubercules quadrijumeaux. Leur influence sur la vision.

La *protubérance annulaire* du mésocéphale, traversée par des fibres appartenant à d'autres organes, ne saurait avoir un rôle spécial. On a seulement observé que les moindres lésions de cette partie amenaient la paralysie des membres, avec effets croisés, et produisaient par conséquent la marche en cercle, comme dans le cas de section des pédoncules cérébraux. Protubérance annulaire.

Il en est de même si l'on vient à couper les pédoncules moyens du cervelet, parce que les fibres lésées sont encore les mêmes, c'est-à-dire celles des pyramides inférieures de la moelle allongée.

FONCTIONS DE LA MOELLE ÉPINIÈRE.

Organe conducteur des impressions et des mouvements, la moelle sert d'intermédiaire à l'encéphale et aux nerfs. En un point quelconque de son étendue, elle représente le faisceau commun de tous les cordons ner- Rôle général.

veux qui en émanent ou qui s'y rendent postérieurement ;
et, si on la coupe en ce point, on détruit tout sentiment,
tout mouvement volontaire dans les parties du corps où
ces nerfs sont distribués.

D'après quelques physiologistes, la moelle ne serait
pas simplement un agent de transmission, elle partage-
rait avec l'encéphale la double faculté sensitive et motrice. Diverses expériences ont motivé cette opinion :
ainsi, la moelle est sensible aux lésions directes ; si l'on
vient à la couper vers la partie moyenne du corps, la
sensibilité et la motilité sont anéanties dans le train postérieur ; mais, sous l'influence de certains irritants, cette
partie peut encore se mouvoir, animée par la portion de
moelle restante, et d'autant mieux que cette portion est
plus considérable ; enfin, d'après M. Magendie, un animal, privé de l'encéphale et ne conservant que la moelle,
est encore très-irritable.

Cependant cette sensibilité n'est pas tout-à-fait indépendante du centre encéphalique, et une portion de
moelle isolée est loin de conserver entièrement l'irritabilité qui la caractérise.

La moelle ne transmet pas indistinctement par tous
ses points et le mouvement et la sensibilité ; les deux
faisceaux distincts, dont elle est formée de chaque côté,
sont préposés chacun à l'une de ces deux facultés. Les
expériences de Charles Bell, de M. Magendie et surtout
de M. Longet ont établi ce fait d'une manière incontestable ; ainsi, il est bien démontré que les faisceaux supérieurs de la moelle conduisent la sensibilité, et que
les faisceaux inférieurs sont exclusivement destinés à
transmettre la motilité. Chacun d'eux concourt à former
les nerfs spinaux, qui ont par conséquent deux ordres
de racines bientôt réunies en une seule branche, dont

les rameaux vont établir les deux facultés dans tous les points de l'organisme.

Ch. Bell attribuait aussi aux parties latérales de la moelle une influence spéciale sur la circulation et la respiration ; mais cette théorie sur les *faisceaux* et les *nerfs mixtes* ou *respiratoires,* est maintenant abandonnée comme hypothétique.

Les fonctions du bulbe crânien de la moelle n'ont été d'abord bien appréciées que par Legallois. D'après cet expérimentateur, cette partie préside à tous les mouvements respiratoires, et, le siége de cette influence spéciale est la région où le nerf pneumo-gastrique prend naissance.

Plus tard, par de nombreuses expériences, M. Flourens confirma ce point de physiologie, et arriva, en outre, à considérer cette même région de la moelle allongée comme le centre fonctionnel de tout le système nerveux : aussi lui donna-t-il le titre de *nœud vital.* C'est, en effet, la seule partie de l'appareil nerveux dont la section détermine immédiatement la mort.

Faisceaux latéraux de Ch. Bell.

Fonctions de la moelle allongée.

Nœud vital.

APERÇU GÉNÉRAL

SUR L'ANATOMIE COMPARATIVE

DU CENTRE NERVEUX CÉRÉBRO-SPINAL.

———

Le centre cérébro-spinal est un des caractères essentiels des animaux vertébrés. Tous possèdent donc cette masse nerveuse centrale, mais avec des différences suivant les classes.

Encéphale des oiseaux et des reptiles. L'encéphale, très-développé dans les mammifères et surtout chez l'homme, l'est beaucoup moins dans les autres vertébrés.

En outre, chez les *oiseaux* et les *reptiles,* le cerveau est lisse et sans circonvolutions ; ses parois sont minces ; le mésolobe, le septum médian et le trigone manquent ; les hémisphères sont principalement constitués par les corps striés ; les couches optiques sont peu développées. Les tubercules quadrijumeaux sont *bijumeaux* et creux; ils fournissent exclusivement les nerfs optiques et reçoivent le nom de *lobes optiques.* La protubérance annulaire du mésocéphale n'existe pas.

Le cervelet, d'un volume variable chez les *reptiles,* est formé, dans les *oiseaux,* d'une seule masse striée en travers et portant de chaque côté un petit appendice légèrement saillant.

Encéphale des poissons. Dans les *poissons,* l'encéphale est peu considérable et formé de renflements successifs, dans lesquels il est difficile de retrouver les parties analogues au cerveau des vertébrés supérieurs ; ces renflements creux sont de

chaque côté et d'avant en arrière : 1° les *lobes olfactifs;*
2° les *lobes creux* qui paraissent représenter les hémisphères ; 3° les *lobes optiques ;* 4° en arrière du cervelet,
les *lobes postérieurs,* nommés encore *lobes du bulbe
rachidien* ou du *pneumo-gastrique.*

Enfin le cervelet des poissons est lisse à sa surface et
creusé d'une cavité.

La moelle épinière, variable d'étendue dans les *rep-* *Moelle épi-*
nière des oi-
tiles et les *poissons,* est plus longue et plus volumineuse *seaux.*
chez les *oiseaux* que dans les autres vertébrés : ce qui
s'explique par la grande quantité d'influx nerveux que
doit dépenser l'action de voler.

En outre, la moelle des oiseaux est creusée, dans toute
sa longueur, d'un petit canal cylindrique, tapissé de substance grise.

Enfin, dans la région sacrée, les faisceaux supérieurs
s'écartent et interceptent une cavité elliptique, nommée
par Stenon *sinus rhomboïdal;* cette petite cavité, qui
ne communique pas avec le canal central, renferme une
substance transparente, demi-concrète et facile à séparer.

Dans les *reptiles* et les *poissons,* la moelle est creuse, *Moelle des*
reptiles et des
et la couche de substance grise qui tapisse la cavité est *poissons.*
très-mince. On peut donc établir en principe que dans
la moelle la quantité de substance grise est successivement décroissante de l'homme aux poissons.

DIFFÉRENCES

CHEZ LES MAMMIFÈRES DOMESTIQUES.

Didactyles.

Chez les ruminants, la masse du cerveau, élargie pos- *Forme du*
cerveau.
térieurement, est plus courte, plus ramassée que dans

les solipèdes, et rétrécie circulairement au niveau du chiasma.

Les circonvolutions, plus grosses et moins nombreuses, sont séparées par des sillons profonds. En outre, les deux hémisphères, sur leur face correspondante, présentent, vers le milieu de leur hauteur, une grande anfractuosité qui s'étend d'avant en arrière.

Couches olfactives, etc. Les couches olfactives sont bien développées, et il en est de même des cordons optiques, du lobule mastoïde et des autres parties situées à la base du cerveau.

Appendice sus-sphénoïdale. L'appendice sus-sphénoïdale est arrondie, et les pédoncules cérébraux sont courts.

Hippocampes, etc. A l'intérieur, on remarque surtout la longueur des hippocampes fortement incurvés en dehors et en bas. Toutes les autres parties, telles que le trigone, les corps striés, les couches optiques, etc., sont bien marquées et disposées essentiellement comme chez les solipèdes.

Tubercules bigéminés. Les tubercules bigéminés sont saillants et bien séparés les uns des autres. De chaque côté et surtout en arrière, les *nates* sont débordés par les *testes* qui représentent deux mamelons conodes et divergents.

Cervelet. Les circonvolutions du cervelet sont généralement moins fines et plus saillantes que dans les monodactyles. Les pédoncules cérébelleux sont gros, et leurs trois faisceaux sont faciles à distinguer.

Le cul-de-sac membraneux qui ferme en arrière le quatrième ventricule est épais.

Moelle épinière. Enfin, la moelle épinière n'offre rien de particulier, si ce n'est que les trois faisceaux constituant de chaque côté le bulbe crânien sont plus marqués que dans les solipèdes.

Tétradactyles.

Les parties centrales du système cérébro-spinal sont à peu près disposées chez le *porc* comme dans les didactyles.

Porc.

Dans les *carnassiers,* le cerveau s'élargit postérieurement de manière à figurer une masse presque triangulaire. En arrière il recouvre la moitié du cervelet.

Chien.

Les couches olfactives et le lobule mastoïde offrent un grand développement. Il y a deux tubercules mamillaires Le corps genouillé est très-distinct.

Les parties intérieures du cerveau, comme le trigone, les couches optiques et les corps striés, sont généralement plus marquées que dans les autres mammifères domestiques, et se rapprochent davantage, surtout chéz le *chat,* de la disposition qu'on observe chez l'homme.

On remarque aussi l'épaisseur de la couche formée à l'extérieur du cerveau par la substance grise.

Enfin, les tubercules bigéminés présentent ceci de particulier que les inférieurs sont plus développés que les supérieurs.

DES NERFS CÉRÉBRO-SPINAUX.

—

CONSIDÉRATIONS GÉNÉRALES.

—

DÉFINITION.

Les *nerfs cérebro-spinaux* constituent la partie périphérique du système nerveux préposé à la .vie animale
ou de relation. Ce sont de nombreux cordons blancs, reliés à la masse centrale, ramifiés dans presque tous les
points du corps, et principalement distribués aux muscles volontaires ainsi qu'aux téguments extérieurs.

DIVISION.

1° D'après le siége de leur extrémité centrale apparente, les nerfs cérébro-spinaux ont été divisés en *nerfs
encéphaliques* ou *crâniens* et en *nerf spinaux* ou *rachidiens*.

Willis, qui établit cette classification, partagea les
nerfs *encéphaliques* en dix paires ; Sœmmering les di-
visa en douze paires, et ce nombre fut généralement
adopté par les anatomistes.

Quant aux *paires spinales,* elles sont au niveau de
chacune des pièces du rachis ; aussi leur nombre varie-
t-il, dans les différents animaux, avec celui des vertèbres. Elles sont divisées en groupes qui correspondent
aux régions successives du rachis et portent les mêmes
noms ; enfin, dans chacun de ces groupes, elles sont désignées par des noms numériques.

2° D'après leur mode de connexion avec la masse centrale, les nerfs cérébro-spinaux ont été divisés : en *nerfs*

à une seule racine, tels sont la plupart des nerfs encéphaliques ; et en *nerfs à double racine,* parmi lesquels se trouvent compris tous les nerfs spinaux et la 5ᵉ paire crânienne.

3° D'après la nature de leurs fonctions, on distingue encore les *nerfs sensitifs,* les *nerfs moteurs* et les *nerfs mixtes.*

Dans la première catégorie, sont rangées les 1ʳᵉ, 2ᵉ et 8ᵉ paires encéphaliques ; les 3ᵉ, 4ᵉ, 6ᵉ, 7ᵉ et 12ᵉ paires appartiennent à la classe des nerfs *moteurs* ; les 5ᵉ, 9ᵉ, 10ᵉ et 11ᵉ paires sont considérées comme *mixtes,* ainsi que tous les nerfs spinaux.

FORME.

Dans leur ensemble, les nerfs représentent un grand réseau divisé dans la masse du corps.

Généralement symétriques, ils se distribuent à des organes qui partagent cette régularité de disposition ; c'est le contraire pour les nerfs du système sympathique.

Ils ont ordinairement la forme de cordons aplatis, quelquefois cylindriques.

Les divisions fournies par un tronc nerveux sont, dans leur ensemble, d'un diamètre plus considérable que le tronc lui-même : cette particularité est due non pas au renflement progressif de la matière nerveuse, mais à l'augmentation en épaisseur du névrilème.

SITUATION.

Les principaux troncs nerveux sont profonds, voisins des os, entourés par les muscles et satellites des grosses artères.

Les divisions sont les unes sous-cutanées, les autres distribuées dans l'épaisseur des organes.

Parmi les branches superficielles, il en est qui suivent le trajet des veines sous-cutanées : c'est ce qu'on observe pour la jugulaire et certaines veines des membres.

DISPOSITIONS GÉNÉRALES.

La disposition des nerfs dans les différentes espèces de mammifères est établie sur un plan général encore plus conforme et plus constant que celle des os, des muscles et des vaisseaux. Cette loi s'applique aussi bien au point de connexion des nerfs avec le centre céphalo-rachidien qu'à leur distribution dans les divers organes : les cordons analogues se rendent aux parties semblables ; et cela se remarque même pour les plus petites paires, telles que la 4° et la 6° encéphaliques, qui auraient pu être facilement suppléées par les branches des paires voisines.

Les nerfs doivent être examinés sous le triple rapport de leur *extrémité centrale,* de leur *trajet* et de leur *extrémité périphérique.*

Extrémité centrale.

L'*extrémité centrale* des nerfs, celle qui répond à la masse cérébro-spinale, a été improprement nommée *origine ;* elle n'est qu'*apparente* dans le point où les nerfs semblent s'implanter, et, en réalité, elle s'étend plus profondément ou plus loin.

Les recherches entreprises à ce sujet, ont fait reconnaître en principe que tous les nerfs cérébro-spinaux sont annexés à la moelle épinière ou à la moelle allongée ; en effet, aucun n'est dépendant du cerveau ni du cervelet, pas même les nerfs olfactif et optique qui, au premier abord, paraissent faire exception, mais qui peuvent être suivis bien au-delà de leur extrémité apparente.

Tous les nerfs rachidiens, loin de s'arrêter à la surface de la moelle, s'enfoncent jusqu'à la substance grise : c'est ce qu'on observe quand on vient à les arracher ; mais, comme il a déjà été indiqué, leurs fibres ne s'arrêtent pas là : elles décrivent une anse, se rapprochent peu à peu de la surface de la moelle et, parallèles les unes aux autres, elles se dirigent en avant.

C'est ainsi que toutes les fibres des nerfs réunies en faisceau dans la moelle parviennent au bulbe crânien pour se répartir ensuite dans l'encéphale : de là l'importance physiologique de la portion que M. Flourens a nommée le *nœud vital*.

L'extrémité centrale des nerfs est remarquable en ce que les variétés qu'elle présente entraînent des propriétés fonctionnelles différentes pour les cordons nerveux.

Ainsi, parmi les nerfs crâniens, ceux qui sont exclusivement moteurs sont en continuité de fibres avec le prolongement encéphalique des faisceaux inférieurs de la moelle ; tandis que les nerfs sensitifs dépendent des faisceaux supérieurs. La continuité n'est pas, il est vrai, toujours facile à démontrer, surtout pour les nerfs de sensation spéciale, comme la 1re, la 2e et la 8e paires ; mais elle existe, et ce genre de connexion avec les parties les plus importantes des centres nerveux indique combien les sens peuvent contribuer à l'accomplissement et à la perfection des facultés intellectuelles.

Les nerfs spinaux qui tous possèdent à la fois les propriétés sensitive et motrice, présentent chacun deux ordres de racines : les unes, *supérieures* et *sensitives*, sont annexées au faisceau latéral supérieur de la moelle; les autres, *inférieures* et *motrices*, dépendent du faisceau latéral inférieur. Les filets, constituant les racines supérieures, sont plus considérables, plus nombreux et disposés plus régulièrement que ceux des racines inférieures; tous ces petits cordons, convergents en dehors, parviennent au trou intervertébral, où ils se réunissent à un ganglion qui appartient exclusivement aux racines supérieures, et auquel les racines inférieures s'accolent simplement, sans s'y confondre.

Immédiatement après ce renflement ganglionnaire, les deux ordres de racines se combinent en un seul faisceau dont les branches vont porter la sensibilité et le mouvement dans toutes les parties où elles se divisent.

Quant aux nerfs encéphaliques à faculté mixte, comme le sont tous les nerfs spinaux, leurs doubles racines ne sont généralement pas aussi distinctes, et il faut les poursuivre jusqu'aux faisceaux de la moelle allongée. Cependant la 5ᵉ paire offre beaucoup d'analogie avec les paires rachidiennes, par ses deux ordres de racines faciles à constater, et par le gros ganglion des filets supérieurs; enfin, la 9ᵉ et la 10ᵉ paires présentent aussi un renflement ganglionnaire.

Trajet.

Généralement flexueux pendant leur trajet, les nerfs présentent une série de divisions et de réunions très-multipliées.

Toute *division* consiste en une séparation d'un certain nombre de filets qui abandonnent un cordon pour se porter sur un autre, et cette simple émission se répète jusqu'à épuisement des fibres. Le mode de division des nerfs ne peut donc être assimilé à celui des vaisseaux sanguins, bien que les branches des uns et des autres se séparent souvent dans le même point.

En outre, d'une division à l'autre, les cordons nerveux conservent toujours le même volume ; d'où il suit que l'augmentation de grosseur observée en comparant l'ensemble des ramifications au tronc primitif, ne peut être attribuée qu'au développement du névrilème, rendu nécessaire par la multiplicité des rameaux.

Anastomoses.

La réunion des nerfs se fait de plusieurs manières : dans son trajet, un nerf peut rencontrer un autre cordon nerveux et se combiner avec lui ; ou deux rameaux émanés d'un même nerf peuvent se réunir plus loin : il se forme alors ce qu'on appelle une *anastomose simple ;* lorsque ce sont plusieurs branches qui se confondent ainsi, on dit qu'il y a *anastomose multiple.*

Dans tous les cas, la réunion ne se fait ni par fusion, ni par abouchement ou inosculation, comme pourrait le faire supposer le nom d'*anastomose ;* il n'y a qu'une simple juxtaposition des fibres primitives, qui, sans jamais se confondre, peuvent quelquefois s'unir très-intimement.

Les anastomoses sur la ligne médiane entre deux nerfs opposés sont rares ; les deux pneumo-gastriques en offrent un exemple : elles ont pour but que l'action de l'un puisse suppléer celle de l'autre.

Plexus.

Lorsqu'il y a anastomose multiple par le mélange d'un grand nombre de filets, généralement fournis par des nerfs différents, cette réunion est dite *plexus.* Dans cet enlacement réticulé, les cordons principaux échangent des filaments qui forment des combinaisons nouvelles, mais sans que, pour cela, les fibres perdent leur indépendance, et sans qu'il y ait interruption dans leur continuité.

De chaque plexus, sortent autant de fibres qu'il y en est entré, mais elles sont différemment rassemblées, et les cordons qui en émanent se trouvent composés à la fois par des fibres provenant de tous ceux qui ont concouru à la formation du plexus.

On peut considérer les anastomoses en général, et principalement les plexus, comme des moyens de concentrer en un même point l'influence de plusieurs nerfs, afin que, de là, elle puisse se répandre avec uniformité sur des parties nécessairement liées par leur but fonctionnel.

Enfin, des liaisons sympathiques entre divers organes sont établies par les plexus, surtout lorsque des nerfs ganglionnaires entrent dans la constitution de ces réseaux.

Ganglions.

Sur le trajet des nerfs, on rencontre fréquemment des renflements grisâtres, sortes de nœuds, nommés *ganglions*.

Le plus souvent, divers cordons se rendent à ces petites masses, se divisent dans leur épaisseur, et en sortent sous de nouvelles combinaisons fibrillaires.

Au milieu d'une substance particulière que contiennent les ganglions, les filets nerveux, extrêmement fins, se mélangent encore plus intimement que dans les plexus; aussi, les rameaux émergents ont-ils encore moins de rapport avec les branches primitives.

Les ganglions sont distingués en *ganglions de relation*, appartenant aux nerfs cérébro-spinaux, et en *ganglions de nutrition*, parties fondamentales du système sympathique.

Les premiers, symétriques et réguliers, sont situés à l'extrémité centrale; les seconds sont distribués moins régulièrement.

Tous communiquent avec la moelle, leur racine commune.

De chaque côté, des relations sont établies par des filets nerveux, non-seulement entre les ganglions du même ordre, mais aussi entre ceux d'ordre différent. En outre, tous les ganglions sympathiques émettent des rameaux qui se disposent en plexus avec ceux du côté opposé, entourent les artères et se rendent aux divers organes; ainsi sont établies les connexions sympathiques des viscères entre eux et avec tout l'organisme.

Extrémité périphérique.

L'extrémité par laquelle tous les nerfs aboutissent aux organes après un trajet plus ou moins long, est dite *extrémité périphérique;* elle reçoit aussi le nom de *terminaison,* titre aussi peu exact que celui d'*origine,* auquel il est opposé, et qui, dans l'emploi fréquent qu'on est obligé d'en faire, n'a de valeur que par l'acception qu'on est convenu de lui accorder.

La manière dont les nerfs se terminent dans les tissus est un point de fine anatomie encore très-obscur, malgré les recherches minutieuses dont il a été l'objet. On sait que, près de la dernière extrémité des filets nerveux, le névrilème, déjà atténué, disparaît; dès lors, ces filaments deviennent très-mous, et il en résulte de grandes difficultés pour l'observation directe. Il est reconnu aussi que, parvenus à cet état, ces filets se renflent, s'aplatissent et semblent disparaître tout à coup.

Selon quelques anatomistes, les extrémités nerveuses,

à partir de ce point, s'effilent et se terminent en s'iden-
tifiant avec le tissu des organes. D'autres ont admis que
les filets nerveux n'ont pas de terminaison réelle, mais
qu'ils se replient sur eux-mêmes et forment des anses
microscopiques, qui établissent ainsi la non-interruption
des fibres nerveuses. Ce qu'il y a de vrai dans ces deux
opinions a été reconnu par des observations plus récentes, desquelles il résulte que les filaments nerveux à
leurs dernières limites se rassemblent en plexus analogues à ceux des vaisseaux capillaires ; et que de ces
plexus microscopiques partent des fibres en quantité
prodigieuse : les unes se terminent simplement, les autres
en décrivant une *anse* composée d'une ou de plusieurs
fibres primitives.

Toutes les parties du corps ne sont pas également
pourvues de divisions nerveuses ; les plus vivantes en
reçoivent le plus : ainsi, en première ligne sont les organes des sens et les téguments ; viennent ensuite les
muscles extérieurs, puis les muscles intérieurs, les
vaisseaux, les séreuses, les tissus cellulaire, fibreux,
cartilagineux et osseux ; enfin, les parties secrétées
en sont dénuées ; tels sont l'épiderme, les poils et la
corne.

MM. Bourgery et Ludovic, d'après leurs recherches
sur la terminaison des nerfs dans les viscères, admettent
que, dans chaque organe, des *appareils nerveux viscéraux* représentent autant d'organismes partiels, tous
différents entre eux, parfois analogues, jamais identiques, et reliés en un ensemble harmonique dont toutes
les parties sont solidaires dans un même organisme.

Enfin, on observe souvent que plusieurs nerfs d'origine différente se terminent dans une même partie : c'est
dans le but, comme l'a dit Ch. Bell, non pas d'accumuler

plus d'influx nerveux dans cette partie, mais bien de la rendre apte à plusieurs fonctions différentes.

STRUCTURE.

Les nerfs sont essentiellement composés de fibres : un cordon nerveux quelconque se partage facilement en un certain nombre de faisceaux et de fascicules qui peuvent encore être divisés en filets, puis en filaments aussi fins que les fils d'un ver-à-soie ; au microscope, ces fibres si ténues paraissent elles-mêmes formées d'une innombrable quantités de fibrilles blanches, dernier degré de la division des nerfs.

C'est surtout dans les cordons cérébro-spinaux que l'on peut bien observer cette disposition en *faisceaux, fascicules* et *fibres :* elle est très-manifeste sur les gros nerfs, comme le sciatique, l'optique, etc.; sur d'autres dont l'organisation est plus serrée, tels que le pneumogastrique et les petites divisions nerveuses, elle est moins apparente. Dans tous les cas, sur une section transversale, cette structure fasciculée est démontrée par les faisceaux qui débordent la coupe, et constitue un caractère qui peut faire distinguer un cordon nerveux de tout autre tissu blanc.

Les fibres composant les cordons nerveux ne sont pas constamment parallèles; leur disposition est plutôt *plexueuse.* Elles passent fréquemment d'un faisceau à un autre, de sorte qu'après un trajet très-court leur arrangement relatif est très-différent : c'est ce qui pendant longtemps a fait supposer que la substance de ces fibres se mélangeait successivement et se confondait.

Mais il est bien reconnu que, malgré tous ces entrecroisements, les fibres nerveuses ne sont jamais interrompues dans leur continuité; jamais elles ne se confondent, elles restent distinctes dans toute la longueur du nerf. Elles paraissent même ne pas s'arrêter en manière terminale aux extrémités des nerfs; en effet, ce qui a été dit, à ce sujet, pour les anses de l'extrémité périphérique peut s'appliquer à l'extrémité centrale. Cette manière de considérer l'appareil nerveux tout entier comme un ensemble de fibres non interrompues, disposées en anneaux allongés ou en ellipses, et mettant ainsi en rapport le centre et la circonférence de l'organisme, est un des résultats les plus remarquables qui aient été obtenus par les recherches des anatomistes modernes; elle donne un caractère tout nouveau à la physiologie du système nerveux.

Toutes ces fibres des nerfs cérébro-spinaux sont de même nature que celles de la substance blanche de la moelle et de l'encéphale; elles n'en diffèrent que par leur disposition plus régulièrement rectiligne.

Dans l'organisation des nerfs, on reconnaît, en outre, leur enveloppe spéciale, qui a reçu le nom de *névrilème*.

Le névrilème forme à chaque cordon nerveux une gaîne protectrice, très-résistante et d'un blanc nacré; il est transversalement plissé en zig-zag, ce qui donne aux nerfs une certaine élasticité, indépendamment des flexuosités que présentent ces cordons dans les parties susceptibles de s'allonger ou d'éprouver une grande dilatation.

De la face interne du névrilème, émanent des lamelles qui s'unissent, s'entrecroisent et forment des cloisons constituant pour chaque faisceau autant de névrilèmes secondaires; ceux-ci à leur tour se subdivisent et donnent aux fascicules des petites gaînes, qui fournissent elles-mêmes à chaque fibre son enveloppe spéciale.

Cette disposition est facile à constater, si l'on fait dessécher, après l'avoir insufflée, une certaine étendue de névrilème dépouillé de matière nerveuse par l'action d'une solution alcaline ; alors sur une coupe transversale, on peut voir tous les petits canaux dont l'ensemble produit un aspect spongieux.

Du reste, tous ces petits tubes intérieurs sont nécessairement disposés comme les filaments nerveux qu'ils contiennent ; ils ont des directions variées, s'abouchent et communiquent fréquemment les uns avec les autres.

On sait qu'à l'extrémité périphérique des nerfs, le névrilème de plus en plus atténué disparaît. A l'extrémité centrale, il est en continuité avec la pie-mère, et l'on admet que les gaînes intérieures accompagnent les fascicules et les fibres dans les masses nerveuses où elles se réduisent à un tel état de ténuité qu'elles deviennent invisibles.

Les *vaisseaux sanguins* propres aux cordons nerveux se partagent ordinairement en deux rameaux, l'un direct et l'autre rétrograde, et ne parviennent à la substance nerveuse qu'après s'être divisés dans l'épaisseur du névrilème extérieur et de toutes ses petites gaînes intérieures ; en conséquence, le tissu cellulo-fibreux de celui-ci représente une sorte de canevas soutenant une multitude de ramifications vasculaires très-fines et très-anastomotiques.

Enfin, dans cette texture, on ne connaît pas de *vaisseaux lymphatiques*.

PROPRIÉTÉS VITALES.

Les nerfs possèdent à un haut degré l'*irritabilité*, cette propriété générale qui permet à tous les corps organisés de percevoir l'influence des agents d'excitation.

Les excitants qui peuvent mettre en jeu l'irritabilité des nerfs sont nombreux et variés : les instruments piquants, tranchants, contondants, les agents chimiques, une température trop élevée ou trop basse, l'électricité, etc., sont autant de causes qui déterminent des sensations généralement en rapport avec les fonctions mêmes des nerfs. Le névrilème est insensible; aussi une excitation trop légère, bornée à la surface du nerf, reste-t-elle sans effets.

Les excitations trop fortes pervertissent l'irritabilité; trop répétées, elles l'affaiblissent de plus en plus et peuvent l'anéantir.

Une condition indispensable à l'existence de l'irritabilité dans les cordons nerveux, est leur communication avec le centre cérébro-spinal; s'ils viennent à en être isolés, les excitants peuvent encore produire des effets, mais faibles et pour un temps limité, surtout si la section est rapprochée de l'extrémité périphérique. En conséquence, l'irritabilité des nerfs est en grande partie sous la dépendance des centres et surtout de la moelle épinière, puisque celle-ci étant coupée à la région dorsale, l'irritabilité est encore manifeste pendant un certain temps sur les nerfs du train postérieur.

La marche de l'influence nerveuse dans les cordons conducteurs ou, d'après Müller, la *mécanique du principe nerveux,* a été l'objet de quelques observations qui méritent d'être citées.

1° La vitesse du fluide nerveux est très-grande et ne

saurait être appréciée : ainsi les effets d'une irritation sont manifestés instantanément d'une extrémité à l'autre d'un cordon nerveux. On sait aussi avec quelle rapidité une sensation est perçue et détermine une volition qui provoque un mouvement quelconque ; il y a presque simultanéité de l'action et de la réaction.

2° Un tronc nerveux comprimé transmet la sensation aux parties inférieures ; mais, si la compression est forte, elle peut être ressentie au point où elle s'exerce, et jamais plus haut.

3° Quand un cordon nerveux n'est irrité que partiellement, il n'y a que la portion qui a reçu l'irritation qui l'éprouve ; si le cordon entier est irrité, toutes les parties, auxquelles il fournit des branches, éprouvent en même temps les effets de l'irritation, et de la même manière que si on agissait sur les ramifications terminales.

4° Toutes les fois que des nerfs se trouvent mêlés par anastomose ou autrement, chaque cordon irrité isolément ne transmet la force sensitive ou motrice que dans les fibres par lesquelles il se continue. Cet isolement des effets de l'excitation est le même, si l'on agit sur un gros cordon ou sur le filet le plus fin.

Tous ces faits fournis par la voie expérimentale démontrent l'indépendance des fibres nerveuses.

FONCTIONS.

Les nerfs sont conducteurs du sentiment et du mouvement ; mais tous ne transmettent pas indistinctement l'une et l'autre de ces deux facultés.

En 1811, Ch. Bell démontra expérimentalement la différence de fonctions des nerfs, et il reconnut que cette différence était constamment en rapport avec leur mode d'origine.

Depuis ce temps, Magendie, Desmoulins, Müller, Longet, etc., ont répété les mêmes expériences et sont arrivés aux mêmes conclusions, desquelles il résulte que l'action différente des nerfs dépend de ce que les racines nerveuses sont les unes exclusivement sensitives, et les autres uniquement motrices.

En conséquence, les nerfs à simple racine peuvent être *sensitifs* ou *moteurs;* et les nerfs à double racine sont *mixtes,* c'est-à-dire, à la fois sensitifs et moteurs.

Les racines supérieures sont celles qui transmettent la sensibilité; si on vient à les piquer, à les irriter par le galvanisme, il en résulte une douleur vive, mais il ne se produit pas de mouvements convulsifs.

Les racines inférieures sont affectées au mouvement; elles déterminent de violentes contractions musculaires par la moindre irritation, et il ne se manifeste aucune douleur.

La différence entre les deux genres de fonctions que peuvent remplir les nerfs est clairement établie par ces faits; il y a, de plus, quelques caractères spéciaux qui s'appliquent à l'exercice de chacune de ces deux facultés.

Ainsi, les nerfs sensitifs ne peuvent agir qu'autant qu'ils communiquent avec les centres : la sensibilité d'un organe est immédiatement abolie par la section du nerf qui s'y distribue. Au contraire, un nerf moteur, bien que séparé du centre, peut encore déterminer des contractions, s'il est soumis à l'action d'un irritant.

En outre, pour les nerfs sensitifs, la perception n'a lieu qu'à l'extrémité centrale : après avoir lié ou coupé un de ces cordons nerveux, l'action d'un irritant, appli-

qué au-dessus de la ligature ou de la section, est encore
ressentie ou plutôt reportée au-dessous, dans les parties
auxquelles le nerf se divise : il y a là quelque analogie
avec ces douleurs qu'éprouvent parfois les amputés dans
les membres qu'ils n'ont plus.

Sur les nerfs mixtes ou à double racine, comme tous
les spinaux, les expériences précédentes produisent nécessairement des résultats complexes : ainsi la sensibilité
et le mouvement seront anéantis dans les organes, à la
suite d'une ligature ou d'une section ; mais ces résultats
pourront être isolés, si on coupe près de la moelle soit
les racines supérieures, soit les racines inférieures. ˙

Dans ces nerfs, la proportion des fibres des deux
ordres n'est pas égale : les fibres sensitives sont plus
nombreuses que les motrices. Cette disposition, qui est
propre non-seulement aux nerfs spinaux, mais aussi aux
nerfs encéphaliques du même genre, tels que la 5° paire,
concorde avec ce fait que les organes de sensibilité exigent et reçoivent une plus grande quantité de divisions
nerveuses que les organes de mouvement.

Les deux genres de fibres, d'abord distincts à l'origine
des nerfs mixtes, se mêlent dans leur trajet, au point
qu'il est impossible de les distinguer ; mais à l'extrémité
terminale, les fibres différentes se séparent de nouveau :
les unes, pour se distribuer aux parties qu'elles rendent
sensibles, comme les téguments ; les autres, pour se diviser dans les muscles dont elles animent la contractilité.
Cependant, il faut admettre que ce partage n'est pas tout
à fait exclusif, et que les muscles reçoivent aussi des
fibres sensitives, peu abondantes il est vrai, qui établissent la sensibilité particulière de ces organes.

Comment expliquer cette différence d'action entre les

18

fibres sensitives et les fibres motrices? Elle ne dépend
pas de la nature même des fibres, puisque l'analyse chimique et microscopique ne laisse apercevoir aucun caractère distinctif. Faut-il l'attribuer à la nature différente
des parties dont elles procèdent, ou même à celle des
organes à qui elles sont destinées? Ou bien faut-il en
rechercher la cause dans le courant inverse que suit le
fluide nerveux, centrifuge pour la motilité, centripète
pour la sensibilité? C'est là un point de physiologie dont
la solution paraît être impossible.

Enfin, les nerfs sont les conducteurs de ces phénomènes particuliers qui succèdent à des. sensations, et
dont les physiologistes modernes se sont beaucoup occu-
pés sous le titre de *mouvements réflexes*. On peut citer
comme exemples les convulsions qui surviennent à la
suite de quelque vive douleur, la contraction de la glotte
et des voies respiratoires produite par le passage de
substances irritantes, la contraction de l'iris par l'action
de la lumière sur la rétine, le vomissement, l'éternue-
ment par l'excitation de la muqueuse, etc.

Ces phénomènes ont d'abord été attribués au système
ganglionnaire, et c'est ce qui a motivé sa dénomination
de *grand sympathique*. Mais Proschaska, un des premiers, les considéra comme appartenant au système cérébro-spinal, et il admit qu'il y avait sur les nerfs moteurs
une réflexion de l'impression conduite au cerveau par
les nerfs sensitifs.

Müller, adoptant le même principe, cherche à le démontrer par l'isolement complet de chaque fibre sensitive
et motrice. Il reconnaît, en outre, que cette transmission réflective a toujours lieu par l'intermédiaire de la
moelle.

Marshall Hall, qui a fait un travail particulier sur ce

sujet, limite aux nerfs rachidiens la possibilité de ces
phénomènes, à l'exclusion des nerfs encéphaliques. Pour
expliquer les mouvement réflexes, il admet deux ordres
de fibres nerveuses spinales : les unes transmettent l'impression au cerveau et sont dites *excito-motrices ;* les
autres, conduisant les mouvements réfléchis, reçoivent
le nom de *réflecto-motrices.* [1]

[1] La *préparation* des nerfs ou leur dissection n'a rien de particulier.

Quant à la *nomenclature* et à la *méthode de description,* elles sont
à peu près les mêmes que pour les artères.

NERFS ENCÉPHALIQUES.

Les nerfs *encéphaliques* ou *crâniens* sont ceux qui passent par les trous de la base du crâne.

Au nombre de douze de chaque côté, ils sont désignés par le nom numérique des paires qu'ils constituent, ou d'après leur distribution et leurs usages, ainsi qu'il suit :

Première paire ou *nerf olfactif.*
Deuxième paire ou *nerf optique.*
Troisième paire ou *nerf oculo-moteur commun.*
Quatrième paire ou *nerf oculo-moteur interne.*
Cinquième paire ou *nerf trifacial.*
Sixième paire ou *nerf oculo-moteur externe.*
Septième paire ou *nerf facial.*
Huitième paire ou *nerf auditif.*
Neuvième paire ou *nerf glosso-pharyngien.*
Dixième paire ou *nerf pneumo-gastrique.*
Onzième paire ou *nerf accessoire de Willis.*
Douzième paire ou *nerf hypo-glosse.*

PREMIÈRE PAIRE.

Nerf olfactif ou ethmoïdal.

Les *nerfs olfactifs* sont des prolongements des couches olfactives ; les branches postérieures de ces couches reçoivent profondément des fibres blanches sensitives, qui, procédant de la moelle allongée, paraissent arriver jusque là par l'intermédiaire du corps calleux, des hippocampes et même des hémisphères, mais non des corps striés.

Ces fibres sont surtout apparentes dans le plan médian, au niveau de la scissure interlobaire, où elles for-

Définition:

*Nombre.
Nomenclature.*

*Extrémité
centrale.*

ment une sorte de commissure entre les branches internes des deux couches olfactives. La substance grise
de ces mêmes parties n'entre pour rien dans la composition des nerfs olfactifs.

Après avoir traversé les enveloppes cérébrales qui les
soutiennent à leur origine, les nerfs olfactifs, sous forme
de filets nombreux, blancs et pulpeux, passent par les
trous de la lame criblée de l'ethmoïde, et parviennent
ainsi au fond des cavités nasales, où ils se divisent en
pinceaux très-fins dans le tissu de la membrane pituitaire, qui revêt les volutes ethmoïdales.

Quelques filaments se ramifient sur la partie la plus
reculée de la cloison nasale et sur la base du cornet
supérieur. Enfin, un de ces filets nerveux suit la gouttière du vomer jusqu'au ganglion naso-palatin ou de
Jacobson. Les nerfs olfactifs établissent dans la région
ethmoïdale du nez le siége spécial de l'odorat.

Trajet.

*Extrémité
péripherique.*

Usages.

DEUXIÈME PAIRE.
Nerf optique.

Les *nerfs optiques* sont formés de fibres qui procèdent à la fois des corps genouillés internes appartenant
aux couches optiques, et des tubercules quadrijumeaux.
Ces fibres d'origine, disposées en deux bandelettes, se
réunissent en un cordon arrondi, situé sous la base des
pédoncules cérébraux, et dirigé en avant et en dedans.

Parvenus au devant de l'appendice sus-sphénoïdale,
les deux cordons optiques se rencontrent dans le plan
médian et s'entrecroisent : ce qui constitue leur *chiasma*, logé dans la fossette optique. Mais la décussation
n'est que partielle et formée par les fibres internes de
chaque cordon qui passent d'un côté à l'autre, tandis que

*Extrémité
centrale.*

Chiasma

les fibres les plus externes, moins nombreuses, ne s'entrecroisent pas.

Trajet. Au delà du chiasma, chaque nerf optique, sous la forme d'un cordon blanc, cylindrique, et gros comme une plume à écrire, se dirige en avant et en dehors. Il s'engage dans le conduit optique, à l'entrée duquel l'arachnoïde se réfléchit circulairement autour du nerf; la pie-mère se confond avec son névrilème, et la dure-mère lui fournit une gaîne protectrice.

Connexions. En sortant de l'hiatus orbitaire, où s'ouvre le conduit optique, le nerf pénètre dans la gaîne oculaire, au milieu du coussin graisseux et des muscles de l'œil. Dans ce nouveau trajet, il est situé profondément entre les quatre faisceaux du muscle droit postérieur, et il répond au ganglion ophthalmique, ainsi qu'aux nerfs ciliaires.

Extrémité périphérique. A la partie postérieure du globe de l'œil, dans le point où le nerf optique aboutit à cet organe, son névrilème paraît se confondre avec la sclérotique, tandis que la pulpe nerveuse passe seule par les petits trous dont cette membrane est percée, et constitue dans l'intérieur de l'œil l'expansion membraneuse connue sous le nom de *rétine*.

Structure. Le nerf optique, depuis le chiasma jusqu'à son extrémité terminale, offre une structure particulière; ses fibres, au lieu d'être, comme dans les autres nerfs, disposées en manière plexueuse, sont toutes parallèles dans les petits tubes longitudinaux fournis par la face interne du névrilème.

Le nerf optique ou son épanouissement dans l'œil constitue l'organe essentiel de la vision.

L'entrecroisement partiel du chiasma a pour conséquence physiologique, que les impressions recueillies par chaque œil intéressent simultanément les deux moitiés du cerveau, ce qui établit l'unité d'action des deux yeux.

Cette disposition explique aussi comment l'atrophie du nerf optique, consécutive à celle de l'œil, se prolonge au delà du chiasma, tantôt du même côté, tantôt du côté opposé, et quelquefois des deux côtés en même temps.

TROISIÈME PAIRE.
Nerf oculo-moteur commun.

Le nerf de la *troisième paire* procède de la face inférieure des pédoncules cérébraux par plusieurs petits filets courts, bientôt réunis en un cordon aplati qui se dirige en avant et en dehors.

Extrémité centrale.

Il suit la branche externe de la scissure sus-sphénoïdale, où il se trouve en dedans de la 5ᵉ paire, et en rapport avec la quatrième et la sixième paires encéphaliques.

Trajet.

Puis, sous forme d'un cordon cylindrique et du volume d'une plume de corbeau, il s'engage dans la branche supérieure du canal sus-sphénoïdal, avec la division ophthalmique de la 5ᵉ paire et les 4ᵉ et 6ᵉ paires.

Parvenu dans l'hiatus orbitaire, le nerf oculo-moteur commun pénètre immédiatement dans la gaîne oculaire, au milieu des muscles de l'œil auxquels il fournit des divisions.

Il se partage en deux branches, l'une *supérieure* et l'autre *inférieure :*

Divisions terminales.

A. La *branche supérieure* donne des divisions, en haut, au muscle droit supérieur de l'œil ainsi qu'au releveur propre de la paupière supérieure, et, en bas, au muscle droit postérieur.

B. La *branche inférieure,* plus forte, fournit trois rameaux :

1° Le rameau *interne* au muscle droit interne d e l'œil ;

2° Le rameau *moyen* aux muscles droit inférieur et droit postérieur;

3° Le rameau *externe,* plus long, qui se divise au muscle petit oblique et envoie au ganglion ophthalmique des filets qui concourent à former les nerfs ciliaires.

Résumé. En résumé, le nerf oculo-moteur commun fournit des divisions à tous les muscles de l'œil, excepté au droit externe et au grand oblique qui reçoivent des nerfs spéciaux.

Fonctions. Essentiellement moteur, le nerf de la troisième paire est d'un volume remarquable en rapport avec la fréquence et la rapidité d'action des muscles propres au globe de l'œil, auxquels il communique la faculté contractile.

QUATRIÈME PAIRE.

Nerf oculo-moteur interne ou *pathétique.*

Synonymie. Extrémité centrale. Nommé aussi *nerf trochléateur* ou *nerf du grand oblique de l'œil,* le nerf de la quatrième paire est un cordon très-grêle, qui naît en arrière des tubercules bigéminés, à la base de la valvule de Vieussens.

Trajet. Il se dirige en dehors, en avant et en bas, s'infléchit sous les pédoncules du cerveau et accompagne la portion antérieure de la 5° paire dans la branche externe de la scissure sus-sphénoïdale. Il s'engage ensuite dans un conduit spécial, très-étroit, constituant la branche externe du canal sus-sphénoïdal, d'où il sort sur le contour supérieur de l'hiatus orbitaire, pour entrer immédiatement dans la gaîne oculaire dont il suit le côté interne.

Terminaison. Usages. Le nerf pathétique parvient ainsi au muscle grand oblique de l'œil dans lequel il se divise et dont il anime exclusivement les contractions.

SIXIÈME PAIRE [1].

Nerf oculo-moteur externe.

La *sixième paire* est annexée à l'encéphale dans la scissure transverse qui sépare la protubérance annulaire et la moelle allongée.

Extrémité centrale.

Ce cordon nerveux se dirige en avant, s'accole aux deux nerfs précédents, sort du crâne par la branche supérieure du canal sus-sphénoïdal et pénètre dans la gaîne oculaire, où il est reconnaissable par sa position externe, sa distribution, et son volume intermédiaire à celui de la 3e paire et de la branche ophthalmique de la 5e paire.

Trajet.

Caractères distinctifs.

Il se termine dans le muscle droit externe de l'œil et donne quelques filets au droit postérieur.

Terminaison.

CINQUIÈME PAIRE.

Nerf trijumeau ou trifacial.

Le nerf *trifacial,* ainsi nommé parce qu'il se partage en trois branches distribuées à toute la face, est le plus volumineux des nerfs encéphaliques.

Nom. Volume.

Comme les nerfs spinaux, il est *mixte,* c'est-à-dire à double racine : les filets *supérieurs* sont sensitifs et pourvus d'un renflement ganglionnaire, les filets *inférieurs* sont moteurs. Au-delà du ganglion, les fibres des deux ordres sont mêlées, et, des branches multipliées du nerf, les unes sont motrices, les autres, sensitives et plus nombreuses, se divisent dans les téguments de la tête.

Nature. Distribution générale.

La cinquième paire est fixée à l'encéphale sur les côtés de la protubérance annulaire par deux groupes de filets

Extrémité centrale.

[1] La *sixième paire* est examinée ici, avant la 5e, pour ne pas avoir à revenir plus loin aux nerfs moteurs du globe de l'œil.

originaires séparés l'un de l'autre par une légère saillie longitudinale.

La *racine supérieure,* la plus grosse, ou *racine gan-glionnaire,* est annexée au corps restiforme et à la base du pédoncule cérébelleux moyen.

La *racine inférieure* s'implante un peu plus bas par plusieurs filaments sur l'extrémité de la protubérance annulaire du mésocéphale.

Le renflement ganglionnaire de la racine supérieure porte le nom de *ganglion de Gasser.* Il est gros, très-adhérent à la dure-mère et formé, comme les ganglions spinaux, de substance grise et de fibres blanches em-mêlées.

Immédiatement après le ganglion, les deux racines se réunissent en un seul cordon très-court, qui se partage aussitôt en deux grosses branches fasciculées, l'une *an-térieure,* l'autre *postérieure.* Mais on remarque que les fibres de la racine inférieure n'ont rien de commun avec le ganglion, et qu'elles se portent exclusivement dans la branche postérieure qu'elles concourent à former, tandis que les fibres de la racine supérieure se partagent entre cette même branche et l'antérieure qu'elles constituent à elles seules. En conséquence, des deux sections du nerf trijumeau qui suivent le ganglion de Gasser, l'*antérieure* est exclusivement sensitive, et la *postérieure* est à la fois *sensitive* et *motrice;* cette dernière sera étudiée ultérieurement sous le titre de *branche postérieure de la 5ᵉ paire.*

Ganglion de Gasser. (marginal note)

Branches. (marginal note)

Branche antérieure de la 5ᵉ paire.

La BRANCHE ANTÉRIEURE de la 5ᵉ paire suit la scissure sus-sphénoïdale externe et parvient ainsi à l'entrée des deux grands conduits sus-sphénoïdaux, où elle se partage en deux branches inégales et superposées qui s'engagent immédiatement dans ces canaux osseux : la branche *supérieure* est dite *ophthalmique,* la branche *inférieure,* beaucoup plus forte, est nommée *sus-maxillaire.*

Branche ophthalmique.

La *branche ophthalmique* forme un cordon arrondi qui suit le canal sus-sphénoïdal supérieur avec les 3e, 4e et 6e paires encéphaliques. Elle sort par l'hiatus orbitaire et se plonge dans la gaîne oculaire, où elle se divise en trois rameaux, qui sont : 1° le nerf *surcilier ;* 2° le nerf *lacrymal ;* et 3° le nerf *orbito-nasal.*

Nerf surcilier.

Le nerf *surcilier* (frontal ou palpébro-frontal) suit le côté interne de la gaîne oculaire, près du nerf pathétique. | Situation. Connexions.

En haut de l'orbite, sous l'apophyse surcilière, il sort par un trou de l'enveloppe fibreuse, et se divise en deux branches, l'une *antérieure,* l'autre *postérieure.*

1° La branche *antérieure* ou *palpébrale* se distribue aux téguments externe et interne de la paupière supérieure, où elle s'anastomose avec les divisions terminales du nerf lacrymal. Quelques filets, prolongés vers l'angle nasal de l'œil, descendent dans la peau du chanfrein. | Branche palpébrale.

2° La branche *postérieure* ou *frontale,* après avoir franchi le trou surcilier, se divise à la peau du front, ainsi qu'au périoste de cette région, et se prolonge en arrière par un rameau que renforcent des filets du nerf lacrymal. Cette branche rétrograde, située au bord du muscle temporo-auriculaire externe, suit le contour interne de la fosse temporale et parvient ainsi jusqu'au | Branche frontale.

devant de la conque, au bord inférieur du cartilage
scutiforme; là, elle s'anastomose avec les divisions auriculaires antérieures de la 7ᵉ paire, et concourt à former
le *plexus auriculaire antérieur.*

Plexus auri-
culaire anté-
rieur.

Nerf lacrymal.

Situation.
Connexions.

Le nerf *lacrymal* (lacrymo-palpébral) monte dans la
gaîne oculaire à la surface du muscle droit supérieur de
l'œil et du releveur propre de la paupière supérieure. Il
est formé de deux ou trois filets grêles dont les divisions
se plongent dans la glande lacrymale, puis dans la paupière supérieure, où elles se réunissent à celles du rameau orbitaire de la branche sus-maxillaire et à celles
du nerf surcilier à qui elles s'adjoignent, en outre, pour
constituer le cordon rétrograde qui se rend au plexus
auriculaire antérieur.

Divisions.
Anastomoses

Nerf orbito-nasal.

Le nerf *orbito-nasal* (palpébro-nasal), la plus grosse
des trois divisions de la branche ophthalmique, est profondément situé entre les muscles droit interne et droit
postérieur de l'œil. Il se partage en deux principales
branches, l'une *orbitaire*, l'autre *nasale.*

Situation.
Connexions.

1° La branche *orbitaire* envoie au ganglion ophthalmique du grand sympathique des filets très-fins qui,
réunis à ceux de la 3ᵉ paire, concourent à former les
nerfs ciliaires.

Branche or-
bitaire.

Elle fournit ensuite des rameaux à la conjonctive qui
recouvre le corps clignotant, ainsi qu'au sac lacrymal, et
elle se termine dans la peau de l'angle nasal de l'œil, ou
elle s'anastomose avec les divisions du surcilier et du
lacrymal.

Dans les ruminants et les tétradactyles, cette branche fournit, en outre, des filets à la glande de Harder.

2° La branche *nasale* ou *ethmoïdale*, encore nom- Branche na-sale. mée *branche rentrante du nerf ophthalmique*, pénètre dans le crâne par le trou orbitaire, suit, en dehors de la dure-mère, la scissure ethmoïdale avec la branche arté- rielle correspondante, et passe par les trous de la lame criblée de l'ethmoïde ; elle se termine en se divisant dans la muqueuse qui tapisse les volutes ethmoïdales, ainsi que la partie la plus reculée du cornet supérieur et de la cloison nasale.

Différences.

Chez les *ruminants*, un faisceau de la branche oph- thalmique se distribue dans la plupart des muscles de l'œil. Cette particularité, bien étudiée par M. Cusco [1], est encore plus marquée chez le *porc*.

Dans les *carnassiers*, la branche ophthalmique ne fournit pas de filets sensitifs au ganglion ophthalmique qui ne possède que des racines motrices provenant de la 3e paire. Des filets du nerf orbito-nasal s'unissent à un rameau de ce ganglion pour constituer les nerfs ciliaires.

Branche sus-maxillaire.

La *branche sus-maxillaire* traverse le conduit sus- Situation. Connexions. sphénoïdal supérieur et se place sous la partie antérieure du crâne. Dans cette position profonde, elle répond en dedans à la base du palatin, en dehors au muscle sphéno- maxillaire, et se trouve en rapport avec l'artère maxil- laire interne.

Dirigée d'arrière en avant, cette grosse branche ner- Direction.

[1] *Thèse pour le doctorat en médecine.* — Paris, 10 août 1848.

veuse se prolonge, en bas de la gaîne orbitaire, jusqu'au fond de la cavité sus-maxillaire, où elle fournit ses divisions terminales.

Rameaux au ganglion de Meckel. Dans ce trajet, la branche sus-maxillaire détache profondément, à la surface du palatin, plusieurs filets plexueux qui s'unissent au nerf vidien et au ganglion de Meckel.

Rameau orbitaire. De son bord supérieur s'élève un rameau dit *orbitaire* qui s'enfonce dans la gaîne oculaire, gagne l'angle temporal de l'œil et se divise à la peau des paupières, ainsi qu'à la conjonctive; en outre, il s'anastomose avec les divisions palpébrales de la branche ophthalmique et parvient jusqu'au sac lacrymal, aux conduits lacrymaux et à la caroncule lacrymale, auxquels il donne aussi quelques filets.

Nerfs staphylins. Au niveau de la protubérance postérieure du grand sus-maxillaire, le nerf sus-maxillaire fournit en bas plusieurs rameaux appliqués sur ce renflement osseux : les uns, très-fins, se divisent au périoste qui recouvre l'éminence, et à la portion la plus reculée des gencives postérieures; les autres, plus forts, descendent avec l'artère correspondante dans le voile du palais, se distribuent à la muqueuse, aux amygdales, etc., et constituent les *nerfs staphylins*.

Divisions terminales. Parvenu dans l'hiatus sus-maxillaire, le nerf se partage en trois branches terminales qui sont, en procédant de haut en bas : le nerf *maxillaire supérieur,* le nerf *nasal* et le nerf *palatin*.

Nerf maxillaire supérieur.

Le nerf *maxillaire supérieur* est la branche terminale la plus considérable, et la véritable continuation du tronc nerveux.

Il s'engage dans le conduit sus-maxillaire qu'il par-court dans toute son étendue avec l'artère correspon-dante ; en sortant de ce canal, il est situé sur le côté de la face et recouvert par les muscles sus-naso-labial et grand sus-maxillo-nasal ; il se prolonge ainsi jusque dans le tissu de la lèvre supérieure où il se termine.

Trajet.
Connexions.

Dans le conduit osseux, le nerf maxillaire supérieur donne une foule de petits rameaux à la substance os-seuse ; du côté interne plusieurs de ces filets parviennent, à la faveur des porosités de l'os, dans le tissu de la mem-brane qui tapisse le sinus maxillaire.

Divisions
dans le conduit.
Rameaux os-
seux.

En bas et au niveau de chaque molaire, se détachent des divisions plus fortes qui s'enfoncent dans les racines de ces dents et constituent leur pulpe nerveuse.

Rameaux den-
taires.

Au niveau de l'orifice antérieur du conduit sus-ma-xillaire, le nerf se partage en deux branches, l'une qui sort du canal, et l'autre, beaucoup moins forte, qui se prolonge dans l'épaisseur des os sus-maxillaires jusqu'à la partie antérieure de la tête ; cette dernière branche fournit des divisions au tissu osseux et des rameaux den-taires au crochet supérieur, ainsi qu'aux trois incisives correspondantes.

La branche qui sort du conduit osseux forme un fais-ceau considérable qui se dirige en s'épanouissant vers la lèvre supérieure.

Divisions dans
le trajet facial.

Elle donne des divisions très-fines à la peau du chan-frein. Quelques filets, plus marqués, contournent le bi-seau du petit sus-maxillaire et pénètrent dans les cavités nasales. Plus antérieurement, d'autres filets se distribuent à la peau des ailes du nez.

Enfin cette grosse branche se termine en fournissant de nombreux filets qui se plongent dans le tissu de la lèvre supérieure, s'anastomosent dans le plan médian

Divisions ter
minales.

---

avec ceux du côté opposé, et se divisent à la peau, à la muqueuse et aux glandules de cette région.

Les dernières divisions de ce nerf essentiellement sensitif se disposent à leur extrémité terminale en petites houppes ou papilles, abondantes surtout à la surface de la peau et dans le bulbe de ces grands poils, sorte de tentacules dont la lèvre est armée.

En conséquence de ces dispositions, la lèvre supérieure des quadrupèdes est douée d'une grande sensibilité qui lui permet de remplir le rôle d'organe du toucher.

Nerf nasal.

Situation. Trajet. Le nerf *nasal* passe avec l'artère correspondante par le trou du même nom, et pénètre dans la fosse nasale près du méat moyen, où il se divise en deux branches :

Divisions. l'une, *externe,* qui se ramifie dans le tissu de la pituitaire déployée sur les volutes ethmoïdales inférieures, sur les cornets et dans les méats du nez; l'autre, *interne,* pour la cloison nasale.

Inférieurement quelques filets se prolongent jusqu'au niveau des ouvertures incisives, où, réunis au sympathique et à des divisions du nerf palatin, ils concourent à *Filets au ganglion de Jacobson.* former le ganglion considéré par Jacobson comme établissant une relation entre le sens de l'odorat et celui du goût.

Usages. Le nerf nasal donne à la pituitaire la sensibilité générale ; il est accessoire pour l'olfaction, mais son intégrité est nécessaire pour que ce sens s'exerce parfaitement.

Nerf palatin.

Situation. Trajet. Le nerf *palatin* accompagne l'artère palato-labiale dans le conduit palatin et dans la scissure qui le prolonge.

Divisions. Dans son trajet, il fournit de nombreuses et fines divisions à la muqueuse du palais et aux gencives des dents molaires supérieures.

En avant, il donne des rameaux à la muqueuse des barres et aux gencives de l'arcade incisive supérieure, dont il anime la sensibilité.

Au niveau des ouvertures incisives, il envoie dans le nez des filets très-fins, qui se rendent au ganglion de Jacobson.

Filets au ganglion de Jacobson.

Branche postérieure de la 5e paire.

La BRANCHE POSTÉRIEURE ou *branche maxillaire* de la cinquième paire sort du crâne par l'hiatus occipito-sphéno-temporal, en se contournant au bord postérieur du sphénoïde dans l'échancrure moyenne correspondante au *trou ovale* de l'homme.

Situation.

Avant de sortir du crâne, elle donne en arrière, des filets très-fins qui, réunis à ceux de la 7e, de la 8e paires et du sympathique, pénètrent dans les cavités labyrinthique et tympanique.

A sa sortie du crâne, cette grosse branche nerveuse répond en dehors à l'articulation temporo-maxillaire et en dedans au ganglion otique, à l'artère maxillaire interne ainsi qu'au muscle stylo-staphylin ; en avant et en bas, elle est en rapport avec le muscle sphéno-maxillaire.

Trajet.

Elle se partage bientôt en plusieurs divisions qui sont : en arrière le nerf *sous-zygomatique,* en avant le nerf *buccal,* en bas le nerf *massétérin,* en dehors les nerfs *corono-cordyliens,* en avant et en dehors une forte branche qui fournit : le nerf *lingual,* le nerf *mylo-hyoïdien* et le nerf *maxillaire inférieur.*

Divisions.

19

Nerf sous-zygomatique.

Situation.

Le nerf *sous-zygomatique* est un cordon aplati qui contourne de dedans en dehors le bord postérieur du maxillaire, au-dessous du condyle, passe sous le bord antérieur de la parotide et se dirige en avant à la surface de la joue.

Dans ce trajet sous-cutané, il est longé inférieurement par la branche correspondante de la 7ᵉ paire, avec laquelle il forme sur le masséter externe un gros cordon, aplati et long d'environ 5 centimètres, qui se divise en avant et constitue le *plexus sous-zygomatique* ou la *patte d'oie* [1].

Plexus sous-zygomatique.

Entre ces deux branches nerveuses, l'échange des filets anastomotiques est surtout remarquable sur le bord postérieur du maxillaire et se répète plus antérieurement dans leur trajet ; il en résulte que, dès la partie postérieure, les deux nerfs, l'un sensitif, l'autre moteur, ont mêlé leurs fibres et que les cordons situés sur la joue appartiennent autant à l'un qu'à l'autre. Les ramifications du plexus sous-zygomatique sont donc mixtes, mais ici, comme partout, les divisions terminales sont distinctes : celles de la 7ᵉ paire se distribuent aux muscles, et celles de la 5ᵉ à la peau des joues.

Divisions.

Dans son trajet, le nerf sous-zygomatique fournit d'abord des filets dans l'épaisseur de la parotide et à la poche gutturale, puis des rameaux très-courts à la peau qui recouvre le masséter externe. Plus antérieurement, il donne encore des divisions cutanées aux paupières, aux parties latérales de la face et se prolonge jusqu'à la commissure des lèvres.

[1] Ce plexus correspond, chez l'homme, au plexus *sous-orbitaire*, formé par les branches *temporo-faciales* de la 5ᵉ et de la 7ᵉ paires.

Nerf buccal.

Le nerf *buccal* ou *bucco-labial* est profondément situé sous le crâne, entre les deux portions du muscle sphéno-maxillaire. Situation.

Dirigé en avant, en bas et en dedans, ce gros cordon s'enfonce dans le tissu de la joue au niveau de la dernière dent molaire et suit le muscle alvéolo-labial jusqu'à la commissure des lèvres. Trajet.

A sa sortie du crâne, il répond en dedans au ganglion otique qui lui donne quelques filets.

Après avoir fourni des divisions au muscle sphéno-maxillaire qu'il traverse, le nerf buccal donne encore des rameaux musculaires à l'alvéolo-labial ainsi qu'à l'orbiculaire des lèvres. Mais les ramifications les plus nombreuses de ce nerf mixte sont pour les gencives inférieures, les glandes molaires, la muqueuse de la joue et la peau de cette région. Divisions.

Nerf massétérin.

Le nerf *massétérin* ou *ptérygo-musculaire* est un petit cordon qui se dirige en bas et se plonge dans la substance du muscle masséter interne où il se divise.

A sa sortie du crâne, il fournit en arrière le *filet du muscle interne du marteau* qui pénètre dans le tympan en suivant le bord inférieur de la trompe d'Eustache [1].

Nerfs corono-condyliens.

Les nerfs *corono-condyliens* sont deux ou trois cordons qui se portent de dedans en dehors à la face interne Situation.

---

[1] Ce petit filet, considéré jusqu'à présent comme fourni par la 7ᵉ paire, a été tout récemment bien étudié par M. le docteur Cusco.

de l'articulation temporo-maxillaire qu'ils entourent de leurs divisions.

Divisions. Après avoir donné des rameaux à cette jointure et à l'insertion du crotaphyte, ils passent dans l'échancrure corono-condylienne et parviennent à la surface de la tempe, où ils se terminent en fournissant des divisions à la peau.

Nerf lingual.

Trajet. Le nerf *lingual,* gros cordon aplati, se dirige en dehors, en bas et en avant, à travers la substance du muscle masséter interne, et parvient ainsi à la base de la langue, où il s'enfonce entre les muscles hyo-glosse et kérato-glosse.

Connexions. Dans la première portion de son trajet, il est accompagné à son bord postérieur par le nerf tympano-lingual ou *corde du tympan,* petit filet de la 7° paire.

Avant de pénétrer dans la langue, le nerf lingual répond en dedans à l'origine du muscle kérato-glosse, en dehors au muscle mylo-hyoïdien et en bas au nerf hypoglosse.

Ganglion sous-maxillaire. Près et en arrière de ce même point, est le petit *ganglion sous-maxillaire,* qui appartient au système sympathique et non au nerf lingual, comme l'ont admis quelques anatomistes. Situé contre le canal de Warthon, il communique avec la corde du tympan par des filets que ce nerf a reçus du ganglion otique. En arrière, il reçoit des divisions qui, émanées du ganglion guttural, parviennent jusque-là en suivant l'artère glosso-faciale.

Dans la langue, dont il parcourt toute l'étendue avec l'artère du même nom, le nerf lingual est situé près du bord de l'organe et toujours plus rapproché de la face supérieure que de l'inférieure.

Il fournit de nombreuses et fortes divisions qui, dirigées en tous sens à travers les muscles, s'entrecroisent souvent avec les rameaux du nerf hypo-glosse et s'anastomosent dans le plan médian avec les filets du lingual opposé. Divisions.

Toutes ces ramifications se distribuent exclusivement à la muqueuse linguale ; mais les plus remarquables sont celles de la surface supérieure et de la pointe qui, terminées en petites houppes, constituent la base des papilles sensitives, et font de la langue l'organe spécial de la gustation. Disposition terminale.

Usages.

Nerf mylo-hyoïdien.

Le nerf mylo-hyoïdien se détache de la branche commune aux nerfs lingual et maxillaire inférieur. C'est un rameau long et grêle qui descend en avant, dans la substance du masséter interne et tout près de l'os maxillaire. Situation.
Trajet.

Il parvient ainsi à la face supérieure du muscle mylo-hyoïdien auquel il donne plusieurs divisions. Puis, après avoir reçu quelques filets du nerf hypo-glosse, il passe en dedans de la glande sous-linguale et va se terminer par des rameaux musculaires dans la section antérieure et inférieure de l'espace inter-maxillaire. Divisions.

Nerf maxillaire inférieur.

Le nerf *maxillaire inférieur,* après avoir traversé le muscle sphéno-maxillaire, s'engage avec l'artère correspondante dans le conduit maxillaire dont il parcourt toute la longueur ; il en sort par le trou mentonnier et se distribue dans la lèvre inférieure. Situation.
Trajet.

Divisions. Dans son trajet, il fournit une foule de petites divi- . sions à la substance de l'os et à chacune des racines des dents molaires inférieures.

Avant de sortir du canal osseux, il est prolongé dans l'épaisseur de la partie moyenne du maxillaire par une branche qui fournit encore des rameaux au tissu osseux, au crochet inférieur et aux trois incisives correspondantes.

Division, terminale. La branche principale, celle qui sort par le trou mentonnier, se plonge dans la lèvre inférieure et se distribue à la peau, à la muqueuse et aux glandules de cette partie.

Fonctions. Ce nerf, essentiellement sensitif comme la branche maxillaire supérieure, est moins considérable; aussi la sensibilité de la lèvre inférieure est-elle moins développée que celle de la lèvre supérieure.

Résumé
sur la distribution de la cinquième paire.

La cinquième paire est un nerf mixte dont les racines supérieures ou ganglionnaires, formées de fibres sensitives, constituent à elles seules la branche antérieure du nerf, tandis que dans la branche postérieure ces mêmes fibres se mêlent aux fibres motrices des racines inférieures.

La branche antérieure de la cinquième paire, ainsi que les divisions sensitives de la branche postérieure se distribuent à la peau de presque toute la face, et principalement dans les régions antérieure et supérieure, tandis que les premières paires cervicales fournissent des rameaux analogues aux régions postérieure et inférieure de la tête.

Ces mêmes parties de la 5e paire se divisent aussi aux

muqueuses de la face, telles que la pituitaire, la conjonctive, la buccale, et à leurs annexes, comme les dents,
les glandules, etc.

Fonctions.

A part les divisions motrices ou musculaires de la
branche postérieure, la 5ᵉ paire est le nerf de la sensibilité générale de la face. Elle fournit aussi le nerf spécial de la gustation, et, chez les quadrupèdes, celui du
toucher. Enfin, elle pénètre dans les appareils de l'odorat, de la vue et de l'audition, et remplit un rôle accessoire dans l'exercice de ces facultés.

SEPTIÈME PAIRE.

Nerf facial.

La *septième paire,* nerf moteur de la face, procède *Extrémité centrale.*
de la moelle allongée près et en arrière du pédoncule
cérébelleux moyen et de la 5ᵉ paire, et en avant de la
8ᵉ paire qui lui est accolée. Presque tous ses filets d'origine se prolongent profondément dans la protubérance
annulaire du mésocéphale.

Le nerf facial s'engage immédiatement dans l'hiatus *Disposition générale.*
auditif interne, puis dans le conduit spiroïde ou canal
de Fallope, dont il sort par le trou pré-mastoïdien.

Situé alors en dedans de l'extrémité supérieure de la
parotide, il fournit plusieurs divisions et se prolonge
sur la face par sa branche sous-zygomatique.

D'après les nouvelles recherches de M. Cusco, un *Racine sensi-tive ou faisceau de Wrisberg.*
faisceau sensitif, déjà indiqué par Wrisberg, est annexé
à la 7ᵉ paire. Il procède du corps restiforme près des
racines de la 8ᵉ paire, puis, dans son court trajet crânien, il est entouré par le nerf facial, chez les monodactyles et les ruminants, tandis que dans les tétradactyles

comme chez l'homme, il est accolé au devant de ce
nerf.

Dans le canal de Falloppe, le *faisceau de Wrisberg*
présente au niveau du premier coude un petit renflement
nommé *ganglion géniculé* qui donne en arrière quelques filets très-fins au nerf facial, et fournit en avant des
rameaux qui sortent du canal par l'hiatus de Falloppe, et
vont s'unir au nerf *vidien* ou *grand pétreux superficiel*
que plusieurs anatomistes regardent comme une branche
du facial.

Le cordon qui prolonge en bas le ganglion géniculé
descend dans le conduit spiroïde avec le facial duquel il
se sépare bientôt, en lui laissant quelques filets, pour
sortir du canal et constituer la *corde du tympan*.

La *corde du tympan* ou nerf *tympano-lingual* suit
un petit canal parallèle au conduit spiroïde et sort près
de l'encadrement de la membrane du tympan ; ce filet
grêle s'infléchit à la face interne de cette membrane,
passe sous le col du marteau et s'échappe de la cavité
par un petit trou situé près et en dehors de l'orifice
tympanique de la trompe d'Eustache. Tout près du crâne,
il reçoit quelques filets du ganglion otique sous lequel il
passe pour s'unir presque aussitôt au bord postérieur du
nerf lingual ; il gagne avec ce cordon nerveux la base de
la langue, s'enfonce dans cet organe après avoir donné
un ou deux filets au ganglion sous-maxillaire, et se distribue aux papilles sensitives de la muqueuse.

Division du
facial dans le
canal de Fal-
loppe. Dans le reste de son trajet jusqu'à l'issue du conduit
spiroïde, le nerf facial fournit d'autres filets qui sortent
de ce canal pour entrer dans la cavité du tympan ; ce
sont :

1° *Le filet de la fenêtre ovale* ou *vestibulaire* qui
passe entre les deux branches de l'étrier, concourt à former

sur le promontoire le plexus tympanique, et rentre par un petit trou dans le canal de Falloppe pour se réunir au facial dont il émane. Dans le plexus, cette division très-fine s'anastomose avec le rameau de Jacobson de la 9ᵉ paire, les nerfs pétreux et des filets sympathiques du plexus carotidien.

2° Le *filet du muscle de l'étrier.*

Enfin, au niveau du trou pré-mastoïdien, la septième paire échange un filet avec le ganglion du pneumo-gas-trique. De cette anastomose, résulte chez le *porc* un rameau *auriculaire.*

A sa sortie du trou pré-mastoïdien, le nerf facial se présente sous l'aspect d'un fort cordon aplati, dirigé en dehors et en avant. Il est recouvert par la partie supé-rieure de la parotide, et répond en dedans à la poche gutturale, ainsi qu'au muscle stylo-hyoïdien. Il est longé en arrière par l'artère auriculaire postérieure, et il s'unit en avant à la branche sous-zygomatique du trifacial. *(Trajet et con-nexions du fa-cial, hors du ca-nal de Falloppe.)*

Dans cette région, la septième paire fournit d'abord quelques divisions peu importantes, qui sont : 1° en de-dans, des rameaux pour les muscles stylo-hyoïdien et stylo-maxillaire ; 2° en dehors, des filets qui traversent la parotide, et se rendent aux muscles sous-cutanés. *(Divisions.)*

Mais, dans ce même trajet, les principales ramifica-tions de la 7ᵉ paire sont : en haut, les *nerfs auricu-laires ;* en bas, le *rameau trachélien ;* et en avant, la *branche sous-zygomatique,* véritable continuation du cordon nerveux.

Nerfs auriculaires.

Au nombre de trois, et situés l'un au devant de l'autre, les *nerfs auriculaires* sont grêles, et distingués en *an-térieur, postérieur,* et *interne* ou *moyen.*

Nerf auriculaire antérieur.

Le nerf *auriculaire antérieur* monte avec l'artère sous l'extrémité supérieure de la parotide, et parvient au-devant de la conque, où ses divisions, réunies à celles du rameau récurrent fourni par la branche ophthalmique de la 5ᵉ paire, constituent le plexus *auriculaire antérieur*.

Plexus auriculaire antérieur.

Ses divisions. De ce plexus émanent des rameaux : les uns appartiennent à la 7ᵉ paire, les autres à la cinquième ; les premiers se distribuent aux muscles de la région auriculaire antérieure et au crotaphyte ; les seconds sont pour la peau qui recouvre la partie antérieure de l'oreille, l'intérieur de la conque, ainsi que les régions latérale et supérieure du crâne.

Nerf auriculaire postérieur.

Le nerf *auriculaire postérieur* se dirige en haut et en arrière vers la base de la conque. Recouvert par la parotide et accompagné par l'artère du même nom, il répond, en dedans, à la poche gutturale, ainsi qu'au muscle stylo-hyoïdien, et, en arrière, à l'apophyse styloïde de l'occipital.

Au niveau de la crête mastoïdienne, il se divise en plusieurs rameaux qui s'anastomosent avec ceux de la branche atloïdienne des deux premières paires cervicales, et constituent le *plexus auriculaire postérieur*.

Plexus auriculaire postérieur.

Ses divisions. Il en émane : 1° des *filets moteurs* appartenant aux deux ordres de nerfs concourant à former le plexus, et distribués aux muscles de la partie postérieure de l'oreille ; 2° des *rameaux sensitifs*, exclusivement fournis par les nerfs cervicaux, et divisés à la peau de la même région. Parmi ces derniers, il en est qui suivent les ramifications

de l'artère auriculaire postérieure sur le dos de la conque
et jusqu'à la pointe de cet organe ; de distance en distance, ils émettent des filets très-fins qui contournent les
bords du cartilage et pénètrent dans le cornet conchi-
nien ; en dehors comme en dedans, ces divisions nerveuses animent la sensibilité de la peau qui revêt l'oreille
externe.

Nerf auriculaire interne ou moyen.

Le nerf *auriculaire interne,* le plus grêle des trois,
est profondément situé sous la parotide. Accompagné
par le rameau correspondant de l'artère auriculaire antérieure, il monte le long du conduit auditif et pénètre
dans l'intérieur de la conque, où il fournit des divisions
au muscle intérieur de ce cornet cartilagineux.

Situation.
Divisions.

Rameau trachélien.

Le *rameau trachélien,* grêle et très-long, se dirige
en bas et en dehors à travers la substance de la parotide,
et s'accole à la veine faciale. Devenu superficiel, il est
recouvert par le muscle parotido-auriculaire ; puis, il
descend à la surface de la veine jugulaire, sous le muscle
sous-cutané du cou, jusqu'à la partie inférieure de l'encolure.

Trajet.

Dans ce long trajet, il est croisé par les rameaux superficiels des branches cervicales inférieures, qui lui
donnent des filets de renforcement.

Connexions.

Il fournit des divisions au muscle parotido-auriculaire, au sous-cutané du cou, et à l'huméro-sterno-mastoïdien, dans lequel il se termine.

Divisions.

Branche sous-zygomatique [1].

La branche *sous-zygomatique,* prolongement du nerf

Trajet.

[1] Branche *temporo-faciale* ou *temporale superficielle* chez l'homme.

facial, se dirige en avant, passe entre le bord antérieur de la parotide et la branche montante du maxillaire, immédiatement au-dessous de la division sous-zygomatique du trifacial.

Plexus sous-zygomatique. Les deux branches nerveuses en contact échangent des filets anastomotiques, et s'avancent sur le masséter externe, où elles constituent le *plexus sous-zygomatique,* précédemment étudié.

Divisions. De ce plexus, les rameaux de la septième paire se distribuent au sous-cutané de la face, au masséter externe et aux autres muscles de la joue ; d'autres filets se prolongent jusqu'aux muscles des paupières, des ailes du nez et dans ceux des lèvres où ils se terminent.

Résumé

sur la distribution de la septième paire.

Résumé. Le nerf facial fournit des divisions à presque tous les muscles superficiels de la tête et plus particulièrement à ceux de la région auriculaire, des joues et des lèvres.

Conclusions. Il est donc, pour ces parties, le nerf de la motilité comme la 5ᵉ paire est celui de la sensibilité.

Quant au faisceau de Wrisberg, il est sensitif comme les nerfs qui en dépendent.

Différences.

Didactyles. Porc. Dans les *ruminants* et chez le *porc,* le nerf facial fournit sous la parotide deux longs filets qui accompagnent le canal de Sténon sur les parties latérales de la face où ils se divisent et se prolongent jusque dans les muscles du nez et de la lèvre supérieure.

A part cette particularité, la distribution de la septième paire dans ces animaux, ainsi que chez les *carnas-*

siers domestiques, est essentiellement la même que chez les monodactyles.

Nerf auditif ou labyrinthique.

Le nerf *auditif* se détache du bulbe crânien de la moelle épinière sous la forme d'un ruban court, blanc et pulpeux, accolé en arrière de la 7ᵉ paire, avec laquelle il s'engage immédiatement dans le cul-de-sac osseux formé par l'hiatus auditif interne du temporal[1].

Extrémité centrale.

Après avoir reçu quelques filets très-fins de la 5ᵉ paire et du sympathique, le nerf auditif passe par les petits trous percés en manière de crible au fond de l'hiatus, et se partage en deux groupes de filaments qui se rendent dans les cavités labyrinthiques.

1° Le premier groupe est *antérieur* et destiné au limaçon dans lequel il pénètre par les petits trous qui s'ouvrent à la surface de la columelle, après avoir suivi les filières étroites creusées dans l'axe de cette partie.

Branche du limaçon.

Les fibrilles nerveuses se distribuent dans les rampes limaciennes sous forme de petits filaments réguliers, décroissants de longueur de l'entrée vers le fond, et soutenus par la membrane qui renferme le fluide de Cotugno. Cette disposition terminale a été comparée à celle des cordes d'une harpe et considérée comme importante dans les phénomènes intimes de l'audition.

2° Le second groupe, branche *postérieure* du nerf auditif, est particulier aux canaux demi-circulaires, où il pénètre en suivant les petits conduits creusés dans l'é-

Branche des canaux demi-circulaires.

---

[1] Aussi Willis réunissait-il en une seule paire le nerf *facial* et le nerf *auditif* : le premier, sous le titre de *portion dure*, et le second, sous celui de *portion molle de la septième paire*.

paisseur, du rocher ; il se divise à l'utricule et au saccule
vestibulaires, ainsi qu'aux ampoules membraneuses des
canaux demi-circulaires.

Fonctions. La huitième paire est le nerf essentiel de l'audition ;
ses extrémités terminales sont impressionnées par les
petits mouvements ondulatoires que les vibrations so-
nores communiquent aux liquides du labyrinthe.

NEUVIÈME PAIRE.

Nerf glosso-pharyngien.

Extrémité centrale. La *neuvième paire* procède des corps restiformes, en
arrière de la huitième paire, par trois ou quatre filets
situés immédiatement en avant de ceux du nerf pneumo-
gastrique.

Soutenue par la pie-mère et l'arachnoïde, elle se dirige
en dehors et sort du crâne par nn trou particulier de la
dure-mère pratiqué dans l'hiatus occipito-sphéno-temporal en avant de l'ouverture qui livre passage à la
dixième paire.

Avant de sortir du crâne, les racines de la neuvième
paire se réunissent en un petit renflement compris dans
Ganglion d'Andersh. l'ouverture fibreuse et nommé *ganglion d'Andersh*. De
ce ganglion, le nerf glosso-pharyngien descend à la sur-
face de la poche gutturale et se dirige en avant.

Connexions. Dès sa sortie du crâne, il est accolé pendant un certain trajet aux nerfs de la 10ᵉ et de la 11ᵉ paires, ainsi
qu'au principal cordon du grand sympathique.

Plus bas, il répond en dehors au muscle masséter interne, et il suit le bord inférieur de la grande branche de
l'hyoïde un peu au-dessus de l'artère maxillaire externe.

Plus antérieurement, il monte en dedans de la branche
hyoïdienne, et, sur le côté de pharynx, il parvient à la
base de la langue où il se termine.

Du ganglion d'Andersh émane un filet nommé *rameau* Anastomoses.
de Jacobson qui remonte, pénètre dans la caisse du
tympan et se rend au plexus tympanique ; là il s'anastomose avec le nerf *petit pétreux superficiel* qui vient du
ganglion otique, avec le nerf *vidien* ou *grand pétreux
superficiel,* avec le *filet de la fenêtre ovale* fourni par le
facial, et avec des rameaux provenant des filets carotidiens du grand sympathique.

Un autre filet très-fin part du même point et se confond aussitôt avec le cordon de la 10e paire.

Un peu plus bas, e nerf glosso-pharyngien, dont les
racines sont exclusivement sensitives, reçoit des filets
moteurs qui lui sont fournis par la 11e paire.

Enfin, avant de quitter le plexus guttural, il est renforcé par quelques petits rameaux de la 10e paire et du
grand sympathique.

Au niveau du larynx, la 9e paire fournit en arrière et Divisions.
en bas des divisions qui se rendent aux grosses branches de la carotide primitive qu'elles suivent pour se
distribuer avec elles principalement dans le larynx et la
partie postérieure du pharynx.

Sous la grande branche de l'hyoïde et en dedans de Branche pha-
ryngienne.
cette lame osseuse, le glosso-pharyngien donne un ra-
meau qui se distribue aux parois du pharynx, où se rendent aussi des divisions du pneumo-gastrique et des
deux premières paires cervicales.

Il résulte de cette réunion un enlacement plexueux
constituant le *plexus pharyngien ;* les filets qui en émanent sont les uns pour les muscles, les autres pour la
muqueuse du pharynx, des amygdales et des piliers du
voile du palais.

Enfin, la 9e paire se termine sous la muqueuse de la Branche lin-
guale.

base de la langue, en se divisant surtout aux papilles de
cette région.

Fonctions.   Par ses fibres propres ou *sensitives,* ce nerf préside
à la sensibilité de la base de la langue et de la muqueuse
pharyngienne ; par ses filets moteurs, qu'il a reçus de la
11ᵉ paire, directement ou indirectement par l'intermédiaire de la 10ᵉ, il anime la contractilité des muscles du
pharynx.

DIXIÈME PAIRE.
Nerf vague ou pneumo-gastrique.

Idée générale.   Remarquable par son étendue, son importance physiologique et ses fonctions mixtes qui lui ont fait donner
le titre de *nerf vague,* le pneumo-gastrique se distingue
encore par son asymétrie, par sa texture et son peu de
sensibilité qui en font un nerf intermédiaire à ceux du
système cérébro-spinal et au grand sympathique. Aussi,
dans les vertébrés inférieurs, chez les *poissons,* voit-on
le sympathique, très-grêle, remplacé par le pneumo-
gastrique très-développé et prolongé jusqu'à la partie
postérieure du corps.

Extrémité
centrale.   La *dixième paire* procède des corps restiformes par
une série de sept ou huit filets situés en arrière des racines de la 9ᵉ paire et en avant des filets bulbaires de la
onzième.

Ils se rapprochent les uns des autres et se dirigent en
dehors ; soutenus par la pie-mère et l'arachnoïde, ils
aboutissent à un renflement ganglionnaire allongé, per-
forant la dure-mère qui ferme l'hiatus occipito-sphéno-
temporal.

Cette ouverture fibreuse, par laquelle le pneumo-gastrique sort du crâne avec la 11ᵉ paire, est immédiatement
en arrière de celle qui livre passage au nerf glosso-pharyngien.

Puis, le nerf vague descend le long du cou, traverse la poitrine et va se terminer dans l'abdomen. Dans ce long trajet, il fournit des divisions au larynx et au pharynx, à l'œsophage et à la trachée, aux poumons et au cœur, à l'estomac et au plexus solaire.

Distribution générale.

Pour l'étude méthodique du pneumo-gastrique, on peut diviser ce nerf en cinq portions : 1° portion *crânienne;* 2° portion *gutturale;* 3° portion *cervicale;* 4° portion *thoracique;* 5° portion *abdominale.*

Division

Portion crânienne.

A leur extrémité centrale, les racines du pneumo-gastrique ne sont pas séparées des filets de la 9e et de la 11e paires, à qui elles sont intermédiaires; la distinction n'est établie que par le point de convergence de chacun de ces groupes.

Racines.

Le ganglion du pneumo-gastrique est grisâtre et se prolonge un peu au-dessous de l'orifice crânien. A ce ganglion s'accole en arrière le nerf spinal ou accessoire de Willis, et aboutit en avant un filet anastomotique du facial.

Ganglions.

Portion gutturale.

En sortant du crâne, le pneumo-gastrique est profondément situé dans la région gutturale qu'il traverse pour descendre vers le larynx. Enveloppé dans un repli de la poche gutturale avec la carotide interne et le gand sympathique auxquels il est accolé, il répond en dehors aux muscle stylo-hyoïdien, digastrique et aux glandes maxillaire et parotide.

Situation. Connexions.

En haut de ce trajet, le nerf vague reçoit de l'accessoire de Willis, accolé en arrière, une forte branche qui lui donne les filets moteurs qu'il distribue dans plusieurs organes.

Anastomoses.

Vers le même point, la 10ᵉ paire s'anastomose avec le nerf glosso-pharyngien par des filets qui paraissent faire partie de ceux qu'elle a reçus de la 11ᵉ paire.

Vers le milieu de la région gutturale, le cordon du pneumo-gastrique communique avec le ganglion cervical supérieur du grand sympathique par plusieurs filets dont les principaux sont : un qui se rend au milieu du ganglion et deux qui atteignent sa partie inférieure.

Divisions. Plus bas, la 10ᵉ paire, après avoir échangé un ou deux filets avec le nerf hypo-glosse, fournit : 1° des *divisions carotidiennes;* 2° le *rameau pharyngien;* 3° le *nerf laryngé supérieur.*

Filets carotidiens.

Les *filets carotidiens,* destinés aux branches terminales de la carotide primitive, suivent les divisions de ces vaisseaux et se rendent principalement dans les parois du pharynx et du larynx, ainsi que dans la substance du corps thyroïde.

Rameau pharyngien.

Le *rameau pharyngien,* en partie formé par des fibres de la 11ᵉ paire, se porte en avant et se distribue aux muscles ainsi qu'à la muqueuse du pharynx. Il concourt avec la 9ᵉ paire, le grand sympathique, etc., à la composition du *plexus pharyngien,* anastomoses qui expliquent les phénomènes nerveux physiologiques dont cette partie est le siége.

Nerf laryngé supérieur.

Trajet.
Rapports. Le nerf *laryngé supérieur,* division principale du pneumo-gastrique dans la région gutturale, se dirige en bas et en avant sur le côté du larynx. Il répond en de-

dans à la poche gutturale, et en dehors à l'artère et à la veine faciales ainsi qu'à l'extrémité inférieure de la glande parotide. Situé au-dessous du nerf glosso-pharyngien et de l'hypo-glosse, il est en rapport avec des rameaux des deux premières paires cervicales et de la 11e paire crânienne.

Le nerf laryngé supérieur passe par le trou ou l'échancrure de l'angle postérieur et supérieur du cartilage thyroïde, et se distribue principalement à la muqueuse du larynx, avec des rameaux du sympathique, des deux premières paires cervicales, etc. En s'anastomosant, ces divisions forment le *plexus laryngé* qui établit surtout à la région sus-glottique du larynx la sensibilité et les liaisons sympathiques si remarquables dans cette partie. **Divisions.**

En outre, le laryngé supérieur fournit quelques divisions à la section postérieure du pharynx et des filets au thyro-aryténoïdien, muscle tenseur des cordes vocales.

Un aure rameau descend à la face interne de l'aile du cartilage thyroïde, et s'anastomose avec le nerf récurrent du même côté. Cette anastomose, qui existe dans tous les quadrupèdes comme chez l'homme, a lieu dans les *solipèdes* et les *tétradactyles* par de nombreux filets très-fins ; mais chez les *ruminants,* les deux nerfs se rencontrent bout à bout, et se confondent en un seul et fort cordon. **Anastomoses.**

Portion cervicale.

Dans le trajet cervical, c'est-à-dire depuis le niveau du larynx jusqu'à l'entrée de la poitrine, le pneumo-gastrique est situé entre la colonne vertébrale et la trachée, sur le côté de l'œsophage. **Situation.**

Uni au grand sympathique par un tissu celluleux fin et serré, il est accolé d'une manière assez lâche au bord **Connexions dans les différents points du trajet.**

postérieur de la carotide primitive; il affecte conséquemment les mêmes rapports que ce vaisseau, dans la partie
supérieure de l'encolure, avec la jugulaire, et, dans la
partie moyenne, avec le muscle sous-scapulo-hyoïdien.

Dans la région inférieure, avant d'entrer dans le thorax, le pneumo-gastrique se sépare du grand sympathique, qui se dirige en haut, et de la carotide, qui est
alors située plus bas; il répond à la face interne du
muscle huméro-sterno-mastoïdien et du scalène; en
dedans, le pneumo-gastrique du côté droit est en rapport avec la trachée, et celui du côté gauche avec l'œsophage.

Divisions. Dans son trajet cervical, le pneumo-gastrique reçoit,
de distance en distance, de nombreux filets très-fins du
grand sympathique, et il fournit des rameaux très-ténus
à la trachée, ainsi qu'à l'œsophage.

Portion thoracique.

Trajet. Parvenus dans le thorax, les deux nerfs pneumo-gastriques suivent la trachée entre les deux lames du médiastin, passent sur la base du cœur, sur la racine des
poumons, et parviennent avec l'œsophage à l'ouverture
du diaphragme, par laquelle ils pénètrent dans l'abdomen. Mais dans ce trajet, les rapports sont différents
pour le nerf du côté droit et pour celui du côté gauche.

Rapports dif-
férentiels à droi-
te et à gauche en
avant du plexus
pulmonaire.
D'abord, les deux pneumo-gastriques sont compris
au-dessous de la trachée, entre les divisions vertébrale,
cervicale supérieure et dorsale des deux troncs brachiaux. Puis, celui du côté *droit* suit le bord supérieur
de la veine cave, en dedans de la terminaison des veines
sous-dorsales et azygos; il monte ainsi sur le côté de la
trachée et parvient au plexus pulmonaire.

Le pneumo-gastrique *gauche* passe au bord supérieur

de l'aorte antérieure, en dedans de la terminaison des
veines sous-dorsales et de la crosse du canal thoracique ;
il monte en croisant obliquement la trachée, et se rend
au plexus pulmonaire.

Rapports d f-
rentiels en ar-
rière du plexus
pulmonaire.

En arrière du plexus pulmonaire, les deux pneumo-
gastriques compris entre les deux lames du médiastin
postérieur, montent de chaque côté de l'œsophage, se
placent tous deux au-dessus du bord supérieur de ce
canal, et se dirigent ainsi vers le diaphragme pour pénétrer dans l'abdomen.

A sa sortie du plexus, le *pneumo-gastrique droit*
fournit en bas une branche qui se dirige en arrière, au-
dessous du bord inférieur de l'œsophage, et se rend à
l'estomac. Son cordon principal, pour gagner sa position
au-dessus de l'œsophage, croise d'abord ce canal, puis
la crosse aortique.

Le *pneumo-gastrique gauche* est situé près et un
peu au-dessous du *droit*. Vers le milieu du trajet médiastin, il se partage en deux branches : l'une, très-
courte, qui se confond avec le cordon principal du nerf
droit, et l'autre qui descend obliquement en arrière, à
gauche de l'œsophage, et va renforcer la branche inférieure de ce même nerf.

Conclusions.

En conséquence de ces dispositions, les deux gros cordons qui pénètrent dans l'abdomen, l'un au-dessus,
l'autre au-dessous de l'œsophage, pour se distribuer à
l'estomac, sont tous deux constitués par les deux nerfs
pneumo-gastriques, qui peuvent ainsi se suppléer mutuellement.

Anastomoses.

A leur entrée dans la poitrine, les deux pneumo-gastriques communiquent, chacun de son côté, avec les
ganglions trachéal et cervical inférieur du grand sympathique, par de fortes branches anastomotiques.

Un peu au delà, le nerf du côté gauche envoie un rameau à l'une des branches cardiaques du ganglion trachéal.

Puis, dans les plexus cardiaque et pulmonaire, les deux nerfs vagues communiquent encore par de nombreuses divisions avec celles du système sympathique.

Divisions. Dans leur trajet thoracique, indépendamment des filets très-fins qu'ils donnent à la trachée, et de ceux qui suivent les branches artérielles de chaque tronc brachial, les deux pneumo-gastriques fournissent des divisions au cœur, aux poumons et à l'œsophage. En outre du plexus pulmonaire, ils envoient en avant deux cordons nommés *récurrents,* qui remontent jusqu'au larynx.

Il faut donc, en procédant d'avant en arrière, examiner successivement : les nerfs *cardiaques,* les nerfs *pulmonaires,* les nerfs *récurrents* et les divisions *œsophagiennes*.

Nerfs cardiaques.

Les *nerfs cardiaques* naissent des pneumo-gastriques en différents points, et se rendent à la base du cœur en suivant l'aorte antérieure ; plusieurs filets sont fournis plus directement par les nerfs vagues, lorsqu'ils passent au-dessus du cœur pour gagner le plexus pulmonaire.

Plexus cardiaque. Tous ces rameaux, par leur réunion avec ceux du grand sympathique et des récurrents, forment le *plexus cardiaque* dont les divisions se distribuent aux oreillettes et aux ventricules du cœur, ainsi qu'au péricarde.

En outre, un peu en avant du cœur, le pneumo-gastrique droit envoie un fort cordon à la masse des oreillettes.

Nerfs pulmonaires.

Plexus pulmonaire. A la racine des poumons, les deux pneumo-gastriques fournissent de nombreux rameaux qui se réunissent dans le plan médian, s'associent à ceux du grand sympathique et concourent à former le *plexus bronchique* ou *pulmonaire* [1].

De ce grand réseau nerveux émanent des filets qui accompagnent les bronches et les vaisseaux du poumon, pour se distribuer dans ce viscère aux fibres musculeuses des bronches et à la membrane muqueuse qui les tapisse.

Nerfs récurrents
ou laryngés inférieurs.

Les *nerfs récurrents* sont deux longs cordons, un de chaque côté, qui, dirigés en avant, remontent jusqu'au larynx en suivant la trachée. *(Etendue. Direction.)*

Ils procèdent du plexus pulmonaire par des rameaux plus forts et plus nombreux à droite qu'à gauche; puis, ils passent par le plexus cardiaque qu'ils concourent à former par leurs divisions. *(Origine à droite et à gauche.)*

Le trachéal récurrent du côté gauche se mêle à ce dernier plexus par un plus grand nombre de filets que celui du côté droit. En outre, il émet en arrière un rameau, long et grêle, qui contourne le tronc aortique et revient à gauche se réunir au plexus cardiaque et au cordon nerveux dont il procède.

Ensuite, les deux récurrents, situés entre la trachée et l'aorte antérieure, se dirigent vers l'entrée du thorax où ils communiquent par plusieurs filets avec les gan- *(Trajet. Rapports.)*

---

[1] Par cette réunion, qui est le seul exemple de deux nerfs cérébro-spinaux anastomosés dans le plan médian, les deux nerfs pneumo-gastriques peuvent se suppléer mutuellement dans leur influence physiologique sur le poumon.

glions trachéal et cervical inférieur du grand sympathique.

En sortant de la poitrine, chacun d'eux, après avoir franchi les ganglions lymphatiques pré-pectoraux, s'infléchit de dessous en dessus, sur le côté de la trachée, et se place à la partie supérieure de ce conduit. Pour gagner cette position, le trachéal récurrent gauche passe au bord de l'œsophage, au-dessous du pneumo-gastrique correspondant.

Dans le reste de leur trajet cervical, les deux nerfs laryngés inférieurs sont appliqués à la face postérieure de la trachée; ils répondent *en arrière* au muscle long fléchisseur du cou, *en dedans* à l'œsophage; et *en dehors,* ils sont limités par le trajet de la carotide primitive, du pneumo-gastrique et du grand sympathique.

En haut du cou, chaque nerf récurrent parvenu à la hauteur du larynx, se glisse sous l'aile du cartilage thyroïde et fournit ses divisions terminales.

Divisions. Dans leur trajet, ces deux cordons nerveux donnent des rameaux à l'œsophage et aux parties membraneuses de la trachée.

Les filets destinés à l'œsophage se distribuent les uns à la tunique musculeuse, les autres à la membrane muqueuse de cet organe. Ces divisions sont fournies en plus grand nombre par le cordon récurrent gauche : aussi ce nerf parvient-il au larynx plus atténué que celui du côté droit.

Divisions terminales. A la face interne du cartilage thyroïde, les nerfs laryngés inférieurs se distribuent aux muscles du larynx, sans distinction de dilatateurs ni de constricteurs.

Rameau pharyngien. Une de leurs divisions terminales se porte en arrière et gagne la section postérieure du pharynx. Beaucoup plus considérable, chez le *bœuf,* cette branche se ramifie à la surface du pharynx où elle s'anastomose avec des divisions du nerf laryngé supérieur.

Enfin, un rameau, plus ou moins marqué selon l'es- *Anastomose avec le laryngé supérieur.* pèce des animaux, s'anastomose avec le laryngé supé-rieur, sous l'aile du cartilage thyroïde, en manière plexueuse dans les *solipèdes* et les *tétradactyles,* et bout à bout chez les *ruminants*.

Divisions œsophagiennes.

Dans toute l'étendue de leur trajet thoracique, les nerfs pneumo-gastriques envoient des divisions à l'œso-phage.

En avant du plexus bronchique, ce sont des filets très- *En avant du plexus pulmo-naire.* fins qui s'élèvent de distance en distance et parviennent au canal alimentaire.

En arrière de ce même plexus, les deux nerfs vagues, *En arrière du plexus.* qui ont changé de disposition, émettent des rameaux anastomotiques, non-seulement entre les deux cordons principaux, mais surtout du nerf gauche à la branche inférieure ou sous-œsophagienne du nerf droit.

De ces cordons et de ces rameaux émanent de nom-breuses divisions qui, de même que les précédentes, se distribuent à la tunique musculeuse et à la muqueuse de l'œsophage.

Portion abdominale.

Combinés en deux gros cordons, l'un supérieur, l'autre *Disposition des deux nerfs vagues.* inférieur à l'œsophage, les deux nerfs pneumo-gastri-ques passent par l'ouverture œsophagienne du dia-phragme et pénètrent dans l'abdomen, où ils sont compris entre les deux lames du lien gastro-diaphrag-matique formé par le péritoine.

Ils parviennent ainsi à l'estomac où ils se partagent en plusieurs branches qui se ramifient sur chacune des faces du viscère, pour se distribuer à la couche charnue et plus profondément à la membrane muqueuse, avec les nombreux filets du grand sympathique.

Le *cordon supérieur* se divise au sac gauche et au cul-de-sac gastrique.

Distribution de chacun d'eux. Le *cordon inférieur* atteint la petite courbure de l'estomac, se distribue au sac droit, se prolonge jusqu'au pylore et même sur l'origine de l'intestin.

Il fournit en avant un ou deux filets qui gagnent le canal cholédoque. Chez les animaux pourvus d'une vésicule biliaire, ces rameaux, plus forts et nommés *cystiques* se divisent aux membranes charnue et muqueuse de la vésicule.

Cordons au plexus solaire. Enfin, le nerf supérieur envoie deux ou trois cordons qui remontent le long de l'artère cœliaque, atteignent le ganglion semi-lunaire droit du grand sympathique et s'unissent au grand réseau viscéral constituant le plexus solaire.

Résumé

sur la distribution de la dixième paire.

A sa sortie du crâne, le pneumo-gastrique reçoit de la 11e paire une forte branche, à faculté principalement motrice, qui se confond avec lui et augmente son volume.

Dans la *région gutturale*, il s'anastomose avec le glosso-pharyngien, l'hypo-glosse et le ganglion cervical supérieur du grand sympathique. Il donne des rameaux au pharynx et le nerf laryngé supérieur.

Dans le *trajet cervical*, il s'anastomose avec le cordon du sympathique et fournit des divisions à l'œsophage, ainsi qu'à la trachée.

Dans le *thorax*, le nerf vague échange de forts rameaux

avec les ganglions trachéal et cervical inférieur du grand
sympathique ; il concourt avec ce nerf à la formation des
plexus cardiaque et pulmonaire ; il donne des rameaux à
la trachée, à l'œsophage, au cœur et aux poumons; enfin,
il fournit les nerfs laryngés inférieurs.

Parvenus dans l'*abdomen,* les nerfs pneumo-gastriques se divisent à l'estomac, à l'appareil extérieur du
foie, et, par les cordons qu'ils envoient au plexus solaire, ils concourent à la formation de ce réseau nerveux
dont les filets se distribuent à l'intestin et aux autres
viscères abdominaux.

Différences.

La disposition générale du pneumo-gastrique est essentiellement la même chez tous les mammifères domestiques.

Les particularités que présente la distribution terminale de ce nerf, chez les *ruminants,* sont en harmonie
avec le volume, la forme et la disposition des renflements
gastriques dans ces animaux.

Le *cordon supérieur* forme sur le rumen, avec des
rameaux du sympathique, un grand plexus pourvu à son
centre d'un renflement ganglionnaire. De ce réseau nerveux émanent de tous côtés des rameaux qui se divisent
à la face supérieure du rumen, sur les parties latérales,
aux extrémités et jusqu'à la face inférieure de ce viscère. En avant, plusieurs divisions se portent sur le réseau, le feuillet, la caillette et jusqu'au pylore.

Distribution du pneumo-gastrique aux estomacs des ruminants.

Le *cordon inférieur* donne des rameaux : *en arrière*
aux faces supérieure et inférieure du rumen et surtout
au sac droit; *en avant,* au foie et à la vésicule biliaire ;
et *à droite* au réseau, au feuillet, à la caillette et au pylore.

Structure.

Le pneumo-gastrique est remarquable par la ténuité des fibres qui le composent et par leur disposition plexueuse. Il présente sous ce rapport une nouvelle analogie avec le grand sympathique dont il reçoit, dans toute sa longueur, de nombreux filets qui atténuent sa faculté sensitive, et auquel il s'unit pour constituer les plexus pharyngien, cardiaque, pulmonaire, etc. Dans sa texture, le pneumo-gastrique possède aussi les fibres qui lui sont fournies par la branche anastomotique de la 11ᵉ paire, fibres que l'on s'accorde à considérer comme principale source des propriétés motrices du nerf vague dans la plupart des organes où il se distribue.

Fonctions.

Le pneumo-gastrique est un nerf mixte, c'est-à-dire de *sentiment*, de *mouvement* et même de *sympathie*. Par ses propres racines, il est formé de filets sensitifs; les fibres qu'il reçoit des autres nerfs et surtout de la 11ᵉ paire, sont presque toutes motrices; enfin celles que lui donne le grand sympathique, sont douées d'une sensibilité peu prononcée.

Faculté sensitive du pneumo-gastrique. 1° Comme nerf de sentiment, il anime la sensibilité des muqueuses respiratoires et digestives, dans le larynx, la trachée et les bronches, dans le pharynx, l'œsophage, l'estomac, etc. Il concourt aussi, mais pour une moindre part et d'une manière moins directe, à la sensibilité de l'intestin et des autres viscères qui reçoivent des rameaux du plexus solaire.

Si l'on excepte le nerf laryngé supérieur qui communique au larynx une si grande sensibilité, les divisions du pneumo-gastrique sont remarquables en ce qu'elles donnent aux surfaces muqueuses où elles aboutissent une sensibilité obscure, analogue à celle qui est sous la dépendance du système ganglionnaire.

En outre, dans le pharynx et dans l'estomac, les nerfs vagues concourent avec le grand sympathique à établir le siège de ces sensations qui traduisent les besoins généraux de l'organisme, c'est-à-dire de la *soif* et de la *faim*.

2° Comme nerf de mouvement, le pneumo-gastrique préside à la contractilité du larynx, de la trachée, des bronches et du cœur, du pharynx, de l'œsophage, de l'estomac et de l'appareil excréteur du foie. Propriété motrice.

3° Enfin, il établit des relations physiologiques entre l'estomac, la plupart des viscères abdominaux, le cœur, les poumons, l'œsophage, le pharynx et le larynx. Faculté sympathique.

Par ses connexions d'une part avec l'encéphale et d'autre part avec les appareils digestif et respiratoire, ainsi qu'avec l'organe central de la circulation, le pneumo-gastrique remplit un rôle important dans l'organisme : il constitue un lien sympathique entre les principales fonctions qui entretiennent la vie.

ONZIÈME PAIRE.

Nerf spinal ou accessoire de Willis [1].

La *onzième paire* procède des parties latérales de la moelle épinière et de la moelle allongée par des racines qui peuvent être distinguées en *cervicales* et en *bulbaires*. Extrémité centrale.

1° Les *racines cervicales* se réunissent en un petit cordon longitudinal, blanc et grêle, qui, dirigé d'arrière Racines cervicales.

---

[1] Willis considérait la 11ᵉ paire comme dépendante ou *accessoire* du pneumo-gastrique.

en avant, s'accole au côté de la moelle épinière, entre le ligament dentelé et les racines supérieures des nerfs cervicaux.

Ce filet nerveux commence au niveau de l'espace compris entre la 6e et la 5e paires cervicales ; ce point d'origine est sujet à varier, mais il est rare qu'il soit en arrière de la 6e paire, si ce n'est chez le *bœuf,* où on le rencontre au niveau de la 7e.

Le cordon grossit d'arrière en avant, à mesure qu'il reçoit des filets de la moelle, et, en même temps, il se rapproche de plus en plus des racines supérieures des nerfs cervicaux ; de telle sorte que, parvenu au niveau de la 1re paire, il est contigu aux racines supérieures de ce nerf qui lui donne un ou deux filets sensitifs de renforcement.

Racines bulbaires. 2° Les *racines bulbaires* sont constituées par plusieurs filaments qui naissent des corps restiformes dans l'espace compris entre les racines de la 1re paire cervicale et celles du pneumo-gastrique. Ces filets disposés en série au-dessus de ceux du nerf hypo-glosse, se joignent au cordon qui provient des racines cervicales ; celui-ci s'infléchit en dehors, s'accole en arrière du pneumo-gastrique et sort du crâne par la même ouverture fibreuse pratiquée dans l'hiatus occipito-sphéno-temporal.

Portion gutturale. Connexions. A sa sortie du crâne, l'accessoire de Willis est uni au ganglion du pneumo-gastrique et au nerf glosso-pharyngien ; bientôt après il abandonne à la 10e paire une forte branche anastomotique qui paraît provenir principalement des racines bulbaires, et il se sépare du nerf vague pour se porter un peu plus en arrière, sous l'aile de l'atlas, près de la veine et de l'artère occipitales.

Portion cervicale. Après avoir franchi la région gutturale, le nerf spinal, vers la partie inférieure de la parotide, se contourne de dedans en dehors et devient superficiel. Il longe ensuite le bord supérieur du mastoïdo-huméral et se prolonge sous la forme d'un cordon aplati et plexueux jusqu'à la partie supérieure de l'épaule où il se termine. Rapports.

Dans son trajet guttural, le nerf de la 11e paire envoie deux ou trois divisions très-fines au pneumo-gastrique, et il reçoit quelques filets du ganglion cervical supérieur. Anastomoses.

Avant de quitter cett e même région, il fournit en dedans de l'extrémité inférieure de la parotide deux cordons qui se dirigent en bas et en avant ; renforcés par des rameaux des deux premières paires cervicales, ils se plongent dans le sterno-maxillaire, parcourent presque toute la longueur de ce muscle et se divisent dans son épaisseur. Divisions.

Parvenu au niveau de la partie inférieure de l'axis, le nerf spinal se dirige en dehors et en arrière, et passe entre l'extrémité inférieure de la parotide et le tendon du splénius ; il s'engage immédiatement dans le *plexus cervical superficiel,* qu'il concourt à former avec la 2e et la 3e paires cervicales, et il fournit des divisions à la partie supérieure de l'huméro-sterno-mastoïdien, qu'il traverse pour devenir superficiel. Après avoir suivi le bord supérieur de ce muscle, il passe à la surface du trachélo-sous-scapulaire et s'enfonce sous le trapèze cervical. Plexus cervical superficiel.

Dans ce long trajet cervical, le nerf spinal est croisé et renforcé par presque toutes les divisions superficielles des branches supérieures appartenant aux nerfs cervicaux ; il donne des divisions aux muscles de l'encolure près desquels il passe, et principalement à l'huméro-sterno-mastoïdien.

Terminaison.   Enfin, parvenu à la partie supérieure de l'épaule, il se termine par de nombreux filets dans la substance du muscle dorso-acromien ou trapèze dorsal.

Fonctions.

La 11e paire, que Ch. Bell considérait comme le *nerf respiratoire supérieur du tronc,* est un nerf mixte ; ses racines cervicales sont motrices ; la 1re paire lui donne des filets sensitifs ; ses racines bulbaires, nées des corps restiformes, sont à la fois sensitives et motrices.

Par la branche qu'il cède au pneumo-gastrique, l'accessoire de Willis est moteur et sensitif, mais principalement moteur pour les muscles du pharynx et du larynx ; par sa branche propre ou *cervicale,* il est exclusivement moteur pour certains muscles de l'encolure, tels que le sterno-maxillaire, l'huméro-sterno-mastoïdien et le trapèze dorsal.

DOUZIÈME PAIRE.

Nerf hypo-glosse.

Extrémité centrale.   La *douzième paire* se détache du sillon qui sépare les pyramides inférieures des corps olivaires par une série de dix ou douze filets, qui, situés en arrière de ceux de la 10e paire et au-dessous des racines bulbaires de l'accessoire de Willis, s'étendent sur les côtés du bulbe crânien de la moelle, jusqu'à l'origine de la 1re paire cervicale.

Ces racines se rassemblent en deux ou trois petits faisceaux qui, après avoir percé isolément la dure-mère, se réunissent en un seul cordon qui sort du crâne par le trou condylien.

Direction. Trajet.   Dirigé en bas et en avant, le nerf hypo-glosse traverse obliquement la région gutturale, pénètre dans l'espace

inter-maxillaire et parvient à la langue, où il se ter- Volume.
mine.

Il est d'autant plus gros que la langue est plus mobile
et plus extensible ; aussi le rencontre-t-on proportionnellement plus développé dans les carnassiers que chez
les rongeurs et les herbivores.

A sa sortie du crâne, il est situé près de l'artère occi- Rapports.
pitale, et répond, *en dedans,* à la poche gutturale, au
pneumo-gastrique, au sympathique, etc.; *en dehors,* il
est recouvert par les muscles stylo-hyoïdien et digastrique, puis par la section postérieure de la glande maxillaire et par la carotide externe.

En quittant la région gutturale, le nerf hypo-glosse
entre dans l'espace intra-maxillaire et se place sur le
côté du pharynx. Dans ce nouveau trajet, il répond en
dehors à la glande maxillaire, et s'avance parallèlement
au bord inférieur de la grande branche hyoïdienne, du
nerf glosso-pharyngien et de l'artère glosso-faciale.

Il passe ensuite au bord inférieur, puis en dedans du
muscle kérato-glosse, et s'engage dans la base de la
langue avec le nerf lingual, qu'il laisse bientôt en dehors
pour s'enfoncer dans la masse musculeuse, et avec les
vaisseaux, plus profondément et plus près de la ligne
médiane.

Le nerf hypo-glosse, en traversant la région guttu- Anastomoses.
rale, donne quelques divisions au pneumo-gastrique, et
reçoit un ou deux filets du ganglion cervical supérieur.

Il fournit aussi un rameau très-fin qui s'unit aux divisions laryngées de la 1re paire cervicale.

Dans son trajet intra-maxillaire, il envoie un filet
anastomotique au nerf mylo-hyoïdien, et des divisions
aux muscles de l'hyoïde et du pharynx.

21

Divisions ter-
minales.

Enfin, parvenu daus la substance de la langue, il donne
en tous sens de nombreux filets ; plusieurs s'anastomosent avec le lingual, d'autres suivent les vaisseaux sanguins, et tous, en définitive, se distribuent en filaments
très-fins aux muscles de la langue, dont ils animent la
contractilité.

NERFS SPINAUX.

—

CARACTÈRES GÉNÉRAUX.

Les nerfs *spinaux* ou *rachidiens* sont régulièrement disposés par paires sur les côtés de la moelle épinière dont ils procèdent. — Disposition générale.

Ils sortent du canal rachidien par les trous de conjugaison ou intervertébraux ; aussi leur nombre est-il subordonné chez les différents animaux à celui des pièces qui composent la colonne vertébro-sacrée. — Nombre.

Tous sont annexés à la moelle par deux ordres de racines : les unes supérieures, *ganglionnaires* et sensitives, les autres inférieures, non ganglionnaires et motrices. — Mode d'origine.

Au niveau du trou de conjugaison et immédiatement après le ganglion des filets supérieurs, les racines des deux ordres se réunissent en un seul cordon qui se partage en deux branches *mixtes,* c'est-à-dire possédant à la fois la faculté sensitive et la propriété motrice : la *branche supérieure* se distribue à la peau et aux muscles des régions sus-rachidiennes ; la *branche inférieure,* plus forte, se distribue également à la peau et aux muscles de la partie sous-rachidienne du corps. — Branches. Leur distribution.

Les cordons superficiels tant supérieurs qu'inférieurs de ces branches nerveuses forment généralement sous la peau des arcades ou des anses transverses. — Arcades superficielles.

Presque toutes les paires spinales, excepté celles de la région dorsale s'anastomosent par un rameau qui se porte obliquement de leur branche inférieure à la suivante du même côté. — Anastomoses.

Communication avec le grand sympathique.

Enfin, par cette même branche inférieure tous les nerfs rachidiens communiquent de chaque côté au moyen d'un ou deux filets avec la chaîne ganglionnaire du grand sympathique.

Division.
Nomenclature.

Les paires spinales sont divisées par groupes correspondants aux régions du rachis et portent les noms de : nerfs *cervicaux,* nerfs *dorsaux,* nerfs *lombaires,* nerfs *sacrés* et nerfs *coccygiens.*

Méthode descriptive.

Dans chaque région, ces nerfs présentent :

1° Des *caractères communs,* 2° des *caractères particuliers.*

NERFS CERVICAUX.

Caractères communs.

Nombre.

Les *paires cervicales* sont au nombre de huit chez tous les mammifères domestiques [1].

Branches supérieures.
Distribution.

Les *branches supérieures* de ces nerfs se distribuent aux muscles et à la peau de la région supérieure ou cervicale proprement dite de l'encolure.

Anastamoses.

Au moyen de leurs divisions superficielles, toutes, excepté celle de la 1ʳᵉ paire, s'anastomosent avec le cordon cervical du nerf accessoire de Willis dont elles croisent la direction.

Branches inférieures.
Distribution.

Les *branches inférieures* se divisent à la peau de la région trachélienne, et leurs rameaux tant superficiels que profonds, se ramifient dans les muscles de cette partie.

Anastomoses.

Par leur branche inférieure, toutes les paires cervicales, excepté la 1ʳᵉ, fournissent des divisions superfi-

---

[1] Dans cette région, il y a huit paires nerveuses pour sept vertèbres, parce que la 1ʳᵉ paire sort par un trou particulier de l'atlas; la 2ᵉ entre l'atlas et l'axis, et ainsi de suite jusqu'à la 8ᵉ qui passe entre la dernière vertèbre cervicale et la première dorsale.

cielles qui croisent le filet trachélien du nerf facial, le renforcent et forment des anses sous-cutanées au devant du cou.

Toutes aussi, sauf la 1re, donnent, en sortant du canal rachidien, un rameau qui descend sur le côté de la vertèbre suivante et se réunit à la paire postérieure.

Communication entre elles.

Enfin, cette même branche inférieure, pour toutes les paires cervicales, à l'exception des deux 1res et de la 8e, envoie profondément un filet destiné à former un cordon commun qui, en suivant l'artère vertébrale dans le canal trachélien, se rend à l'entrée de la poitrine et aboutit au ganglion cervical inférieur du grand sympathique.

Communication avec le grand sympathique.

Caractères particuliers.

1re PAIRE. — Elle sort du canal rachidien par un double trou pratiqué de chaque côté de l'atlas : le trou supérieur livre passage à la *branche supérieure* du nerf ; l'inférieur s'ouvre sous la base de l'aile atloïdienne et donne issue à la *branche inférieure,* moins forte et plus rameuse que la supérieure.

Indépendamment de ses divisions musculaires, dont quelques-unes se prolongent en bas sur les muscles sterno-maxillaire et sous-scapulo-hyoïdien, cette *branche inférieure* fournit : 1° des rameaux à la partie postérieure du pharynx, au larynx et au corps thyroïde ; 2° un ou deux filets anastomotiques au nerf hypo-glosse et au ganglion cervical supérieur du grand sympathique ; 3° enfin, des divisions qui s'unissent à l'*anse atloïdienne* de la 2e paire : c'est un cordon qui se contourne de dedans en dehors entre le bord postérieur de la parotide et le tendon commun d'insertion atloïdienne des muscles splénius et mastoïdo-huméral ; devenu superficiel, il monte en suivant le bord de l'aile de l'atlas jusqu'à la partie in-

Branche inférieure.

Anse atloïdienne.

férieure et postérieure de la conque ; là, en s'anastomosant avec le nerf auriculaire postérieur du facial, il con-

Plexus auri-
culaire posté-
rieur.
court à former le *plexus auriculaire postérieur* dont
les divisions se distribuent à la peau et aux muscles de
la région supérieure de la tête.

2ᵉ PAIRE. — Par sa *branche supérieure,* elle donne,
outre les divisions communes, un long rameau qui s'enfonce sous le grand complexus et va concourir à former

Plexus cervi-
cal profond.
le *plexus cervical profond,* réseau nerveux situé au niveau de la 3ᵉ vertèbre cervicale et compris entre la lame
du ligament sus-épineux cervical et la face interne du
muscle grand complexus.

Branche in-
férieure.
Distribution.
Sa *branche inférieure* fournit : 1° plusieurs rameaux
profonds et superficiels dans les régions gutturale et
sous-laryngienne ; 2° des divisions anastomotiques avec
celles que le nerf spinal envoie au muscle sterno-maxillaire ; 3° le cordon qui constitue l'*anse atloïdienne;*
4° des rameaux qui concourent, avec quelques filets de
la 1ʳᵉ paire et surtout avec le nerf accessoire de Willis

Plexus cervi-
c l superficiel.
et la 3ᵉ paire, à constituer le *plexus cervical superficiel,*
situé en bas de l'axis et recouvert par la partie supérieure
du muscle huméro-sterno-mastoïdien très-mince en cet
endroit : de ce plexus émanent des divisions sous-cutanées, longues et flexueuses qui se portent sur le côté et
jusqu'à la partie antérieure du cou.

3ᵉ PAIRE. — Un fort rameau de la *branche supérieure* se rend au plexus cervical profond.

La *branche inférieure* concourt à former le plexus
cervical superficiel.

4° et 5° PAIRES. — La *branche supérieure* envoie
des divisions au plexus cervical profond.

La *branche inférieure* n'offre rien de particulier, si
ce n'est que celle de la 5° paire détache un filet long et

très-fin qui descend sur le muscle scalène jusqu'à l'origine du nerf diaphragmatique.

6e PAIRE. — Un rameau de la *branche inférieure* descend à la surface du muscle scalène et s'unit à un fort cordon de la 7e paire pour constituer le *nerf diaphragmatique* qui sera examiné plus loin.

Origine du nerf diaphragmatique.

7e PAIRE. — Outre ses dispositions communes, ses divisions musculaires, son cordon pour le nerf diaphragmatique, etc., elle détache de sa *branche inférieure* des rameaux qui concourent à la formation du *plexus brachial* dont la disposition et les divisions seront étudiées à part.

Elle est remarquable aussi par son volume plus considérable que celui des paires précédentes.

8e PAIRE. — Plus volumineuse encore que la 7e paire, elle fournit par sa *branche inférieure* une grande partie des cordons constituant le *plexus brachial,* et elle communique au moyen d'un gros rameau avec le ganglion cervical inférieur du grand sympathique.

Plexus brachial.

Résumé.

A part les dispositions communes qu'il est inutile de retracer, les nerfs cervicaux présentent les détails suivants :

L'*anse atloïdienne* qui se rend au plexus auriculaire postérieure appartient à la 1re et surtout à la 2e paire.

Le *plexus cervical superficiel* est principalement constitué par la 2e et la 3e paires, ainsi que par le nerf accessoire de Willis.

Le *plexus cervical profond* est formé par la branche supérieure des 2e, 3e, 4e et 5e paires.

Le nerf *diaphragmatique* est principalement fourni par les 6e et 7e paires.

Le *plexus brachial* est en grande partie formé par la 7ᵉ et la 8ᵉ paires auxquelles s'adjoignent de forts rameaux des deux premières paires dorsales.

Enfin, tous ces nerfs cervicaux communiquent avec le *grand sympathique :* les deux 1ʳᵉˢ paires isolément par des filets échangés avec le ganglion cervical supérieur; les cinq paires suivantes par un cordon trachélien qui leur est commun et qui se rend au ganglion cervical inférieur; et la 8ᵉ paire par un rameau particulier qu'elle envoie à ce même ganglion.

Nerf diaphragmatique.

Origine. Formé par un cordon de la 6ᵉ et de la 7ᵉ paires cervicales et par un filet très-fin de la 5ᵉ, le *nerf diaphragmatique* descend à la surface du muscle scalène auquel il donne quelques divisions très-ténues.

Trajet. Il pénètre ensuite dans le thorax, reçoit un ou deux filets du grand sympathique, et se prolonge entre les deux lames médiastines jusqu'au diaphragme où il se termine.

Rapports. *A droite,* le nerf diaphragmatique longe d'abord la veine cave antérieure; *à gauche,* il suit le bord du tronc brachial correspondant et de l'aorte antérieure; puis, à droite comme à gauche, il passe, à la surface du péricarde, sur le côté de la base du cœur. Après avoir passé sous la racine du poumon, les deux nerfs diaphragmatiques longent le bord inférieur de la veine cave postérieure et parviennent ainsi au centre aponévrotique du diaphragme.

Divisions terminales. En arrivant à cette partie, ils se divisent en filets nombreux qui, dirigés en tous sens entre la plèvre et le muscle, gagnent la partie charnue périphérique où ils se distribuent.

Parmi ces rameaux, les supérieurs, plus forts montent dans les piliers du diaphragme et s'anastomosent avec des filets du grand sympathique qui accompagnent les divisions des artères diaphragmatiques supérieures.

NERFS DORSAUX.

Caractères communs.

Les *paires dorsales,* généralement moins fortes que les cervicales, sont au nombre de 18 chez les *solipèdes,* de 13 chez les *didactyles* et les *carnivores* domestiques, et de 14 dans le *porc.*

Volume.
Nombre.

Elles sortent toutes du canal rachidien par les trous de conjugaison de la colonne dorsale. Chez les animaux dont les trous intervertébraux sont doubles, comme les *didactyles* et le *porc,* et même chez le *cheval* pour les dernières vertèbres, la branche supérieure sort isolément par le trou antérieur, tandis que la branche inférieure passe par le véritable trou de conjugaison. Assez souvent, chez les solipèdes, le trou antérieur est une échancrure vertébrale complétée en arrière par un faisceau fibreux.

Mode de sortie.

Les *branches supérieures* des nerfs dorsaux se distribuent à la peau du dos, ainsi qu'aux muscles qui occupent les gouttières vertébro-costales et principalement à l'ilio-spinal.

Branches supérieures.
Distribution.

Les *branches inférieures* ou *intercostales* sont destinées aux muscles et à la peau du thorax, ainsi que des parois abdominales antérieures.

Branches inférieures
Distribution.

En sortant du canal rachidien, chacune d'elles communique par deux filets avec le ganglion intercostal correspondant du grand sympathique.

Filets au grand sympathique.

Contrairement à ce qui existe dans les autres régions,

Pas de com-
munication en-
tre elles.

elles n'envoient pas, sur le côté des vertèbres, une branche anastomotique à la paire suivante.

Disposition
des nerfs inter-
costaux.

Ces branches inférieures, devenues *intercostales,* sont
d'abord comprises entre la plèvre et le muscle intercostal interne, puis entre les deux muscles intercostaux avec

Trajet.
Rapports.

l'artère et la veine correspondantes. Elles suivent la scissure creusée au bord postérieur de la côte qui est en
avant et descendent jusque vers le tiers ou le quart inférieur de la longueur des arcs costaux, où elles se parta-

Divisions.
Distribution
terminale.

gent en deux rameaux : l'un, *interne,* qui prolonge le
nerf dans l'espace intercostal et jusqu'aux muscles de la
face supérieure du sternum ou de la section inférieure
et antérieure de l'abdomen ; l'autre, *externe,* qui est destiné aux muscles de la région inférieure du thorax et à
la peau de cette partie ainsi qu'à celle de l'abdomen.

Dans leur trajet, les nerfs intercostaux donnent des
filets aux muscles intercostaux ; en outre, ils émettent,
en dehors et à différentes hauteurs, des divisions nombreuses et fortes, surtout entre les premières côtes ; ces
rameaux perforants se dirigent en arrière et se distribuent aux muscles ainsi qu'à la peau des parties latérales
du thorax.

Caractères particuliers [1].

1ʳᵉ PAIRE. — Elle est la plus volumineuse.

Sa *branche inférieure* est presque entièrement desti-

Plexus bra-
chial.

née à la constitution du *plexus brachial.* Elle envoie un
gros cordon au ganglion cervical inférieur du sympathique.

Sa division *intercostale* est un filet grêle qui s'épuise

---

[1] Les *branches supérieures* offrant toutes la même disposition essentielle, il n'est question ici que des *branches inférieures,*

vers le milieu de la longueur du premier espace intercostal.

2ᵉ PAIRE. — Moins forte que la 1ʳᵉ, elle concourt à la
formation du *plexus brachial* et donne au ganglion cervical inférieur un rameau tantôt isolé, tantôt réuni à celui
de la 1ʳᵉ paire.

Sa division *intercostale,* bien développée, fournit de
gros rameaux perforants ou thoraciques externes.

3ᵉ, 4ᵉ, 5ᵉ, 6ᵉ, 7ᵉ et 8ᵉ PAIRES. — Les six paires dorsales
qui suivent les deux premières, donnent inférieurement
de fortes divisions aux muscles grand pectoral, sterno-
pubien, etc. [1].

Les rameaux superficiels qui, à diverses hauteurs,
passent entre les côtes et se distribuent sur les parois du
thorax, communiquent à la peau une sensibilité très-
marquée en arrière de l'épaule et du coude.

Rameaux thoraciques externes.

Dans les espèces multipares, la paire de mamelles
pectorales reçoit des divisions nerveuses fournies inférieurement par les trois ou quatre premières de ces branches intercostales.

Divisions mammaires.

9ᵉ PAIRE ET SUIVANTES. — Les dix derniers nerfs intercostaux correspondent aux côtes asternales [2].

Dans leur trajet, ils émettent en dehors de forts rameaux pour les muscles et la peau qui recouvrent les
parties latérales et postérieures du thorax.

Inférieurement, après avoir franchi le cercle cartilagineux des côtes, ces nerfs se prolongent dans les parois
de l'abdomen, sous forme de cordons aplatis qui suivent

*Branches ab-
dominales.*

---

[1] Les branches nerveuses qui correspondent aux côtes sternales,
sont au nombre de 8 dans les *didactyles,* comme chez le cheval, de
7 dans le *porc,* et de 9 chez les *tétradactyles irréguliers.*

[2] Ces nerfs sont au nombre de 5 chez les *didactyles,* de 7 chez le
porc, et de 4 chez les *tétradactyles irréguliers.*

la face externe du muscle lombo-abdominal et se dirigent transversalement vers la ligne médiane. Ils fournissent de nombreuses divisions : les unes se distribuent aux muscles transverse, droit et obliques de l'abdomen ; les autres percent les aponévroses de ces deux derniers muscles ainsi que la tunique abdominale et se terminent à la peau.

Divisions mammaires. Dans les espèces multipares, la 1re et la 2e paires de mamelles abdominales reçoivent des rameaux de ces branches nerveuses.

Enfin, la *dernière paire* dorsale, qui passe entre la dernière vertèbre du dos et la première lombaire, envoie, près de son origine, une branche de communication à la première paire lombaire ; puis elle se divise dans la partie charnue du petit oblique de l'abdomen.

NERFS LOMBAIRES.

Caractères communs.

Nombre. Les *paires lombaires* sont au nombre de 6 dans les *solipèdes,* excepté chez l'*âne* qui n'en présente que 5 ; de 6 dans les *didactyles* et de 7 chez les *tétradactyles* réguliers et irréguliers.

Comme dans la section postérieure du dos, leurs deux branches sortent isolément du canal rachidien et l'inférieure occupe le trou intervertébral proprement dit. Cette disposition existe aussi chez les *didactyles* et le *porc.*

Volume. Les nerfs lombaires sont d'un volume graduellement croissant de la première paire à la dernière.

Distribution des branches. Les *branches supérieures* se divisent aux muscles et à la peau de la région sus-lombaire.

Les *branches inférieures* fournissent des rameaux

. profonds aux muscles psoas ou sous-lombaires, puis des divisions externes qui se prolongent jusque dans la région prépubienne, en donnant des ramifications aux muscles du flanc, à l'ilio-aponévrotique, etc., ainsi qu'à la peau qui recouvre ces parties, et à la section antérieure du fourreau.

Toutes ces branches inférieures donnent, près du rachis, un ou deux filets de communication aux ganglions lombaires du grand sympathique.

Communication avec le sympathique.

Enfin, chacune d'elles envoie à celle qui la suit un rameau anastomotique.

Communication entre elles.

Caractères particuliers.

La 1re *paire* sort entre la première et la dernière vertèbres lombaires; la 6e *paire* passe entre la dernière vertèbre des lombes et le sacrum.

Toutes les *branches supérieures* sont analogues, aussi les *branches inférieures* méritent-elles seules d'être examinées en particulier.

La 2e et la 3e *paires* fournissent, chez le mâle, un rameau qui descend à la surface du muscle *crémaster* et lui donne des filets qui animent sa contractilité.

Branches inférieures.
Rameau du crémaster.

Ce rameau est représenté chez les femelles par une ou deux fortes divisions qui se rendent aux mamelles et, dans les espèces multipares, aux deux dernières paires de mamelles abdominales, ainsi qu'à la paire inguinale.

Rameaux mammaires.

La 3e et la 4e *paires* donnent en commun un fort cordon *rotulien,* qui descend à la face interne du muscle ilio-aponévrotique et parvient au devant et en dedans de la rotule, où il se termine par des divisions musculaires, aponévrotiques et cutanées.

Cordon rotulien.

Enfin, les 4e, 5e et 6e *paires* concourent à former le *plexus lombo-sacré* dont les divisions seront plus loin l'objet d'une description spéciale.

NERFS SACRÉS.

Caractères communs.

Nombre. Les *paires sacrées* sont au nombre de **5** dans les *solipèdes* et les *didactyles*, de 4 chez le *porc*, et de 3 dans le *chien* et le *chat*.

Volume. Leur volume est graduellement décroissant de la première à la dernière qui passe entre le sacrum et le premier os coccygien.

Branches supérieures. Les *branches supérieures* sortent par les trous sus-sacrés, se ramifient dans les muscles de la croupe et se distribuent à la peau de cette région.

Branches inférieures. Les *branches inférieures* passent par les trous sous-sacrés, communiquent avec le cordon du sympathique et descendent soit en dedans soit en dehors du ligament sacro-ischiatique.

Communications réciproques. Dans ce trajet, chaque branche envoie un rameau de communication à celle qui la suit.

Caractères particuliers.

Les *trois premières paires,* fortes et aplaties, concourent par leur branche inférieure à la formation du **Plexus sacré.** *plexus lombo-sacré.*

Les *deux dernières paires* fournissent différents rameaux : les uns se distribuent aux organes pelviens, tels que la vessie, l'urèthre, les prostates, etc.; les autres se divisent aux muscles fessiers qui les recouvrent, à la peau de la région ischiale, à l'anus, au périnée, à la vulve, etc.

NERFS COCCYGIENS.

Les *nerfs coccygiens* sont constitués par des cordons qui appartiennent aux dernières paires sacrées, se prolongent dans le canal rachidien et viennent sortir entre les premières pièces du coccyx. Origine.
Disposition.

Au nombre de 3 ou 4 de chaque côté, ils décroissent de volume du premier au dernier. Nombre.
Volume.

Le *premier* est renforcé par un fort rameau de la dernière paire lombaire.

Par leurs branches tant *supérieures* qu'*inférieures*, ces nerfs, très-obliquement dirigés en arrière se réunissent et forment des cordons qui se prolongent jusqu'au bout de la queue, près des vaisseaux sanguins et entre les muscles coccygiens auxquels ils donnent des divisions de distance en distance ; ils envoient aussi des rameaux à la peau qui enveloppe la queue. Distribution
des branches.

Divisions.

Enfin, par le double cordon nerveux que forment les branches inférieures à la partie inférieure et médiane de la queue, il y a communication entre les nerfs coccygiens et un filet très-grêle du grand sympathique. Communi-
cation avec le
sympathique.

PLEXUS BRACHIAL.

Le *plexus brachial* résulte de la réunion des gros cordons fournis par les deux dernières paires cervicales et par les deux premières dorsales, auxquelles s'adjoint un rameau du ganglion cervical inférieur du grand sympathique. Définition.

Situé au niveau de la tête de la première côte, ce faisceau considérable se dirige en dehors, passe entre les deux branches du muscle scalène et se porte en bas et en arrière entre l'épaule et le thorax. Situation.

Rapports.

Dans cette région, il est entouré d'un tissu celluleux très-abondant, et répond en avant et en bas aux troncs brachiaux artériel et veineux correspondants; il est contigu, en dedans, au grand dentelé de l'épaule et, en dehors, aux muscles de la face scapulaire interne, ainsi qu'à l'articulation scapulo-humérale [1].

Divisions.

Du plexus brachial procèdent : 1° les *nerfs de l'épaule;* 2° les *nerfs du bras,* dont les principales branches sont prolongées par les nerfs propres aux régions inférieures du membre thoracique.

NERFS DE L'ÉPAULE.

Les *nerfs de l'épaule* peuvent être distingués en : nerf *scapulaire antérieur* et nerfs *scapulaires internes* ou *postérieurs.*

NERF SCAPULAIRE ANTÉRIEUR.

Situation.
Direction.

Le nerf *scapulaire antérieur* est un gros cordon qui se dirige en avant et s'enfonce, avec les vaisseaux du même nom, dans l'interstice compris entre les bords des muscles sous-scapulaire et sus-épineux; puis il contourne de dedans en dehors le col du scapulum à deux travers de doigt au-dessus de l'apophyse coracoïde et se distribue dans les fosses sus-scapulaires en fournissant des divisions au périoste et à l'os, aux muscles sus et sous-épineux, ainsi qu'à la peau qui les recouvre.

Divisions.

NERFS SCAPULAIRES INTERNES OU POSTÉRIEURS.

Nombre.
Distribution.

Les nerfs *scapulaires postérieurs* sont constitués par plusieurs rameaux : les uns, courts, se divisent dans les

---

[1] On peut facilement examiner la disposition et les rapports du *plexus brachial*, entre le thorax et l'épaule, si on le dissèque après avoir incisé les muscles pectoraux, et fortement écarté les membres antérieurs.

muscles sous-scapulaire, adducteur du bras, grand dentelé de l'épaule, etc. ; les autres, plus longs, se dirigent
en arrière et en haut et fournissent des filets aux muscles
long et gros extenseurs de l'avant-bras, au grand dorsal, etc.

Il y a aussi un cordon *circonflexe postérieur* qui se **Rameau cir-**
conflexe posté-
contourne de dedans en dehors à la face postérieure de **rieur.**
l'articulation scapulo-humérale et gagne le côté externe
du bras ; il donne des divisions à l'articulation, aux muscles huméro-radial, gros extenseur de l'avant-bras, sca-
pulo-huméral grêle et aux abducteurs du bras, puis au
mastoïdo-huméral, au sous-cutané du bras et à la peau
de cette région.

Enfin, d'autres rameaux se prolongent en arrière sur
les parois du thorax et concourent à former les nerfs
thoraco-musculaires qui représentent assez exactement, au moins en partie, les nerfs *axillaires* de l'homme
et des animaux claviculés.

NERFS THORACO-MUSCULAIRES.

Les nerfs *thoraco-musculaires* procèdent les uns des **Origine.**
rameaux scapulaires postérieurs, les autres directement
du plexus brachial.

Au nombre de cinq à six, de longueur et de force **Nombre.**
Direction.
inégales, ils se dirigent en arrière et se distribuent prin- **Distribution.**
cipalement aux muscles rhomboïde, grand dentelé de
l'épaule, grand dorsal, grand pectoral, sous-cutané du
thorax et à la peau des parois thoraciques.

L'un d'eux suit le bord supérieur de la veine sous-cutanée thoracique. Un autre descend et va se diviser à la
peau du coude.

22

NERFS DU BRAS.

Les *nerfs du bras,* accolés à l'artère et à la veine humérales, sont d'abord réunis en un seul faisceau, puis ils se séparent. Ils sont au nombre de trois : 1° l'*huméral antérieur* ; 2° l'*huméral postérieur;* 3° l'*huméral moyen.*

NERF HUMÉRAL ANTÉRIEUR.

Situation. Rapports. Le nerf *huméral antérieur,* division la plus considérable du plexus brachial, descend, à la face interne du bras et au bord antérieur de l'artère humérale, jusqu'au niveau de l'articulation du coude.

Divisions. Dans son trajet, il fournit successivement :

1° En avant et vers le quart supérieur de l'humérus, **Rameau musculaire antérieur du bras.** un rameau *musculaire antérieur,* satellite d'une artère et d'une veine analogues, et destiné aux muscles coraco-huméral et radial, grand et petit pectoral, mastoïdo-huméral, etc.

2° Plus bas et en arrière, une division *musculaire* postérieure peu importante.

3° Un peu au-dessus du condyle huméral, il détache en avant le nerf *radial antérieur,* analogue à l'artère et à la veine du même nom.

4° Il fournit encore quelques filets pour l'origine des muscles radiaux antérieurs, pour l'articulation du coude, etc.

Terminaison. Enfin, il descend au côté interne de la jointure huméro-radiale, et prend le nom de nerf *radial interne.*

NERF HUMÉRAL POSTÉRIEUR.

Situation. Direction. Rapports. Le nerf *huméral postérieur* est un gros cordon cylindroïde qui descend, en dehors de la veine humérale, jusque vers le milieu du bras, où il se contourne de de-

dans en dehors, entre la face postérieure de l'huméro-
radial et les muscles olécrâniens ; puis, obliquement dirigé en bas et en avant, sous le muscle huméro-olécrânien externe, il gagne la face antérieure du radius, où il
se termine par des divisions qui se prolongent jusqu'en
bas de l'avant-bras.

Dans son trajet, il donne :

1° En arrière de l'humérus, une grosse branche *mus-*
culaire postérieure destinée aux muscles olécrâniens et
principalement au gros extenseur de l'avant-bras.

Branche mus-
culaire posté-
rieure du bras.

2° Des rameaux musculaires aux extenseurs profond
et externe de l'avant-bras, à l'huméro-radial, aux radiaux antérieurs, à l'épitrochlo-sus-carpien, etc.

Les divisions terminales du nerf huméral postérieur
sont les unes *superficielles*, les autres *profondes* :

Divisions ter
minales.

(a) Les *premières* descendent à la surface antérieure
et sur les côtés de l'avant-bras, et se distribuent à la
peau ; l'une d'elles accompagne, avec une petite branche
artérielle, la veine sous-cutanée interne, et correspond
au nerf saphène.

(b) Les divisions *profondes* s'anastomosent avec celles
du nerf radial antérieur et se ramifient dans les muscles
qui les recouvrent ; deux ou trois filets descendent jusque sur la face antérieure du carpe et du métacarpe.

NERF HUMÉRAL MOYEN.

Le nerf *huméral moyen*, moins volumineux que les
deux autres, est d'abord accolé à l'huméral postérieur,
en dehors de la veine humérale, puis il descend en arrière de ce vaisseau, qu'il abandonne bientôt pour gagner
la face interne du coude, dont il constitue le nerf *colla-*
téral interne.

Situation.
Rapports.

Nerf collaté-
ral interne du
coude.

Accompagné par l'artère et la veine correspondantes,

Trajet.

il est recouvert en dedans par la portion élargie du muscle long extenseur de l'avant-bras, et répond en dehors à l'huméro-olécrânien interne.

Divisions.   Il fournit des divisions à ces deux muscles, au sterno-aponévrotique, à l'articulation du coude, à la peau, etc.

Terminaison.   Enfin, il se termine en constituant le nerf *cubital* qui le prolonge.

NERFS DE L'AVANT-BRAS.

Les *nerfs de l'avant-bras* sont au nombre de trois : 1° le *radial antérieur ;* 2° le *radial interne ;* 3° le *cubital* ou *radial postérieur.*

NERF RADIAL ANTÉRIEUR.

Trajet. Rapports.   Le nerf *radial antérieur,* branche de l'huméral antérieur, descend, avec les vaisseaux correspondants, au devant de l'articulation du coude, en passant sous le muscle coraco-radial ; il arrive ainsi à la partie supérieure du radius où il est recouvert par les muscles radiaux antérieurs, auxquels il donne de nombreuses divisions, ainsi qu'à l'insertion des fléchisseurs de l'avant-bras, à l'articulation et à la peau.

Divisions.

Rameau anastomotique de l'arcade radio-cubitale.   En outre, après s'être anastomosé avec des rameaux de l'huméral postérieur, il fournit en arrière et presque transversalement sur le radius un cordon [qui se contourne dans l'arcade radio-cubitale pour s'unir à une semblable division circonflexe du nerf radial interne.

NERF RADIAL INTERNE.

Trajet. Rapports.   Le nerf *radial interne,* continuation de l'huméral antérieur, est situé en arrière du bord interne du radius, sous le muscle épicondylo-métacarpien, avec l'artère

radiale interne qui est en avant, et les deux veines correspondantes entre lesquelles il est compris.

Ce gros cordon nerveux fournit en haut un rameau
circonflexe qui gagne de dedans en dehors l'arcade ra-
dio - cubitale pour s'anastomoser avec le radial antérieur.

Dans son trajet, il donne de fortes divisions postérieures pour les muscles fléchisseurs du métacarpe et
des phalanges, puis des filets superficiels pour la peau
de la face interne de l'avant-bras.

A trois ou quatre travers de doigt au-dessus du carpe,
le radial interne envoie obliquement en bas et en arrière
une branche qui passe sous le tendon d'insertion du
muscle épicondylo-sus-carpien, et s'unit au nerf cubital
pour donner naissance au cordon collatéral externe du
métacarpe.

Il fournit encore, dans le reste de son trajet, des divisions musculaires, des rameaux articulaires au carpe, et
il parvient dans la gaîne carpienne, où il est proongé
par le nerf collatéral interne du métacarpe.

NERF CUBITAL

Cubito-cutané ou radial postérieur.

Le nerf *cubital* fait suite au cordon collatéral interne
du coude, et descend, avec l'artère et la veine corre-pon-
dantes, à la partie supérieure de l'avant-bras ; ce nerf,
d'un faible volume, est situé presque superficiellement
entre les muscles fléchisseurs externe et oblique du métacarpe.

Après avoir donné, en haut de l'avant-bras, des divisions à l'insertion des muscles olécrâniens, à l'articulation du coude et à la peau de cette région, ce nerf fournit,
dans son trajet, des rameaux profonds pour les muscles

radiaux postérieurs, et des filets superficiels qui percent l'enveloppe aponévrotique de l'avant-bras, et se distribuent à la peau de la face postérieure de cette région.

Branche superficielle. A environ quatre travers de doigt au-dessus du carpe, il détache en arrière une branche superficielle qui se contourne en dehors et en bas sur le tendon de l'épitrochlo-sus-carpien; puis, elle descend à la face interne et antérieure du carpe, et se termine sur le métacarpe par des filets accolés aux tendons extenseurs des phalanges; elle est principalement destinée à la peau de la face antérieure du carpe et du métacarpe.

Branche terminale. Enfin, le nerf cubital descend, en arrière, de la veine du même nom, vers la partie postérieure et interne du carpe, où il se joint à la branche postérieure du radial interne pour constituer le cordon collatéral externe du métacarpe.

NERFS DU PIED ANTÉRIEUR.

Les *nerfs du pied antérieur* comprennent : 1° ceux du *carpe* et du *métacarpe;* 2° ceux de la *région digitée.*

NERFS DU CARPE ET DU MÉTACARPE.

Nombre. Situation. Au nombre de deux principaux, ils sont situés d'abord au côté interne du carpe, puis de chaque côté du métacarpe, et distingués, dans cette dernière région, en *collatéral externe* et *collatéral interne.*

Origine. A. Le nerf *collatéral externe du métacarpe* est formé par la branche postérieure du radial interne renforcée par le nerf cubital.

Trajet. Rapports. Il descend, en arrière de la veine correspondante, à la partie interne et postérieure de l'os sus-carpien, dans une gaîne fibreuse superficielle; puis, il s'infléchit de dedans en dehors en arrière des tendons fléchisseurs des pha-

langes pour gagner leur bord externe ; il conserve cette
position jusqu'à la partie inférieure du métacarpe, et,
dans ce trajet, il est accolé, avec une petite branche artérielle, au bord postérieur de la veine collatérale externe de la même région.

Il donne des divisions au carpe, aux tendons fléchis- Divisions.
seurs des phalanges, au ligament sésamoïdien supérieur,
aux synoviales tendineuses, au périoste, à l'articulation
du boulet et à la peau de la face externe du métacarpe.

Vers le tiers inférieur de son trajet, il est renforcé par Rameau de renforcement.
un rameau que le nerf collatéral interne lui envoie obli-
quement en arrière des tendons fléchisseurs.

Enfin, un peu au-dessus de l'articulation métacarpo- Terminaison.
phalangienne, il se partage en deux branches qui, d'abord
accolées l'une à l'autre, se séparent ensuite et constituent les branches collatérales externes de la région digitée.

B. Le nerf *collatéral interne du métacarpe,* prolon- Origine. Situation. Rapports.
gement du radial interne, passe dans l'arcade carpienne,
et toujours uni au bord postérieur de l'artère correspondante, il descend au côté interne des tendons fléchisseurs des phalanges jusqu'à la partie inférieure de la
région métacarpienne.

De même que le collatéral externe, il fournit des divi- Divisions.
sions à l'articulation du carpe, aux tendons fléchisseurs,
aux gaînes synoviales, à la peau, etc.

Vers le milieu du métacarpe, il détache en arrière un Rameau au collatéral ex- terne.
rameau superficiel qui, dirigé en dehors et en bas, croise
obliquement les tendons fléchisseurs et va s'unir au cordon
collatéral externe.

Enfin, au-dessus du boulet, il se bifurque exactement Terminaison.
comme le nerf du côté opposé et fournit les deux branches collatérales internes des phalanges.

NERFS DE LA RÉGION DIGITÉE

ou branches collatérales des phalanges.

Origine.
Nombre.
Disposition.

Les *nerfs de la région digitée* prolongent ceux du métacarpe et forment, sur les côtés externe et interne des phalanges, deux branches, l'une *antérieure,* l'autre *postérieure,* exactement disposées de la même manière de chaque côté, et dites *branches collatérales des phalanges* ou *de la région digitée.*

Branche antérieure.

Trajet.
Rapports.

Divisions.

1° La *branche antérieure,* la moins forte, se sépare de la principale, vers la partie supérieure du boulet ; d'abord située à la surface de la veine collatérale des phalanges qu'elle croise obliquement d'arrière en avant, elle descend ensuite au devant de ce vaisseau et se distribue à la face antérieure de la région digitée en fournissant des divisions aux tendons extenseurs, aux articulations, à l'appareil fibreux de cette partie, au périoste et à la peau.

En bas, elle se termine par des filets destinés au bourrelet, au tissu podophylleux, etc.

Branche postérieure.

Situation.
Rapports.

Divisions.

2° La *branche postérieure,* véritable continuation du nerf métacarpien correspondant, conserve les mêmes rapports : elle est située en arrière de l'artère satellite et sur le bord du tendon fléchisseur profond. Il en résulte que, de chaque côté des phalanges, les deux branches nerveuses comprennent entre elles, d'arrière en avant, l'artère et la veine collatérale de la région digitée.

Dans son trajet, la branche nerveuse collatérale postérieure envoie en avant deux ou trois filets de renforcement à la branche antérieure.

En arrière se détache le *rameau du coussinet plantaire,* accompagné de la division artérielle correspondante et destiné non-seulement à la masse adipeuse, dont il porte le nom, mais aussi au tissu villeux sous-corné.

En outre, elle fournit des divisions aux tendons fléchisseurs, aux articulations et aux ligaments qu'elle côtoie, au cartilage latéral de l'os du pied, puis, de nombreux rameaux à la peau, etc.

Parvenue sous la troisième phalange, elle donne encore, en arrière et en bas, de fines ramifications qui se distribuent à l'aponévrose du tendon fléchisseur profond, à la dernière jointure phalangienne, à la substance de l'os, au tissu réticulaire, et au coussinet plantaire.

Enfin, elle se termine en accompagnant la branche terminale antérieure de l'artère correspondante dans le sillon transverse et circonflexe pratiqué sur le côté de la face antérieure de la phalange onguéale. Là, elle s'épuise en divisions pour le tissu feuilleté, pour le bourrelet et pour la dernière phalange.

Terminaison.

DIFFÉRENCES

DES NERFS DES MEMBRES ANTÉRIEURS.

Chez tous les mammifères domestiques, les nerfs des membres antérieurs affectent les mêmes dispositions essentielles dans les rayons supérieurs, tels que l'épaule, le bras et l'avant-bras. Les différences ne se présentent que dans la région du pied ; mais comme elles sont simplement subordonnées au nombre et à la disposition des doigts, il y a encore de grandes analogies entre ce qui existe chez les monodactyles et ce qu'on observe dans les autres quadrupèdes domestiques.

Didactyles.

L'*huméral postérieur* fournit un gros cordon super-

Nerf superfi-
ciel antérieur de
l'avant-bras et
du pied.ficiel qui descend à la surface antérieure de l'avant-bras,
du carpe, du métacarpe et des phalanges.

A l'avant-bras et au carpe, il est au bord externe de la
veine sous-cutanée antérieure; vers le milieu du métacarpe, il passe en arrière de la veine et se place à son
bord interne qu'il suit jusqu'aux phalanges.

**Nerf commun
antérieur des
phalanges.** Un peu au-dessous de la jointure métacarpo-phalangienne, ce cordon, qui prend le nom de nerf *commun
antérieur des phalanges,* se partage en deux branches
accolées à la bifurcation de la veine correspondante et
destinées à la partie la plus antérieure de chaque doigt.
Un rameau s'enfonce dans l'espace interdigité, s'y divise
et s'anastomose avec le nerf commun postérieur.

Le *radial antérieur* fournit un autre rameau sous-
cutané qui suit le côté interne de la veine superficielle
antérieure, et descend ainsi sur l'avant-bras, le carpe et
la partie supérieure du métacarpe.

Le *cubital,* à environ quatre travers de doigt au-dessus du carpe, se divise en deux branches : l'une *interne*
et profonde, l'autre *externe* et superficielle.

(a). La *première* passe en dedans de l'os sus-carpien
et s'enfonce, à la face postérieure de l'os métacarpien,
sous le ligament sésamoïdien supérieur, dans la substance duquel ses divisions se distribuent.

(b). La *seconde* descend au côté externe de l'os sus-
carpien, du métacarpe et du doigt externe.

**N. collatéral
externe du mé-
tacarpe.** Elle constitue d'abord le nerf *collatéral externe du
métacarpe* accolé à la bordure fibreuse de l'os métacarpien; puis, ce petit cordon est renforcé au niveau de
la jointure métacarpo-phalangienne par un rameau du
**N. collatéral
du doigt ex-
terne.** nerf métacarpien principal : de cette réunion résulte la
branche *collatérale du doigt externe,* qui descend, en

arrière de l'artère et de la veine correspondantes, jusque sur la partie postérieure de ce doigt.

Le nerf *radial interne* est prolongé dans l'arcade carpienne par un gros cordon qui descend profondément au côté interne des tendons fléchisseurs et en arrière de l'artère correspondante ; c'est le nerf *principal* ou *collateral interne du métacarpe*. A environ trois travers de doigt au-dessus de la jointure métacarpo-phalangienne, il se contourne obliquement en arrière, en dehors et en bas, pour se placer, avec les vaisseaux satellites, dans le plan médian, à la face postérieure des tendons fléchisseurs.

N. collatéral interne du métacarpe.

A ce niveau, il se partage en trois branches :

1° Une *branche externe* qui passe sous les vaisseaux et va s'unir au cordon collatéral externe du métacarpe pour constituer le rameau *collatéral du doigt externe*.

Cette même branche fournit, près de son origine, un cordon *commun postérieur des phalanges* qui descend en arrière vers l'espace interdigité, au côté externe des vaisseaux correspondants situés dans le plan médian.

N. commun postérieur des phalanges.

2° Une branche interne, plus forte, qui descend sur le côté du doigt interne, en arrière des vaisseaux analogues, et forme le rameau *collatéral du doigt interne*.

N. collatéral du doigt interne.

3° La troisième branche est la continuation du nerf métacarpien principal ; elle suit le côté interne des vaisseaux communs postérieurs et porte le même nom : elle forme donc un second nerf *commun postérieur des phalanges,* qui, avant d'entrer dans l'espace interdigité, se réunit au cordon homologue fourni par la branche externe ; puis, tous deux, ainsi confondus, se distribuent à la face interne des deux doigts, et s'anastomosent avec les divisions du nerf commun antérieur des phalanges.

N. commun postérieur des phalanges.

Résumé. — Analogies.

En conséquence de ce qui précède, la disposition des nerfs est à peu près la même chez les didactyles que dans les solipèdes, à l'*épaule*, au *bras* et à l'*avant-bras*.

En outre, dans cette dernière région, il y a un nerf *sous-cutané antérieur*, fourni par l'huméral postérieur et prolongé jusque sur le devant des deux doigts.

Au *métacarpe*, outre ce même cordon superficiel antérieur, on rencontre, comme chez les monodactyles, deux nerfs : un *métacarpien principal* ou *collatéral interne*, prolongement du radial interne ; et un *collatéral externe*, branche du cubital.

A la *région digitée*, on observe cinq branches nerveuses : 1° le nerf *commun antérieur;* 2° et 3° le nerf *collatéral* de chaque doigt ; 4° et 5° les deux nerfs *communs postérieurs*.

Ici, la disposition est encore analogue à ce que présentent les solipèdes, chez qui la *branche antérieure* des nerfs de la région digitée correspond exactement au *commun antérieur* et aux deux *collatéraux*, et la *branche postérieure* aux deux nerfs *communs postérieurs* des phalanges.

Tétradactyles réguliers.

Le nerf *cubital* est superficiel et d'abord situé au côté interne de l'avant-bras ; vers le milieu de cette région, il gagne la face postérieure.

Au-dessous du carpe, il se partage en deux branches *externes* destinées au métacarpe, l'une *antérieure* et l'autre *postérieure* :

1° La branche *métacarpienne antérieure externe* descend au côté externe du carpe, puis sur la partie antérieure et externe du métacarpe, et parvient au devant des deux doigts externes dont elle constitue le nerf *commun antérieur.*

N. commun antérieur des deux doigts externes.

2° La branche *métacarpienne postérieure externe* passe en dedans de l'os sus-carpien et suit le bord externe des tendons fléchisseurs des phalanges ; puis, formant le nerf *commun postérieur des deux doigts externes,* elle se termine en arrière de ces deux doigts, ainsi que dans l'espace interdigité principal.

N. commun postérieur des deux doigts externes.

Le *radial interne* est prolongé dans l'arcade carpienne par un cordon qui suit le côté interne des tendons fléchisseurs des phalanges et prend le nom de nerf *métacarpien postérieur interne;* vers la partie inférieure du métacarpe, ce cordon se divise en deux branches, l'une *antérieure,* l'autre *postérieure :*

1° La branche *antérieure* est dite *commune antérieure des deux doigts internes :* elle gagne le devant de ces doigts et s'y divise.

N. commun antérieur des deux doigts internes.

2° La branche *postérieure* prolonge le nerf métacarpien interne, et, sous le nom de *commune postérieure des deux doigts internes,* elle descend en arrière de ces doigts, leur fournit des divisions, et se termine dans l'espace interdigité principal avec la branche homologue externe.

N. commun postérieur des deux doigts internes.

Ici encore, il est facile de constater de grandes analogies avec ce qu'on observe dans la région digitée des solipèdes et des didactyles.

Tétradactyles irréguliers.

Dans le *chat,* le nerf *huméral antérieur* passe avec l'artère humérale dans le conduit épi-condylien [1].

---

[1] Voir à ce sujet la note de la page 14.

Le nerf *huméral postérieur,* chez les tétradactyles irréguliers, fournit, sur la face antérieure de l'avant-bras, un fort cordon superficiel qui suit la veine sous-cutanée antérieure, et descend au devant du métacarpe, où, sous le nom de nerf *métacarpien antérieur,* il se divise en *branches dorsales du pied,* puis en *rameaux anté-rieurs des phalanges.*

Le nerf *cubital* est situé entre les muscles radiaux postérieurs, plus profondément que dans les autres animaux. Vers la partie inférieure de l'avant-bras, il donne en dehors un rameau superficiel qui descend au côté externe du métacarpe et va constituer le *nerf propre du doigt externe.*

Le cubital est prolongé dans l'arcade carpienne et à la face postérieure du métacarpe par le nerf *métacarpien postérieur profond,* situé sous les tendons fléchisseurs des phalanges avec la branche artérielle correspondante. Ce cordon nerveux fournit plusieurs rameaux *palmaires* profonds : les uns se divisent aux productions musculeuses situées en arrière des métacarpiens ; les autres passent entre ces os et vont se distribuer à la face antérieure du pied. Enfin, il s'anastomose, vers la naissance des doigts, avec les divisions palmaires superficielles du nerf métacarpien principal.

Le nerf *radial interne* fournit le cordon *métacarpien principal* ou *superficiel postérieur,* qui descend, avec l'artère correspondante, dans l'arcade carpienne superficielle, puis à la face postérieure des tendons fléchisseurs des phalanges.

Après avoir fourni du côté interne le *rameau propre du cinquième doigt,* il se partage comme l'artère satellite en trois *branches palmaires* qui, à l'origine des phalanges, se bifurquent et forment six *rameaux colla-*

téraux des doigts, distribués absolument comme les divisions vasculaires qu'ils accompagnent jusqu'à la dernière phalange et dans les tubercules plantaires. Rameaux collatéraux des doigts.

Cette dernière disposition, analogue pour chaque doigt à ce qu'on observe chez les solipèdes, est à peu près identique à ce qui existe dans la main de l'homme.

—

PLEXUS LOMBO-SACRÉ.

Le *plexus lombo-sacré* est formé par les branches inférieures des trois ou quatre dernières paires lombaires et des trois premières sacrées. En outre, chacune de ces branches, en sortant du canal rachidien, échange un filet de communication avec le ganglion correspondant du grand sympathique. Définition.

Les cordons de ce grand plexus sont principalement destinés aux membres postérieurs, c'est-à-dire à la croupe, à la fesse, à la cuisse, etc. Ils peuvent être divisés en trois sections : 1° une *antérieure* ou *plexus lombaire;* 2° une *postérieure* ou *plexus sacré;* 3° une *intermédiaire* ou *plexus sciatique*. Destination
Division.

PLEXUS LOMBAIRE.

Le *plexus lombaire* donne d'abord aux muscles de la région lombaire inférieure différents rameaux qui portent le nom de nerfs *sous-lombaires*. Nerfs sous-lombaires.

Il fournit ensuite deux forts cordons, qui sont, d'avant en arrière : le *fémoral antérieur* et l'*obturateur*.

NERF FÉMORAL ANTÉRIEUR.

Le nerf *fémoral antérieur,* dirigé obliquement en bas, en arrière et en dehors, passe d'abord à la face su- Situation.
Direction.

Trajet.
Rapports. périeure du muscle psoas du bassin, puis entre le sous-lombo-trochantinien et le long adducteur de la jambe; il gagne ainsi l'extrémité supérieure et interne de la cuisse.

Divisions. Dans cette première portion de son trajet, il fournit : 1° près de son origine, un fort rameau, oblique en arrière et en bas, qui va s'unir au nerf obturateur; 2° des divisions pour les muscles avec lesquels il est en rapport.

Parvenu en haut de la cuisse, il se partage en deux branches : l'une *antérieure*; l'autre *postérieure* ou *interne,* moins forte, mais plus longue :

Branche an-
térieure. 1° La *branche antérieure* s'engage entre le sous-lombo-tibial et le psoas iliaque, puis entre l'ilio-rotulien et le triceps crural, muscles dans lesquels elle se divise et se termine.

Branche pos-
térieure. 2° La *branche postérieure* suit d'abord l'artère fémorale sous le muscle long adducteur de la jambe; puis, à la partie supérieure et interne de la cuisse, elle sort en arrière de ce muscle et devient superficielle.

Avant de quitter l'artère fémorale, elle laisse à ce vaisseau un rameau satellite qui constitue ensuite le filet *médullaire* du fémur, en passant par le trou nourricier de cet os avec la division artérielle correspondante.

En devenant superficielle, la branche postérieure du fémoral antérieur fournit plusieurs petites branches qui descendent sur le plat de la cuisse jusqu'à la partie supérieure et interne de la jambe et se distribuent principalement à la peau.

Nerf saphène. Enfin, elle est prolongée par le *nerf saphène* qui donne aussi des divisions à la peau, en suivant le bord antérieur de l'artère correspondante jusque vers le milieu de la jambe où il se termine.

NERF OBTURATEUR

Sous-pubio-fémoral ou sous-pelvien,

Le nerf *obturateur,* situé au côté interne de l'ilium, se dirige obliquement en bas et en arrière, avec l'artère et la veine correspondantes, et gagne l'ouverture sous-pelvienne.

Situation. Direction.

Rapports.

Dans ce trajet pelvien, il reçoit en haut la branche anastomotique du fémoral antérieur et une autre de la première paire sacrée; puis, il donne des divisions au périoste, au muscle pyramidal du bassin et aux obturateurs.

Anastomoses. Divisions.

Il traverse l'ouverture sous-pelvienne en passant entre les deux muscles obturateurs, et il se partage aussitôt en deux branches, l'une *externe,* l'autre *interne :*

1° La *branche externe* se distribue dans les muscles de la face interne de la cuisse; elle fournit aussi en avant quelques divisions à l'articulation coxo-fémorale.

Branche externe.

2° La *branche interne,* destinée aux organes génitaux *externes,* prend le nom de *honteuse* ou *génitale externe.*

Branche interne ou génitale interne.

Elle fournit : en avant, des rameaux pour le fourreau, les bourses et la tête du pénis; en arrière, des divisions pour le corps caverneux, la peau, etc. Ces dernières forment aussi le *nerf dorsal du pénis,* et se prolongent postérieurement vers le périnée, où elles s'unissent aux branches génitales du plexus sacré.

Nerf dorsal du pénis.

Chez la *femelle,* cette même branche se divise en avant dans les mamelles; en arrière elle se distribue au périnée, à la vulve et au clitoris, avec les nerfs génitaux internes.

Distribution chez la femelle.

23

PLEXUS SACRÉ.

Situation.
Rapports.
Le *plexus sacré* est formé de plusieurs branches aplaties qui communiquent entre elles et descendent les unes en dehors, les autres en dedans du ligament sacro-ischiatique, pour se rendre à leur destination.

Divisions.
Ces branches sont distinguées en trois groupes qui constituent : 1° les nerfs *fessiers antérieurs ;* 2° les nerfs *fessiers postérieurs* ou *ischiatiques ;* 3° les nerfs *génitaux* ou *honteux internes.*

NERFS FESSIERS ANTÉRIEURS.

Les nerfs *fessiers antérieurs* sortent du bassin en perçant le bord supérieur du ligament sacro-ischiatique, qu'ils traversent avec les vaisseaux correspondants, pour se distribuer dans les muscles grand et petit fessiers.

NERFS FESSIERS POSTÉRIEURS,

Ischiatiques ou ischio-musculaires.

Les nerfs *fessiers postérieurs* percent de dedans en dehors le ligament sacro-ischiatique et se divisent dans les muscles de la croupe, ainsi que dans la partie supérieure des ischio-tibiaux.

NERFS GÉNITAUX INTERNES.

Situation.
Direction.
Les nerfs *génitaux* ou *honteux internes* descendent en dedans du ligament sacro-ischiatique et se dirigent en arrière.

Divisions.
Dans le bassin, ils donnent quelques divisions aux organes pelviens et plus particulièrement au col de la vessie, aux vésicules séminales et à l'urèthre, au col de l'utérus et au vagin.

Plus en arrière et au niveau de l'ouverture pelvienne postérieure, ils fournissent des filets à la partie postérieure du rectum et à l'anus.

Enfin, les rameaux les plus longs sortent du bassin et se distribuent à la peau du périnée, à l'urèthre, aux muscles du pénis, dans ses racines et dans le corps caverneux ; ils constituent aussi, de chaque côté des faisceaux suspenseurs de la verge, un *cordon sous pénien* qui se prolonge jusqu'à la tête de l'organe. En outre, ils s'anastomosent avec les divisions génitales externes et concourent ainsi à former le *nerf dorsal* du pénis, qui s'étend jusqu'à l'extrémité antérieure. *Nerf sous-pénien.*

Dans les *femelles,* ces divisions terminales, essentiellement disposées de la même manière, sont destinées surtout à la vulve, au clitoris et au périnée. *Distribution chez les femelles.*

PLEXUS SCIATIQUE.

Le *plexus sciatique,* portion la plus considérable du plexus lombo-sacré, est intermédiaire aux sections lombaire et sacrée qui concourent inégalement à le former ; en effet, la première ne lui donne qu'une branche, tandis que la seconde lui en fournit jusqu'à trois.

De cette réunion résulte un gros cordon aplati, le plus volumineux des nerfs du corps. Ce tronc nerveux, analogue au faisceau des trois nerfs huméraux, est destiné au membre postérieur correspondant et reçoit le nom de *tronc sciatique* ou *crural.*

TRONC SCIATIQUE OU CRURAL.

Le *tronc sciatique* perce le ligament sacro-ischiatique à son bord supérieur, et descend à sa face externe, sous le muscle grand fessier. Dirigé en bas, en arrière et en *Situation. Direction.*

Trajet.
Rapports.
dedans, il passe bientôt en dedans du trochanter, entre le grand et le petit fessiers, et parvient ainsi à la partie postérieure et supérieure de la cuisse, entre les trois muscles ischio-tibiaux et au milieu d'un abondant tissu celluleux.

Terminaison.
Après avoir fourni quelques divisions aux muscles contigus, le tronc sciatique, vers le quart supérieur de la cuisse, se partage en deux branches : l'une est le nerf *petit sciatique;* l'autre, plus forte, constitue le nerf *grand sciatique.*

NERF PETIT SCIATIQUE,

Fémoral externe ou petit fémoro-poplité.

Situation.
Direction.
Le nerf *petit sciatique,* dirigé en bas, en avant et en dehors, est recouvert par le muscle ischio-tibial externe

Trajet.
Rapports.
auquel il donne des divisions. Il passe entre ce muscle et le lobe externe du bifémoro-calcanéen, et descend ainsi, presque superficiel, en arrière de l'articulation fémoro-tibiale.

Alors, simplement recouvert par l'aponévrose terminale du long vaste et toujours oblique en avant et en bas, il passe un peu au-dessous de la tête du péroné, sur l'attache supérieure du muscle extenseur latéral des phalanges.

Terminaison.
Parvenu à ce point, le fémoral externe se termine par deux branches *tibiales :* l'une, *antérieure,* est profonde; l'autre, *externe,* est moins forte et superficielle.

NERF GRAND SCIATIQUE

Fémoral postérieur ou grand fémoro-poplité.

Situation.
Trajet.
Rapports.
Le nerf *grand sciatique,* principale branche du tronc sciatique ou crural, descend profondément dans la

région fémorale postérieure, d'abord près de l'ischio-tibial interne et du biceps crural, puis un peu en arrière
de l'artère fémorale, et enfin entre les deux lobes des jumeaux de la jambe.

A la partie supérieure de la cuisse, le grand sciatique **Rameau fé-moro poplité.**
fournit en arrière un gros rameau *fémoro-poplité* qui
correspond à la fois aux divisions artérielles *grande
musculaire postérieure* de la cuisse et *fémoro-poplitée.* Cette branche nerveuse se distribue d'abord aux
muscles ischio-tibiaux et à la peau de la fesse ; puis, elle
descend vers le côté externe, passe en dehors du bifémoro-calcanéen, lui donne quelques divisions, et se prolonge au côté externe de la corde calcanéenne et du tarse
jusqu'à la partie supérieure du métatarse, en fournissant
des rameaux tendineux et cutanés.

Dans son trajet, le grand fémoro-poplité distribue aux
muscles qui l'avoisinent des divisions analogues aux *petites musculaires postérieures* de l'artère fémorale.

Au niveau du point où il s'engage entre les deux bran- **Rameau po-plité.**
ches du bifémoro-calcanéen, il fournit un fort *rameau
poplité,* profond et destiné aux muscles poplité, bifémoro-calcanéen, fémoro-phalangien, à la partie supérieure
des muscles tibio et péronéo-phalangiens, ainsi qu'à l'articulation fémoro-tibiale.

Enfin, parvenu à la partie inférieure des deux lobes **Terminaison.**
des jumeaux de la jambe, le nerf fémoral postérieur
descend au côté interne de la corde calcanéenne et constitue le nerf *tibial interne* ou *postérieur.*

NERFS DE LA JAMBE.

Prolongement des nerfs sciatiques, les *nerfs de la
jambe,* au nombre de trois, sont distingués en : 1° nerf

tibial antérieur; 2° nerf *tibial externe;* 3° nerf *tibial postérieur* ou *interne.*

NERF TIBIAL ANTÉRIEUR.

Situation.
Rapports.

Le nerf *tibial antérieur,* la plus forte des deux branches terminales du petit sciatique, est situé profondément près de l'artère et des veines du même nom à la face antérieure du tibia et sous le muscle fléchisseur du métatarse, auquel il donne de nombreux rameaux, ainsi qu'au fémoro-préphalangien, au périoste, etc.

Divisions.

Après ce trajet tibial, il descend très-atténué à la face antérieure du tarse où il fournit des rameaux articulaires et cutanés; plus bas, il donne des divisions au petit muscle pédieux ou tarso-pré-phalangien, aux tendons extenseurs des phalanges, au périoste ainsi qu'à la peau de la partie supérieure et antérieure du métatarse.

Filet terminal.

Enfin, dès la partie inférieure du trajet tibial, un filet, véritable continuation du nerf tibial antérieur, reste satellite de l'artère qui, plus bas, devient collatérale externe ou principale du métatarse, puis collatérale de la région digitée. Il parvient aussi jusqu'au tissu réticulaire de la phalange onguéale où il se termine [1].

NERF TIBIAL EXTERNE.

Situation.
Rapports.

Le nerf *tibial externe,* seconde branche terminale du petit sciatique, descend au côté externe de la jambe, entre l'extenseur antérieur et l'extenseur latéral des phalanges, et sous l'enveloppe aponévrotique de la région tibiale.

Divisions.

Dans son trajet, il donne : en dedans, des divisions

[1] Cette disposition n'est, pour ainsi dire, que l'ébauche de ce qui existe très-développé chez les didactyles, et surtout chez les tétradactyles.

aux deux muscles contigus; en dehors, des rameaux qui percent l'aponévrose tibiale et sont destinés à la peau.

Inférieurement, il se termine par des filets qui, pro- Terminaison. longés sur la face antérieure et externe du tarse et du métatarse, se distribuent à l'articulation, aux ligaments, aux tendons, au périoste et à la peau.

De même que le nerf tibial antérieur, cette branche Analogies. nerveuse, bien plus prononcée dans les didactyles et les tétradactyles, s'étend chez ces animaux jusque sur la partie antérieure des doigts où elle se termine.

NERF TIBIAL POSTÉRIEUR OU INTERNE.

Le nerf *tibial postérieur*, continuation du grand scia- Situation.
Trajet. tique, descend à la partie postérieure de la jambe, au côté interne et un peu en avant de la corde calcanéenne.

Longé en arrière par l'artère et la veine saphènes pos- Rapports. térieures, ainsi que par une branche de l'artère fémoro-poplitée, ce gros cordon est recouvert par une forte lame aponévrotique qui le sépare de la peau.

Dans ce trajet, il fournit différentes divisions aux mus- Divisions. cles tibiaux postérieurs, d'autres aux tendons voisins, à la peau, etc.; inférieurement il donne des rameaux qui se distribuent sur le côté interne du tarse.

Il s'engage ensuite dans l'arcade tarsienne avec le tendon du muscle fléchisseur profond des phalanges, et, vers la partie inférieure de cette gaîne, il se partage en deux branches terminales : Terminaison.

1° L'une, obliquement dirigée de dedans en dehors, passe entre les deux tendons fléchisseurs des phalanges et gagne leur côté externe, pour constituer le nerf *collatéral externe du métatarse;*

2° L'autre, qui est le prolongement du tronc nerveux,

reste au côté interne de ces mêmes tendons, et forme le nerf *collatéral interne du métatarse.*

NERFS DU PIED POSTÉRIEUR.

Les *nerfs du pied postérieur,* c'est-à-dire ceux du *tarse,* du *métatarse* et de la *région digitée,* sont essentiellement disposés comme ceux des régions correspondantes du membre antérieur. Les différences ne consistent que dans les rapports avec les vaisseaux ; aussi suffira-t-il de les indiquer.

NERFS DU MÉTATARSE.

N. collatéral externe du métatarse.

A. Le nerf *collatéral externe* du métatarse, accolé au bord externe des tendons fléchisseurs des phalanges, est longé en avant par la veine correspondante, vaisseau de moyenne grosseur.

N. collatéral interne du métatarse.

B. Le nerf *collatéral interne* du métatarse règne seul au côté interne des tendons fléchisseurs, si ce n'est dans le quart inférieur de la région, où il est bordé en avant par la grosse veine collatérale interne, origine de la saphène.

Rameau anastomotique.

Du reste, ce cordon envoie au collatéral externe un rameau de renforcement qui passe obliquement en arrière des tendons fléchisseurs, comme dans les membres antérieurs, mais un peu plus bas.

NERFS DE LA RÉGION DIGITÉE.

Les *nerfs de la région digitée,* exactement disposés et distribués comme dans les membres antérieurs, affectent aussi le même genre de connexions avec les vaisseaux collatéraux des phalanges.

DIFFÉRENCES

DES NERFS DES MEMBRES POSTÉRIEURS.

Comme. ceux des membres thoraciques, les nerfs
des membres abdominaux affectent à peu près les mêmes
dispositions chez tous les quadrupèdes domestiques, au
moins dans les rayons supérieurs; et même, pour la
région du pied, on remarque de grandes analogies entre
ce qui existe chez les monodactyles et ce que présentent
les autres animaux.

Didactyles.

Le nerf *saphène,* satellite de l'artère et de la veine
correspondantes, descend à la face interne du tarse, et
s'épuise en ramuscules destinés à cette région, ainsi qu'à
la partie supérieure et interne du métatarse. Il y a donc .
ici beaucoup d'analogie avec la disposition de ce nerf
chez les solipèdes, surtout au point de vue de sa terminaison.

N. saphène.

Le *petit sciatique* est continué dans la région tibiale
par deux nerfs *tibiaux antérieurs,* qui, accolés l'un à
l'autre, suivent les vaisseaux du même nom.

N. tibiaux antérieurs.

Ces deux cordons nerveux se prolongent sur la face
antérieure du tarse et du métatarse (*nerfs métatarsiens
antérieurs*), pour gagner les phalanges, où chacun
d'eux se distribue de la manière suivante :

Nerfs méta-
tarsiens anté-
rieurs.

A. L'un, plus fort et superficiel, descend sur les tendons extenseurs, au côté interne de la veine antérieure
du métatarse. Il gagne ainsi la région digitée, dont il
constitue le nerf *commun antérieur,* et où il se termine
par deux branches, une pour la partie antérieure de chaque doigt.

Nerf commun
antérieur des
phalanges.

Vers la partie supérieure du métatarse, il envoie obliquement en dehors un rameau qui descend au côté externe de la veine antérieure, et se rend sur la partie an

Nerf collaté-
ral antérieur du
doigt externe. térieure du doigt externe, dont il est le nerf *collatéral antérieur*.

B. L'autre cordon, situé profondément sous les tendons extenseurs, accompagne l'artère métatarsienne antérieure, et gagne l'espace interdigité, où il se divise et s'anastomose avec le nerf commun postérieur.

Vers la partie supérieure du tarse, ce cordon fournit en dedans un rameau superficiel qui descend sur le con

Nerf collaté-
ral antérieur du
doigt interne. tour antérieur du doigt interne dont il constitue le nerf *collatéral antérieur*.

Résumé. En résumé, ces deux nerfs antérieurs du métatarse présentent quatre branches : deux *médianes* et deux *latérales*. Les deux branches médianes, l'une *superficielle* et l'autre *profonde,* constituent, à la région digitée, les nerfs *communs antérieurs des phalanges*. Les deux branches latérales, l'une *externe*, l'autre *interne*, sont superficielles et forment chacune le nerf *collatéral antérieur* du doigt correspondant.

Cette disposition n'est représentée dans les solipèdes que par le filet nerveux satellite de l'artère métatarsienne principale et collatérale externe des phalanges.

Le *grand sciatique* est à peu près semblable dans toutes ses parties à celui des monodactyles.

Après avoir passé au côté interne du tarse, avec l'artère correspondante, dans la gaîne tarsienne postérieure, il se partage en deux branches : l'une, *externe,* qui se glisse entre les deux tendons fléchisseurs des phalanges,

Nerfs collaté-
raux externe et
interne du mé-
tatarse. et suit leur rive externe (*nerf collatéral externe du métatarse*); l'autre, *interne,* qui descend au côté in

terne de ces mêmes tendons (*nerf collatéral interne du métatarse.*)

Chacun de ces deux cordons métatarsiens se prolonge inférieurement et atteint la partie postérieure et superficielle du doigt correspondant, dont il constitue le nerf *collatéral postérieur*.

Nerfs collatéraux postérieurs des doigts.

En outre, le cordon métatarsien interne fournit, un peu au-dessus des articulations métatarso-phalangiennes, une branche postérieure qui se place dans le plan médian, en arrière des tendons, et descend, sous le nom de nerf *commun postérieur des phalanges*, dans l'espace interdigité, où il se divise à la face interne des deux doigts et s'anastomose avec le nerf commun antérieur.

Nerf commun postérieur des phalanges.

Résumé. — Analogies.

En conséquence de ce qui précède, on remarque chez les didactyles que les nerfs de la région digitée offrent une grande analogie de répartition avec la disposition propre aux monodactyles.

En effet, si le doigt unique du cheval présente *quatre* branches nerveuses, *deux antérieures* et *deux postérieures,* il en est de même pour chacun des doigts du bœuf, qui offre : *deux* branches *communes,* une *antérieure* et une *postérieure,* et deux branches *collatérales,* l'une *antérieure* et l'autre *postérieure.*

Enfin, il est évident que les *branches antérieures* des monodactyles sont représentées, à chaque doigt des didactyles, par les *nerfs antérieurs* (*commun* et *collatéral*); et que les *branches postérieures* ont pour analogues les *nerfs postérieurs* (*commun* et *collatéral*).

Tétradactyles.

Chez les animaux polydactyles, la disposition des nerfs est essentiellement la même pour chaque doigt que dans

Disposition générale.

les solipèdes et les didactyles. Mais, sur la partie antérieure ou *dorsale* du pied, aux divisions du petit sciatique, toujours destinées à la moitié externe, s'adjoignent
celles de la branche saphène du fémoral antérieur, pour
la section interne. En conséquence, le nombre et la distribution des rameaux nerveux au pied postérieur sont
absolument semblables à ce qu'on observe dans les
membres antérieurs.

Tétradactyles réguliers.

Nerf commun antérieur des deux doigts internes.

Le nerf *saphène* descend à la partie antérieure et interne de la jambe, du tarse et du métatarse ; il se distribue
à la face antérieure des deux doigts internes, dont il est
le nerf *commun antérieur.*

Nerf commun antérieur des deux doigts externes.

Le *petit sciatique* se divise à la surface antérieure
des deux doigts externes par sa branche *superficielle,*
formant le nerf *commun antérieur* de ces doigts. Sa
branche *profonde* suit dans le plan médian l'artère métatarsienne antérieure, sous les tendons extenseurs principaux ; elle parvient ainsi dans le grand espace interdigité, où elle se divise et s'anastomose avec le nerf
commun postérieur.

Le *grand sciatique,* dans son trajet métatarsien,
accompagne l'artère métatarsienne postérieure, au côté
interne des tendons fléchisseurs des phalanges, et fournit
de chaque côté des branches pour la face postérieure

N. communs postérieurs des doigts externes et internes.

des doigts (nerfs *communs postérieurs* externe et interne) ; puis, il se place, dans le plan médian, en arrière
des tendons, et descend ainsi dans l'espace interdigité
principal, où il se termine.

Tétradactyles irréguliers.

Le nerf *saphène* et le *petit sciatique,* distribués sur

la face antérieure du métatarse et des phalanges, con- Divisions dorsales du pied.
stituent les *divisions dorsales du pied.*

En outre, le saphène, qui est satellite de la branche antérieure de l'artère du même nom, donne, du côté interne, un *rameau propre au cinquième doigt.* Rameau du doigt interne.

Le *grand sciatique,* satellite de la branche artérielle saphène postérieure, fournit toutes les divisions postérieures du pied : il se partage en trois principales branches *sous-métatarsiennes* ou *plantaires* qui forment, en Branches plantaires. se bifurquant, les six divisions *collatérales des doigts,* Divisions collatérales des doigts. à peu près comme au pied de l'homme.

—

PARALLÈLE

ENTRE LES NERFS DES MEMBRES ANTÉRIEURS

et ceux des membres postérieurs.

De grandes analogies existent entre les nerfs des membres thoraciques et ceux des membres pelviens, surtout si leur disposition est examinée non pas seulement chez les monodactyles, mais, d'une manière générale, chez tous les quadrupèdes domestiques.

Les nerfs scapulaires antérieurs et postérieurs sont répétés par les nerfs fessiers postérieurs et antérieurs.

Les nerfs thoraco-musculaires (*axillaires* des animaux claviculés) sont représentés par l'obturateur ou sous-pelvien.

Le nerf huméral postérieur est reproduit par le fémoral antérieur, par la branche *saphène* et par le petit sciatique dans toute son étendue.

Les nerfs huméral antérieur et huméral moyen correspondent à la portion *fémorale postérieure* du grand sciatique, dont la branche fémoro-poplitée a aussi pour analogue le nerf radial antérieur.

Le nerf radial interne et le cubital correspondent à la portion *tibiale* du grand sciatique.

Enfin, les nerfs collatéraux du métacarpe correspondent à ceux du métatarse, et les branches collatérales de la région digitée des membres antérieurs aux branches collatérales de la région digitée des membres postérieurs.

SYSTÈME GANGLIONNAIRE.

ou

DU GRAND SYMPATHIQUE.

CONSIDÉRATIONS GÉNÉRALES.

Dans tous les animaux vertébrés, l'appareil nerveux est complété par le *système ganglionnaire,* c'est-à-dire par une série de renflements nerveux réunis entre eux au moyen de cordons de même nature. *Exposé général.*

Ce système, dont le développement est en rapport avec celui de l'appareil nerveux tout entier, se distribue dans tous les points du corps. Il n'est pas isolé du centre cérébro-spinal; il communique fréquemment avec lui et peut en être considéré comme une dépendance. Mais, tandis que le système céphalo-rachidien préside à la sensibilité de la peau et des organes des sens, à la contractilité volontaire des muscles, enfin à tous les actes de la vie de relation, le système ganglionnaire, doué d'une sensibilité obscure, est préposé aux fonctions végétatives ou de la nutrition qui s'exécutent dans certains viscères et dans tous les points de l'économie; il les soustrait à l'influence de la volônté et rend ainsi leur accomplissement plus régulier : de là le nom de *système des nerfs de la vie organique ou végétative.*

Par ses connexions avec tous les organes et avec les centres nerveux, il établit dans tout l'organisme, tant en *Synonymie.*

santé qu'en maladie, des relations fonctionnelles qui lui ont fait donner le titre de *grand sympathique.*

Il a encore été nommé, d'après Chaussier, *nerf tri-splanchnique* en raison de sa situation dans les trois cavités splanchniques du corps.

Situation. Etendue,

Forme géné-rale.

Le grand sympathique s'étend près et de chaque côté du rachis, depuis l'extrémité antérieure de la tête jusque dans la région coccygienne. Il représente ainsi une longue et double chaîne rendue noueuse de distance en distance par les renflements ganglionnaires.

Dispositions générales.

Les ganglions de cette *partie centrale,* de forme et de volume variables, sont généralement situés au niveau des trous intervertébraux. En haut, chacun d'eux communique assez régulièrement par un ou deux rameaux avec la branche inférieure du nerf spinal correspondant ; il en est de même, à la tête, avec la plupart des nerfs encéphaliques. En bas, tous fournissent des divisions qui se rendent aux organes directement ou, plus souvent, après avoir concouru à former des *plexus.* Ces dernières divisions constituent dans leur ensemble la *partie périphérique* ou *viscérale* du grand sympathique.

Ganglions en général.

Les *ganglions* sont formés en grande partie d'une substance nerveuse particulière au système du grand sympathique et tout à fait indépendante de celle qui compose l'appareil cérébro-spinal. D'une couleur moins blanche que celle-ci, ou grisâtre et d'une consistance à peu près semblable, elle est formée de fibres extrêmement fines, affectant une disposition plexiforme très-prononcée et presque inextricable. Un névrilème assez épais entoure ces ganglions et se prolonge sur les cordons nerveux qui s'y rendent ou qui en procèdent.

Cordons nerveux,

Tous les *nerfs* du système ganglionnaire, c'est à-dire ceux qui, dans la partie centrale, forment le cordon commun, en se portant d'un ganglion à l'autre, et ceux qui de ces renflements se rendent dans les plexus, sont principalement constitués par la substance même des ganglions prolongée sous forme de cordons : leurs fibres composantes s'étendent en-deçà et au-delà de chaque ganglion, et la continuité est parfaite dans tout l'appareil.

À ces fibres propres du système ganglionnaire, s'ajoutent celles qui procèdent des nerfs cérébro-spinaux. Les filets fournis par ces nerfs à chaque ganglion correspondant ne pénètrent pas dans l'épaisseur de ces renflements ; ils s'engagent sous le névrilème et s'épanouissent à la périphérie de la substance ganglionnaire. Ensuite, leurs fibres se prolongent soit autour des rameaux qui vont au plexus et de là aux viscères, soit au bord externe du cordon commun inter-ganglionnaire, pour s'en séparer plus loin et se rendre aussi aux plexus viscéraux.

Filets des nerfs cérébro-spinaux.

Les *plexus viscéraux* sont donc constitués par des rameaux composés de fibres appartenant les unes au système ganglionnaire, les autres à l'appareil cérébro-spinal. Ces rameaux, généralement plus blancs que les cordons inter-ganglionnaires de la chaîne centrale, sont pourvus de petits renflements formés par les fibres propres du grand sympathique.

Plexus en général.

Dans ces plexus, les branches nerveuses sont tellement entrelacées qu'il n'est pas possible d'établir un rapport entre celles qui partent et celles qui sont arrivées. Il y a là une sorte de fusion des filets ganglionnaires avec les fibres cérébro-spinales, et aussi des rameaux du sympathique droit avec ceux du sympathique gauche.

Près du crâne, certains nerfs encéphaliques, tels que le glosso-pharyngien, le pneumo-gastrique et l'acces-

24

soire de Willis, concourent à la formation du plexus guttural. En outre, le pneumo-gastrique se mêle aux plexus cardiaque, pulmonaire et solaire. De grands rapports fonctionnels existent entre ce nerf et le grand sympathique ; il peut même, comme on l'observe chez certains vertébrés inférieurs, le remplacer quant à sa distribution aux intestins et aux autres viscères abdominaux.

Nerfs viscéraux. Les rameaux nerveux qui procèdent des plexus pour se distribuer aux organes ont pour caractère d'être disposés en gaînes plexueuses autour des artères, vaisseaux qui sont, comme eux, affectés aux phénomènes de la nutrition. Très marqués à la surface des artères viscérales, ces réseaux sont au contraire presque imperceptibles sur les artères propres aux organes de la vie de relation, aux membres, par exemple.

Ils ne sont jamais satellites des veines ; il n'y a d'exception que pour la veine porte, vaisseau qui se distribue à la manière des artères. On sait au contraire que les cordons cérébro-spinaux accompagnent certaines veines, telles que la jugulaire et les superficielles des membres.

Ainsi disposés, les rameaux du grand sympathique vont se terminer dans tous les organes, non pas isolément, mais avec les divisions du système céphalo-rachidien.

La proportion de ces deux ordres de nerfs n'est pas la même partout : l'élément sympathique prédomine dans les viscères de la vie végétative, tandis que dans les organes de la vie de relation l'avantage est à l'appareil cérébro-spinal.

Fonctions. Partout le grand sympathique préside aux phénomènes moléculaires de la nutrition, des secrétions, etc. ; il anime la contractilité involontaire et communique aux parties une sensibilité peu développée ; dans l'état normal, il ne transmet que difficilement aux centres nerveux les impressions extérieures, et il diminue considérablement l'influence cérébrale sur les organes dans lesquels il est prépondérant. Cette particularité tient sans doute à ce que l'influx nerveux, dans son cours centripète et centrifuge, est divisé, ralenti, et modifié par la disposition plexueuse des cordons, ainsi que par les ganglions qu'il doit parcourir. Au reste, le grand sympathique reçoit toute son influence du système cérébro-spinal, et n'a aucune action indépendante de cet appareil. Enfin, il concourt à tous les phénomènes constituant les sympathies.

DU GRAND SYMPATHIQUE

EN PARTICULIER.

Le grand sympathique, de même que tout le système nerveux, ne présente ni origine, ni terminaison précises, et il serait indifférent de commencer sa description par tel ou tel autre point. Cependant, pour plus de méthode, il convient de procéder de l'extrémité antérieure du corps à l'extrémité postérieure et d'examiner successivement cet appareil dans les différentes régions en lesquelles le tronc est partagé sous le rapport anatomique.

Méthode descriptive.g

. En conséquence, le grand sympathique est divisible en cinq portions : 1° la *portion céphalique ;* 2° la *portion cervicale ;* 3° la *portion thoracique ;* 4° la *portion abdominale ;* 5° la *portion pelvienne* ou *sacro-coccygienne.*

Division.

PORTION CÉPHALIQUE [1].

La *portion céphalique* s'étend depuis l'extrémité antérieure de la tête jusqu'au ganglion supérieur de la
portion cervicale. Elle est composée de filets généralement très-fins, faisant communiquer entre eux cinq petits renflements ganglionnaires qui sont : 1° le *ganglion
naso-palatin ;* 2° le *ganglion sphéno-palatin ;* 3° le
ganglion ophthalmique ; 4° le *ganglion otique ;* 5° le
ganglion sous-maxillaire.

Ganglion naso-palatin
ou de Jacobson.

Situation.
Le *ganglion naso-palatin,* très-petit, est situé à la
partie antérieure et inférieure des fosses nasales, au niveau des ouvertures incisives.

Anastomoses.
Il fournit des filets qui, réunis à ceux du nerf nasal de
la 5e paire, concourent à former un petit plexus qui
passe par l'ouverture incisive correspondante, avec des
ramuscules vasculaires, et parvient à la voûte palatine
où il s'anastomose avec des divisions du nerf palatin, du
ganglion de Meckel et du plexus opposé.

Organe de
Jacobson.
Tel est ce petit appareil vasculo-nerveux nommé *organe de Jacobson ;* plus marqué dans les didactyles et
les tétradactyles que chez les solipèdes, il établit des
relations entre les sens du goût et de l'odorat pour le
choix des aliments.

Divisions.
Après avoir fourni des ramuscules en tous sens, dans
le nez et au palais, le plexus naso-palatin envoie en

---

[1] Quelques anatomistes n'admettent pas cette *partie céphalique*,
et considèrent les ganglions qu'elle présente comme appartenant à
certains nerfs crâniens, tels que le facial et le trifacial.

avant des filets sympathiques très-fins qui entourent les artères palatines et parviennent jusque dans le tissu de la lèvre supérieure, où ils s'unissent à ceux du côté opposé.

En arrière, le ganglion de Jacobson est prolongé par un cordon très-grêle qui suit le bord inférieur de la cloison nasale et se rend au ganglion sphéno-palatin.

Ganglion sphéno-palatin
ou de Meckel.

Le *ganglion sphéno-palatin* est situé en bas de la fosse orbitaire, à la jonction de la base du palatin avec le sphénoïde, et en dedans de la branche sus-maxillaire de la 5ᵉ paire, ainsi que de l'artère du même nom. *Situation.*

Petit, lenticulaire et rayonné dans le cheval, il est plus développé chez les ruminants et les tétradactyles, où on le rencontre quelquefois divisé en deux ou trois segments. *Volume. Forme.*

Il donne d'abord au nerf et à l'artère qui le recouvrent de nombreux filets plexueux, satellites de leurs divisions dans le nez, dans la bouche, dans le voile du palais et dans l'isthme pharyngien. *Divisions.*

En avant et en haut, sont de fines divisions qui pénètrent dans la gaîne oculaire avec l'artère ophthalmique et se rendent au ganglion de ce nom, ainsi qu'aux diverses parties de l'œil.

En arrière et en haut, d'autres rameaux très-ténus s'engagent avec la 5ᵉ paire dans les conduits sus-sphénoïdaux pour aller s'unir dans le crâne aux filets carotidiens.

Enfin, le ganglion de Meckel est prolongé en bas et en arrière par un petit cordon nommé *nerf vidien*.

Ganglion ophthalmique.

Situation. Le *ganglion ophthalmique* ou *oculaire*, est situé dans l'orbite, près du nerf optique.

Communica-tions. Très-petit chez les solipèdes, il communique en arrière non-seulement avec le ganglion de Meckel, mais aussi avec les filets carotidiens par des divisions qui accompagnent les nerfs de l'œil.

Il reçoit, en outre, des rameaux sensitifs de la branche orbito-nasale de la 5ᵉ paire et des filets moteurs de la 3ᵉ paire.

Divisions. Ainsi constitué, le ganglion ophthalmique fournit les **Nerfs ciliaires.** *nerfs ciliaires* qui suivent le nerf optique et passent entre la sclérotique et la choroïde pour gagner le *cercle* ou *ganglion ciliaire ;* de ce point émanent les nerfs qui, **Usages.** distribués à l'iris, servent à mettre la contractilité de ce diaphragme en harmonie avec l'intensité des impressions produites sur la rétine par les rayons lumineux.

Différences. Dans les carnassiers, les racines sympathiques du ganglion ophthalmique sont très-fines et paraissent provenir uniquement des filets carotidiens ; elles suivent le nerf de la 3ᵉ paire et concourent avec lui à la formation du ganglion ; l'un des rameaux de ce renflement est destiné à fournir les nerfs ciliaires et reçoit des filets sensitifs du nerf orbito-nasal ; les autres branches du ganglion se distribuent aux muscles de l'œil.

Filets carotidiens.

Nombre. **Situation.** **Connexions.** Les *filets carotidiens,* nombreux et très-fins, sont situés dans la cavité crânienne et communiquent en avant avec les ganglions ophthalmique et sphéno-palatin, en arrière avec le ganglion cervical supérieur.

Satellites de l'artère carotide interne et de toutes ses

divisions, ils forment autour de ce vaisseau un enlace-ment plexueux nommé *plexus carotidien* ou *caverneux*. Plexus caro-tidien.

Plusieurs de ces filets s'unissent aux 3e, 4e, 5e et 6e paires encéphaliques ; d'autres, plus fins, pénètrent dans l'oreille moyenne et font partie du plexus tympanique : là, ils s'anastomosent avec le filet de la fenêtre vestibu-laire fourni par la 7e paire, avec le rameau de Jacobson de la 9e paire et avec un petit cordon qui se rend du plexus tympanique au ganglion otique; ils se joignent aussi à des divisions du nerf vidien, avec lesquelles ils sortent du crâne. Anastomoses.

En arrière, les filets carotidiens qui accompagnent les divisions artérielles postérieures communiquent avec les racines des 10e, 11e et 12e paires encéphaliques.

Enfin, tous les filets du plexus caverneux se rassem-blent vers l'hiatus occipito-sphéno-temporal et forment deux cordons qui sortent du crâne, accolés à l'artère ca-rotide interne, et descendent vers le ganglion cervical supérieur, auquel ils aboutissent. Terminaison.

Nerf vidien
ou grand pétreux superficiel.

Le *nerf vidien*[1] procède du ganglion de Meckel et s'étend d'avant en arrière, sous le crâne, dans un petit conduit du sphénoïde nommé canal vidien, puis dans la scissure vidienne. Postérieurement, il se réunit aux filets carotidiens et aboutit avec eux au ganglion cervical su-périeur. Situation. Etendue. Connexions.

Un de ses rameaux pénètre dans la caisse du tympan, passe sur le promontoire et concourt à former le plexus tympanique; après s'être anastomosé avec les filets qui Anastomoses

[1] Du nom de l'anatomiste *Vidius*.

composent ce fin réseau, il s'engage dans l'hiatus de Falloppe et pénètre dans le conduit spiroïde où il communique avec le nerf de la 7e paire.

D'après cette disposition, quelques anatomistes considèrent le nerf vidien comme une branche du facial ; mais ce n'est là qu'une anastomose entre ce nerf encéphalique et un cordon du sympathique. Par ce moyen, la 7e paire est mise en relation avec le plexus carotidien, le ganglion de Meckel et le ganglion cervical supérieur ; et il en est de même, à la faveur des filets carotidiens, pour tous les nerfs encéphaliques, excepté les sensoriaux proprement dits.

Parmi les anastomoses du nerf vidien dans le plexus tympanique, on remarque celle qu'il contracte avec un rameau qui se rend au ganglion otique ou qui en vient.

Terminaison. Enfin, le nerf vidien réuni aux filets carotidiens concourt à former l'un des deux cordons qui gagnent le sommet du ganglion cervical supérieur.

Ganglion otique.

Situation. Volume. Le *ganglion otique,* découvert par le professeur Arnold de Heidelberg, est situé sous le crâne, au bord postérieur du sphénoïde ; petit et souvent double dans le cheval, il est accolé au côté interne de la branche postérieure ou maxillaire du trifacial.

Divisions. *En avant,* il donne au nerf buccal des divisions qui l'accompagnent dans les parois de la bouche. D'autres filets suivent la corde du tympan, puis le nerf lingual ; vers la base de la langue, l'un d'eux, très-fin, se porte sur le ganglion sous-maxillaire.

Nerf petit pétreux superficiel. *En arrière,* le ganglion otique est prolongé par un rameau (*nerf petit pétreux superficiel* d'Arnold) qui pénètre dans l'oreille moyenne et concourt à former le

plexus tympanique. Il communique avec les filets carotidiens et avec le nerf vidien, auquel il s'unit plus particulièrement pour constituer l'un des deux cordons qui
descendent au ganglion cervical supérieur.

D'après Arnold et plusieurs autres anatomistes, le
ganglion otique serait préposé à faire varier l'état de
tension de la membrane du tympan suivant la force des
sons ; mais cette hypothèse, établie par analogie avec le
rôle du ganglion ophthalmique, ne paraît pas fondée. Le
ganglion otique, de même que le sous-maxillaire, semble
plutôt être pour la bouche et la langue ce que tous les
autres ganglions du système sont pour les parties auxquelles ils donnent des divisions. **Fonctions.**

Ganglion sous-maxillaire.

Le *ganglion sous-maxillaire* est situé à la base de
la langue, en arrière du nerf lingual et près du canal
excréteur de la glande maxillaire. **Situation.**

Très-petit chez les solipèdes, et plus développé chez
les ruminants et les tétradactyles, il communique en
avant par un ou deux ramuscules avec la corde du tympan et le nerf lingual ; en arrière, il reçoit des filets qui
suivent l'artère glosso-faciale et le rattachent ainsi au
ganglion cervical supérieur. **Volume.**
Connexions.

PORTION CERVICALE.

La *portion cervicale* s'étend, le long du cou, depuis
la tête jusqu'à l'entrée du thorax. Elle est formée, de
chaque côté, de deux ou trois gros ganglions réunis par
un long cordon de communication. Ces ganglions sont
distingués en ganglion *cervical supérieur,* ganglion
cervical inférieur et ganglion *trachéal.*

Ganglion cervical supérieur.

<table>
<tr><td>Volume.
Forme.
Situation.</td><td>Le ganglion cervical supérieur ou guttural, volumineux, fusiforme et grisâtre est situé profondément au devant de l'atlas et de l'axis, sur la partie latérale et postérieure de la poche gutturale correspondante. Al-</td></tr>
<tr><td>Rapports,</td><td>longé dans le sens longitudinal, il est accolé à la carotide interne et au pneumo-gastrique du même côté ; il est conséquemment recouvert par le muscle digastrique, la glande maxillaire, la parotide, etc.</td></tr>
<tr><td>Anastomoses.</td><td>A l'extrémité supérieure de ce renflement aboutissent les deux cordons terminaux de la portion céphalique ; l'un d'eux échange un filet de communication avec le ganglion d'Andersh ou de la 9e paire encéphalique.</td></tr>
</table>

Vers le milieu du ganglion, un rameau fin et court s'unit au pneumo-gastrique ; de l'extrémité inférieure procèdent trois autres filets : deux pour le nerf vague et un pour le glosso-pharyngien. Enfin, deux ou trois filets de la première et de la deuxième paires cervicales se joignent à ce ganglion.

<table>
<tr><td>Divisions.</td><td>En bas se détache un long rameau à divisions nombreuses ; les unes s'unissent aux nerfs de la 11e et de la 12e paires crâniennes, aux branches inférieures des deux premières paires cervicales, au rameau pharyngien et au nerf laryngé supérieur ; les autres entourent les branches de la carotide primitive et principalement la faciale.</td></tr>
<tr><td>Plexus guttural.</td><td>Toutes ces divisions concourent à former le plexus guttural dont les rameaux se distribuent au larynx, au corps thyroïde, au pharynx, à la langue et, en suivant les branches artérielles, à toutes les parties profondes et superficielles de la tête.</td></tr>
</table>

Dans ce réseau nerveux les filets du sympathique droit communiquent avec ceux du sympathique gauche.

Enfin, le ganglion cervical supérieur est prolongé inférieurement par un fort cordon qui descend vers le thorax et constitue le *cordon cervical* du grand sympathique.

Cordon cervical.

Le *cordon cervical* suit le même trajet et affecte les mêmes rapports que la carotide primitive et le pneumogastrique. Moins gros que ce nerf, il lui est uni chez les solipèdes d'une manière serrée, et, au contraire, par un tissu cellulaire lâche dans les autres animaux. *Situation. Connexions.*

Dans son trajet, le cordon cervical échange de nombreux filets très-fins avec le nerf vague. *Divisions.*

Vers la partie inférieure du cou, au niveau de la sixième vertèbre cervicale, se détache un long rameau très-grêle qui suit le bord de la trachée, et se rend au ganglion trachéal et de là au plexus cardiaque [1].

Au même point, le cordon du grand sympathique se sépare du nerf vague ; il monte vers la partie supérieure de la première côte, et aboutit au ganglion cervical inférieur. *Terminaison.*

Ganglion cervical inférieur.

Le ganglion *cervical inférieur,* situé entre la tête de la première côte et le muscle sous-dorso-atloïdien, est recouvert par la plèvre et répond à l'artère vertébrale. *Situation.*

Aplati d'un côté à l'autre et de forme irrégulière, il est composé d'une substance ferme et grisâtre. *Formes.*

Il est confondu avec le premier ou les deux premiers ganglions de la poitrine : de là le nom de *premier ganglion thoracique* qui lui a été donné par Neubaüer. *Connexions.*

[1] Ce filet, qui n'est pas constant, rappelle assez bien le rameau qui, chez l'homme, se porte du *ganglion cervical moyen* au plexus cardiaque.

Cordons
reçus.
Le ganglion cervical inférieur reçoit : 1° en avant, le cordon cervical ; 2° en avant et en haut, le rameau commun des 3e, 4e, 5e, 6e et 7e paires cervicales ; 3° presque au même point, le rameau particulier de la 8e paire cervicale ; 4° en arrière et en haut, le cordon que les deux premières paires dorsales lui envoient en commun ou chacune en particulier.

Le rameau commun de toutes les paires cervicales, excepté les deux premières et la dernière, suit l'artère vertébrale dans le canal trachélien des vertèbres du cou, et descend avec ce vaisseau jusqu'au ganglion, sans présenter de renflements ganglionnaires au niveau de chaque vertèbre ; renflements indiqués par M. de Blainville, avec cette conséquence que le grand sympathique, représenté au cou par ce cordon, serait, comme dans les autres régions, pourvu de ganglions en nombre égal à celui des vertèbres.

Divisions.
Du ganglion cervical inférieur procèdent : 1° en bas, un ou deux forts rameaux de communication avec le ganglion trachéal du même côté ; 2° en avant, des filets pour le plexus trachéal et les artères des membres antérieurs ; 3° en arrière et en bas, des divisions anastomotiques avec les nerfs pneumo-gastriques et récurrents : plusieurs se rendent aux plexus cardiaque et pulmonaire ; presque toutes s'unissent dans le plan médian aux rameaux sympathiques du côté opposé ;

4° Enfin, en arrière et en haut, le ganglion est prolongé par le cordon sous-costal de la région thoracique.

Ganglion trachéal.

Situation.
Le *ganglion trachéal,* centre du plexus de ce nom, est situé en dedans de la première côte, sur la partie la-

térale et supérieure de la trachée, et, à gauche, sur le côté de l'œsophage.

De forme irrégulière, aplati et presque aussi volumi- *Forme.*
neux que le ganglion cervical inférieur au-dessous du- *Volume.*
quel il est placé, il n'existe pas toujours, mais il manque
rarement.

Ce ganglion reçoit quelquefois le cordon cervical :
alors, par cette disposition particulière ainsi que par ses
rameaux au plexus cardiaque, il représente assez bien le
ganglion *cervical moyen* de l'homme.

Supérieurement, il communique avec le ganglion cer- *nastomoses.*
vical inférieur par un ou deux cordons forts et plats.

En bas, il donne des filets aux nerfs pneumo-gas- *Divisions.*
trique, récurrents et diaphragmatique, avec lesquels il
concourt à former le *plexus trachéal.* De ce réseau *Plexus tra-*
procèdent des divisions qui s'enlacent autour de l'aorte *chéal.*
antérieure et des branches du tronc brachial.

Enfin, en arrière, il fournit des rameaux destinés aux
plexus cardiaque et pulmonaire : les uns s'y rendent directement, les autres, plus fins, en suivant l'aorte et en
s'unissant aux filets du plexus trachéal.

PORTION THORACIQUE
dorsale ou sous-costale.

La portion thoracique est constituée par un long cordon aplati qui s'étend, de chaque côté du rachis, sous
l'articulation des côtes avec les vertèbres dorsales.

En rapport inférieurement avec la plèvre, il répond en
haut à l'origine des artères intercostales ; il est longé en
dehors par les vaisseaux sous-dorsaux, différents à droite
et à gauche, et il est entouré d'un tissu adipeux, jaunâtre
chez les solipèdes, et plus ou moins abondant.

Ce cordon de texture ganglionnaire présente, au niveau de la tête de chaque côte, excepté les deux premières, un renflement plus marqué : d'où il suit que les ganglions sous-dorsaux sont au nombre de seize, c'est à dire en nombre égal à celui des vertèbres, moins deux ; telle est du moins la disposition la plus constante.

En haut, chaque ganglion reçoit deux filets de la paire spinale correspondante.

Les trois ou quatre premiers de ces renflements envoient, en arrière et en bas, des rameaux fins qui passent à la surface du muscle sous-dorso-atloïdien et entre les deux lames médiastines, pour se rendre aux plexus cardiaque et pulmonaire.

Les autres ganglions thoraciques fournissent, en bas, de fines divisions qui s'accolent aux artères intercostales : les unes, *externes,* accompagnent ces vaisseaux dans leur distribution aux parois thoraciques ; les autres, *internes,* gagnent le tronc de l'aorte postérieure et le suivent jusqu'aux *plexus cardiaque* et *pulmonaire.* De là, quelques rameaux se rendent à l'œsophage en devenant satellites de l'artère propre à cet organe.

Mode de terminaison. Vers la partie postérieure de son trajet thoracique, et en un point qui peut varier, le grand sympathique, de chaque côté, se partage en deux branches : l'une, *supérieure,* prolonge le cordon sous-costal; l'autre, *inférieure* et plus forte, constitue le tronc des *nerfs viscéraux* de l'abdomen.

Ces deux cordons, quelquefois distincts, quelquefois réunis en un seul, traversent avec l'aorte l'arcade comprise entre les deux piliers du diaphragme et pénètrent dans la cavité abdominale.

PORTION ABDOMINALE.

La *portion abdominale* du grand sympathique est

composée de deux parties : l'une, viscérale, comprenant les *nerfs splanchniques;* l'autre, lombaire, formée par le *cordon sous-lombaire.*

Nerfs splanchniques ou viscéraux.

Emanée du cordon sous-costal, la portion viscérale du grand sympathique pénètre dans l'abdomen, sous forme d'une grosse branche, aplatie et blanchâtre, qui se dirige obliquement en arrière et en bas sur le côté de l'aorte postérieure. Elle se divise presque aussitôt en deux cordons inégaux : l'un, supérieur, se rend au plexus surrénal qu'il concourt à former; l'autre, inférieur et bien plus considérable, aboutit au ganglion semi-lunaire pour constituer ensuite les plexus cœliaque, mésentériques, etc. Ce sont ces deux branches qui ont été désignées par Chaussier sous le titre de *petit splanchnique* et de *grand splanchnique.* *Trajet. Situation.*

Nerfs grand et petit splanchniques.

Ganglion semi-lunaire
ou cœliaque.

Le *ganglion semi-lunaire,* ainsi nommé chez l'homme en raison de sa forme de croissant ou de demi-lune, reçoit aussi, d'après sa position, le nom de *ganglion cœliaque.* *Synonymie.*

Chez les animaux, il constitue un gros renflement à contour irrégulier, aplati d'un côté à l'autre, et de couleur légèrement grise ou jaunâtre. *Forme. Volume.*

Il est situé sur le côté de l'aorte, au niveau de l'origine de l'artère cœliaque; recouvert en partie par le pilier correspondant du diaphragme, il répond en bas au pancréas. *Situation. Rapports.*

Le ganglion semi-lunaire du côté droit, de même que *Communications.*

celui du côté gauche, est continu en avant avec le nerf grand splanchnique correspondant.

En avant et en bas, le ganglion du côté droit reçoit les rameaux que le pneumo-gastrique lui envoie.

En haut et en arrière, chacun d'eux fournit de nombreux filets qui s'unissent au petit splanchnique du même

côté, pour constituer le *plexus surrénal,* à la face interne de la capsule de ce nom, et le *plexus rénal,* dans l'échancrure du rein et autour de l'artère de cet organe. Ces deux réseaux reçoivent, en haut, des filets fournis par le cordon sous-lombaire; en bas, ils communiquent avec le plexus solaire et ils envoient des divisions aux plexus mésentériques postérieur et génitaux.

Plexus solaire.

Du bord inférieur du ganglion semi-lunaire procèdent des cordons plexueux qui s'unissent dans le plan médian à ceux du côté opposé et s'enlacent autour des artères cœliaque et mésentérique antérieure. Il en résulte un grand réseau nerveux, impair, dont les mailles interceptent des ganglions et des vaisseaux lymphatiques, et qui fournit en tous sens une foule de divisions presque toutes satellites des différentes branches artérielles : à cet ensemble de ramifications rayonnantes on a donné le nom de *plexus solaire.*

L'importance physiologique de ce plexus est telle qu'il a été considéré comme *centre de la vie nutritive, cerveau abdominal,* etc.

Indépendamment des deux grands nerfs splanchniques, le plexus solaire reçoit les cordons du pneumo-gastrique et, de chaque côté, des filets descendant du petit splanchnique.

De ce plexus comme d'un centre émanent :

1° En avant, des divisions qui s'accolent sous l'aorte, gagnent les artères supérieures du diaphragme, les suivent et constituent le *plexus diaphragmatique*.

Plexus diaphragmatique.

2° En arrière, des rameaux qui vont concourir à former de chaque côté le plexus rénal; d'autres se prolongent sur les parois de l'aorte (*plexus aortique*) et au-dessous de ce vaisseau entre les deux lames du mésentère, et se rendent aux plexus mésentérique postérieur et génitaux.

Plexus aortique.

3° Inférieurement sont les deux sections principales du plexus solaire, c'est-à-dire le *plexus cœliaque* et le *plexus mésentérique supérieur*.

A. Le *plexus cœliaque* entoure de ses mailles l'artère du même nom et se partage en : *plexus gastrique, plexus hépatique, plexus splénique* et *plexus pancréatique*. Chacun de ces réseaux fournit des rameaux qui accompagnent les branches artérielles correspondantes et se distribuent comme elles dans la substance des différents organes à qui elles sont destinées.

Plexus cœliaque.
Ses divisions.

B. Le *plexus mésentérique antérieur* ou *grand mésentérique* forme un réseau considérable autour de l'artère grande mésentérique. Ses nombreuses divisions suivent les branches de ce vaisseau et se rendent à l'intestin grêle, au cœcum et au gros colon.

Plexus mésentérique antérieur.
Distribution.

Tous ces filets nerveux, remarquables par leur quantité, leur longueur et leur ténuité, sont compris entre les deux lames du mésentère, où ils s'écartent plus ou moins des vaisseaux sanguins et se mêlent aux lymphatiques. Ils diffèrent de ces derniers par leur trajet plus direct, leur diamètre plus régulier et leur défaut presqu'absolu de divisions et d'anastomoses.

Plexus mésentérique postérieur
ou petit mésentérique.

Situation.

Connexions.

Le *plexus mésentérique postérieur* forme autour de l'artère de ce nom un réseau bien moins développé que l'antérieur. Il présente un petit renflement ganglionnaire auquel aboutissent de longs rameaux qui proviennent du plexus solaire, des plexus rénaux et des ganglions du cordon sous-lombaire.

Divisions.

Les divisions suivent celles de l'artère dans le mésentère, et gagnent le petit colon, ainsi que la partie antérieure du rectum.

Des rameaux postérieurs se joignent au plexus génital et se rendent aux plexus viscéraux du bassin.

Plexus génital.

Situation.

Connexions.

Le *plexus génital* est pair et situé près et en arrière du plexus mésentérique postérieur ; il est pourvu, comme lui, d'un petit ganglion et reçoit des filets fournis par les plexus rénaux et solaire, ainsi que par le cordon souslombaire ; en arrière, il communique aussi avec les nerfs viscéraux pelviens.

Divisions dans les deux sexes.

Chez le *mâle,* les rameaux de ce plexus, satellites de l'artère grande testiculaire, forment le *plexus testiculaire.*

Chez la *femelle,* ils suivent l'artère utéro-ovarienne et constituent le *plexus ovarique* ou *utéro-ovarien,* dont les divisions se distribuent, d'une part, dans le tissu de l'ovaire et, d'autre part, dans les cornes de la matrice.

Conséquences.

Les filets que le plexus génital reçoit des plexus rénaux et solaire expliquent les relations physiologiques et pathologiques des organes génitaux et surtout de l'utérus avec les reins, l'intestin, l'estomac, etc.

Cordon sous-lombaire.

Le *cordon sous-lombaire,* situé de chaque côte du ra- Situation.
chis, prolonge la portion thoracique ou sous-costale du
grand sympathique.

Ce cordon est pourvu de six renflements ganglionnaires, très-petits, un au niveau de chaque vertèbre lombaire.

En rapport inférieurement avec le muscle petit psoas, Connexions.
ce cordon communique en avant avec celui du thorax par
un filet quelquefois très-fin ; il reçoit aussi un rameau du
petit splanchnique.

A chaque ganglion lombaire aboutissent deux divisions du nerf spinal correspondant.

En bas, chacun de ces renflements fournit des ra- Divisions.
meaux qui descendent aux plexus rénal et surrénal, et
se prolongent jusqu'aux plexus solaire, mésentérique
postérieur et génital. En passant sur le côté de l'aorte,
plusieurs de ces filets s'arrêtent sur ce vaisseau, concou-
rent à former autour de lui le *plexus aortique,* et com- Plexus aor-
tique.
muniquent ainsi avec les divisions du cordon sous-lom-
baire opposé. Les rameaux du plexus aortique suivent
les branches terminales de l'aorte : les uns accompagnent les artères des membres postérieurs ; les autres,
satellites du tronc pelvien, vont dans le bassin et s'unissent aux nerfs viscéraux de cette région.

En outre, les trois derniers ganglions lombaires donnent de fines ramifications aux artères, aux nerfs du
plexus lombo-sacré, etc.

Enfin, le cordon sous-lombaire est prolongé sous le Terminaison.
sacrum par celui de la portion pelvienne.

PORTION PELVIENNE
sous-sacrée ou sous-coccygienne.

Situation. La *portion pelvienne* du grand sympathique est constituée, de chaque côté de la face inférieure du sacrum,
par un cordon situé en dedans des trous, des nerfs et
des vaisseaux sous-sacrés.

Ce cordon, généralement grisâtre et de nature ganglionnaire, est plus fort en avant qu'en arrière ; postérieurement il se réunit à celui du côté opposé et se prolonge sous le coccyx.

Connexions. Ses ganglions, au nombre de quatre ou cinq, sont peu
prononcés et principalement indiqués, au niveau de
chaque trou sous-sacré, par les filets qui arrivent à ces
points du cordon ou qui en procèdent.

A chacun de ces petits renflements les branches spinales sous-sacrées donnent un ou deux rameaux, forts
en avant, très-fins en arrière.

Divisions. De chaque ganglion émanent plusieurs filets : les uns
s'anastomosent, sous le sacrum, avec ceux du côté opposé ; les autres entourent l'artère sous-sacrée et suivent
les divisions de ce vaisseau.

Des ganglions antérieurs procèdent des rameaux plus
importants qui s'enlacent autour du tronc artériel pelvien, et se mettent en communication avec le plexus
aortique et avec les divisions postérieures des plexus
rénaux, petit mésentérique, génital, etc. Tous ces filets
se réunissent et se disposent en plexus autour de l'artère
bulbeuse ou génitale interne de chaque côté ; ils accompagnent les divisions de ce vaisseau dans les organes
génito-urinaires que renferme le bassin, et constituent
Nerfs viscé- ainsi les *nerfs viscéraux pelviens* du système sympa-
raux pelviens. thique.

Ils distribuent des rameaux : 1° *dans les deux sexes,* à la vessie (*plexus vésical*), au rectum, à l'anus, etc.; 2° *chez le mâle,* aux vésicules séminales, au bulbe de l'urèthre, au pénis, etc.; 3° *chez la femelle,* à l'utérus (*plexus utérin*), au vagin, etc.

- Cordon sous-coccygien.

Les deux cordons sous-sacrés du grand sympathique convergent et se réunissent dans le plan médian, à l'extrémité postérieure du sacrum ; de cette fusion résulte un petit cordon grisâtre et impair qui suit, sous le coccyx, l'artère médiane inférieure de cette partie. Situation.

Ce filet *sous-coccygien* reçoit à la base du coccyx les filaments que lui donnent de chaque côté les trois ou quatre branches nerveuses de la région ; il fournit latéralement des ramuscules d'autant plus déliés qu'il est plus postérieur ; enfin, progressivement atténué, il devient imperceptible. Anastomoses.
Divisions.

Résumé général
SUR LE GRAND SYMPATHIQUE.

Le grand sympathique, remarquable par sa texture, ses ganglions et ses plexus, est placé comme intermédiaire entre le système cérébro-spinal et tous les organes du corps.

Tous ses ganglions communiquent avec les nerfs cérébro-spinaux. Il est partout continu, et ses rameaux destinés à une région, à un ensemble d'organes, sont unis à ceux qui se distribuent dans les organes de la région voisine. En outre, presque toutes les divisions du cordon droit se confondent, dans le plan médian, avec celles du cordon gauche, afin de pouvoir se suppléer mu-

tuellement et rendre ainsi plus régulière l'influence du
système tout entier.

Dans la *région céphalique,* on rencontre cinq ganglions reliés entre eux par des filets disposés, de chaque
côté, sur trois plans : le *plan supérieur,* formé par les
filets carotidiens , procède des ganglions ophthalmique
et sphéno-palatin et aboutit au ganglion cervical supérieur ; le *plan moyen* s'étend du ganglion de Jacobson
à celui de Meckel et de ce dernier au ganglion cervical
supérieur par le nerf vidien ; le *plan inférieur* commence au ganglion sous-maxillaire, passe par le ganglion otique et se réunit au plan moyen pour se terminer
au ganglion cervical supérieur; en outre, plus bas, il s'é-
tend directement du ganglion sous-maxillaire au ganglion cervical supérieur, par des filets antéro-postérieurs
de communication.

Dans cette région céphalique , le grand sympathique
est uni à presque tous les nerfs encéphaliques au moyen
des filets carotidiens. Il fournit des divisions : à l'œil par
le ganglion ophthalmique; au nez par le ganglion naso-
palatin ; au palais, au voile palatin et au pharynx par le
ganglion de Meckel ; à la bouche et à la langue par les
ganglions otique et sous-maxillaire, etc.

La *portion cervicale* communique directement avec
les dernières paires crâniennes et avec toutes les paires
cervicales. En effet, au ganglion cervical supérieur ou
à ses divisions, s'unissent les rameaux des 9e, 10, 11e et
12e paires encéphaliques, et ceux des deux premières
paires cervicales ; là aussi aboutissent les filets carotidiens, qui communiquent eux-mêmes avec les 3e, 4e, 5e,
6e et 7e paires crâniennes. Au ganglion cervical inférieur
abordent les cordons envoyés par les six dernières paires
cervicales et les deux premières dorsales.

Les divisions du ganglion cervical supérieur concourent à former le plexus guttural destiné au larynx, au pharynx et à toutes les parties, tant profondes que superficielles, de la tête.

Le cordon cervical, remarquable par ses connexions avec le pneumo-gastrique, donne, avec ce nerf, des filets à l'œsophage et à la trachée.

Les ganglions trachéal et cervical inférieur, anastomotiques avec les nerfs pneumo-gastrique et récurrents, ainsi qu'avec les paires rachidiennes sus-indiquées, fournissent des rameaux pour les membres antérieurs, la trachée, l'œsophage, etc., et pour les plexus cardiaque et pulmonaire, c'est-à-dire pour le cœur et les poumons.

La *portion abdominale,* dans sa partie *viscérale,* forme les nerfs grand et petit splanchniques, constituant eux-mêmes : 1° le plexus solaire, pour l'estomac, le foie, la rate et la majeure partie de l'intestin ; 2° les plexus rénaux et surrénaux ; 3° plus postérieurement, les plexus mésentérique postérieur, génital et aortique, communiquant avec ceux du bassin. Tous ces plexus sont anastomotiques ou continus entre eux.

Le cordon sous-lombaire reçoit des filets de toutes les paires spinales correspondantes, et envoie des divisions à tous les plexus viscéraux de l'abdomen et du bassin, aux artères des membres postérieurs, etc.

La *portion sous-sacrée* communique avec tous les nerfs rachidiens de cette région ; elle s'unit en avant aux rameaux postérieurs des nerfs splanchniques abdominaux pour constituer les plexus viscéraux pelviens, destinés à la vessie, au rectum, à l'utérus, etc.

Enfin, dans la *région coccygienne,* le sympathique du côté droit et celui du côté gauche sont confondus en un petit cordon impair, qui, après avoir communiqué avec les nerfs coccygiens, s'épuise en divisions latérales et terminales.

Tel est le système du grand sympathique, cet appareil nerveux de la vie végétative. Dépendant du système cérébro-spinal, il fait, pour ainsi dire, office de mauvais conducteur, pour séparer les phénomènes, involontaires et presque insensibles, propres à la nutrition générale, des actes volontaires de la vie de relation ; en même temps, il concourt à établir non-seulement des connexions physiologiques entre les différents points de l'organisme, mais aussi des relations entre chacune de ces parties et les centres animateurs, de telle sorte qu'il y ait unité dans les influences diverses de tout le système nerveux.

FIN.

TABLE DES MATIÈRES

CONTENUES

DANS CETTE LIVRAISON.

———

ANGÉIOLOGIE.

DEUXIÈME PARTIE.

—

ÉTUDE COMPARATIVE DES ARTÈRES

chez les animaux domestiques autres que les monodactyles.

———

NÉVROLOGIE.

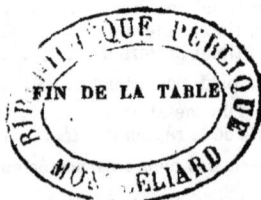

FIN DE LA TABLE

Paris. — Typog. de E. et V. PENAUD frères, rue du Faub.-Montmartre, 10.

www.ingramcontent.com/pod-product-compliance
Lightning Source LLC
Chambersburg PA
CBHW061006220326
41599CB00023B/3843